W0085989

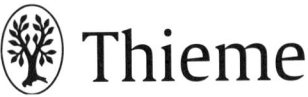

Auskultation und Perkussion

Inspektion und Palpation

Klaus Gahl
Klaus Holldack

15., überarbeitete Auflage mit CD-ROM

89 Abbildungen
27 Tabellen

Georg Thieme Verlag
Stuttgart · New York

*Bibliografische Information
der Deutschen Nationalbibliothek*

Die Deutsche Nationalbibliothek verzeichnet diese Publikation in der Deutschen National-bibliografie; detaillierte bibliografische Daten sind im Internet über http://dnb.d-nb.de abrufbar.

Prof. Dr. med. Klaus Gahl
Dürerstr. 10
38106 Braunschweig

Prof. Dr. med. Klaus Holldack †

1. Auflage 1955	8. Auflage 1974
2. Auflage 1959	8. Auflage 1. un-
3. Auflage 1961	veränderter
1. spanische Auf-	Nachdruck
lage 1962	1978
1. italienische Auf-	9. Auflage 1979
lage 1962	10. Auflage 1986
4. Auflage 1963	11. Auflage 1991
5. Auflage 1965	12. Auflage 2001
6. Auflage 1967	13. Auflage 2003
7. Auflage 1970	14. Auflage 2005

Wichtiger Hinweis: Wie jede Wissenschaft ist die Medizin ständigen Entwicklungen unterworfen. Forschung und klinische Erfahrung erweitern unsere Erkenntnisse, insbesondere was Behandlung und medikamentöse Therapie anbelangt. Soweit in diesem Werk eine Dosierung oder eine Applikation erwähnt wird, darf der Leser zwar darauf vertrauen, dass Autoren, Herausgeber und Verlag große Sorgfalt darauf verwandt haben, dass diese Angabe **dem Wissensstand bei Fertigstellung des Werkes** entspricht.

Für Angaben über Dosierungsanweisungen und Applikationsformen kann vom Verlag jedoch keine Gewähr übernommen werden. **Jeder Benutzer ist angehalten**, durch sorgfältige Prüfung der Beipackzettel der verwendeten Präparate und gegebenenfalls nach Konsultation eines Spezialisten festzustellen, ob die dort gegebene Empfehlung für Dosierungen oder die Beachtung von Kontraindikationen gegenüber der Angabe in diesem Buch abweicht. Eine solche Prüfung ist besonders wichtig bei selten verwendeten Präparaten oder solchen, die neu auf den Markt gebracht worden sind. **Jede Dosierung oder Applikation erfolgt auf eigene Gefahr des Benutzers.** Autoren und Verlag appellieren an jeden Benutzer, ihm etwa auffallende Ungenauigkeiten dem Verlag mitzuteilen.

© 1955, 2009 Georg Thieme Verlag KG
Rüdigerstraße 14
D-70469 Stuttgart
Telefon: +49/07 11/89 31-0
Unsere Homepage: www.thieme.de

Printed in Germany

Umschlaggestaltung: Thieme Verlagsgruppe
Umschlagfoto: PhotoDisc, Inc.
Grafiken: BITmap, Mannheim
Satz: stm | media GmbH, Köthen
gesetzt aus Adobe InDesign CS3
Druck: Offizin Andersen Nexö Leipzig GmbH, Zwenkau

ISBN 978-3-13-137215-4   1 2 3 4 5 6

Vorwort zur 15. Auflage

Nachdem das bewährte Lehrbuch „Auskultation und Perkussion – Inspektion und Palpation" von Klaus Holldack seit der 11. Auflage keine nennenswerten Veränderungen erfahren hat, war für die nunmehr vorliegende 15. Auflage eine Überarbeitung dringend erforderlich hinsichtlich des Inhalts wie der optischen Aufmachung. Manche inzwischen obsolet gewordenen unmittelbaren Untersuchungstechniken und Befunde mussten gestrichen, andere neu gewichtet werden. Der Duktus mit Schriftbild und Gliederung musste den den heutigen Studierenden vertrauteren Formen der Didaktik nach Inhalt und Layout angepasst werden. Damit hat das Büchlein ein neues Gesicht bekommen. Dennoch blickt uns auch aus diesem noch immer das engagierte klinische Anliegen des Begründers des Untersuchungslehrbuches an, dem sich der Autor der neuen Auflage unverändert verpflichtet weiß. Hat doch die Notwendigkeit einer gründlichen Ausbildung in den unmittelbaren Untersuchungsmethoden keineswegs an Bedeutung verloren – auch wenn die apparativen diagnostischen Möglichkeiten mit größerer Exaktheit ständig vielfältiger werden. Die direkte Krankenuntersuchung ist – neben ihrer diagnostischen Funktion – eine Kommunikationsweise zwischen dem Kranken und dem Arzt. Sie begründet auch das wechselseitige Verhältnis von Vertrauen und Verantwortung.

Für Anregungen und kritische Durchsicht der Kapitel zur Gefäß- und Abdominaluntersuchung danke ich Herrn Prof. Dr. Martin Fischer, Neustadt a. Rbg., und Herrn Prof. Dr. Michael Gebel, MH Hannover, herzlich. Für weitere Anregungen und Kritik ist der Autor aufgeschlossen.

Dem Thieme-Verlag, dort besonders Frau Dr. med. Christina Schöneborn, sei für das anhaltende Interesse an dem Büchlein bzw. für die freundliche, ermutigende Unterstützung und die gute Kooperation gedankt.

Möge das Untersuchungsbuch angehenden Ärztinnen und Ärzten weiterhin zu Nutz und Gewinn, zu sachlichem Wissen und zur Freude dienen.

Braunschweig, im Juli 2009   Klaus Gahl

Vorwort zur 11. Auflage

Die Notwendigkeit einer gründlichen Ausbildung in den „direkten Untersuchungsmethoden" wird immer zwingender, weil die Gefahr der Entfremdung zwischen Patient und Arzt durch die ständig wachsenden apparatemedizinischen Untersuchungsmöglichkeiten sich zunehmend vergrößert. So erfreulich eine Verbesserung der technisch-diagnostischen Leistungsfähigkeit auch ist, darf darunter die Beziehung zwischen dem Kranken und seinem Arzt nicht leiden. Die unmittelbare Krankenuntersuchung bietet dem Untersucher vielfältige medizinische Informationen und dem Kranken eine Möglichkeit, die Gründlichkeit und die Zuwendung seines Arztes zu erfahren. Sie ist für viele Kranke die Grundlage des Vertrauens zu ihrem Arzt.

Dieses Anliegen hat das Holldacksche Lehrbuch von Anfang an geprägt. Der Absicht des Buches wie dem klinischen Engagement und der pädagogischen Verantwortung seines Erstautors weiß sich nach dem plötzlichen Tod von Herrn Prof. Dr. med. Klaus Holldack im Spätjahr 1989 der mit der weiteren Betreuung betraute Mitautor der zehnten Auflage verantwortlich verpflichtet.

Überarbeitungen eines traditionsreichen Lehrbuches sind nur allmählich zu leisten. Dazu helfen Anregungen und Kritik der Nutzer des Buches, ob lernend oder lehrend. Das Buch richtet sich vor allem an Studenten am Beginn ihrer klinischen Ausbildung. Es versteht sich nicht als eine klinische Propädeutik, wenngleich (besonders im Kapitel über die Herzuntersuchung) pathophysiologische Erklärungen für Untersuchungsphänomene einen breiteren Raum einnehmen, als eine rein deskriptive Darlegung es erfordern würde. Möge dem Leser damit deutlich werden, wie weitreichende Informationen aus der Beobachtung unmittelbarer Untersuchungsbefunde erwachsen.

Die Tonkassette mit Beispielen aus der Herz- und Lungenauskultation wurde unverändert übernommen.

Dem Georg Thieme Verlag, Herrn Dr. med. h.c. Günther Hauff und seinen Mitarbeitern, sei wiederum gedankt für die Fortführung des Holldackschen Buches.

Braunschweig, Dezember 1990   K. Gahl

Inhaltsverzeichnis

1 Einleitung

1.1 Allgemeines

Die Kunst der unmittelbaren Krankenuntersuchung droht hinter dem rasanten Fortschritt apparativ-medizinischer Diagnostik zu verkümmern. Das Interesse vieler Ärzte richtet sich auf die wachsende Zahl apparativer Untersuchungsverfahren, deren Anwendung, auch in den Augen der Patienten, hohes Ansehen verleiht. Es wird dabei übersehen, welche Fülle von Informationen die **direkte Untersuchung des Kranken** dem Arzt vermittelt, wenn sie gekonnt und mit genügender Sorgfalt durchgeführt wird.

Während des Studiums und selbst während der praktischen Ausbildung nach dem Examen erlernt der angehende Arzt diese Kunst der Krankenuntersuchung nur unvollkommen. Die häufig überfüllten Kurse der **Perkussion und Auskultation** sind oft ähnlich den Vorlesungen sehr theoretisch, die Möglichkeit zu praktischem Üben zu gering. Auch später während der Ausbildung im Krankenhaus oder in der Zeit nach der Approbation fehlen oft Zeit und Anleitung, die direkte Krankenuntersuchung gründlicher zu erlernen und zu vertiefen.

Es wird leicht vergessen, dass ein großer Teil der Ärzte weitgehend ohne die Hilfsmittel eines modernen Krankenhauses eine Diagnose stellen und therapeutische Entscheidungen treffen muss. So ergeben sich viele Gründe für eine intensive Ausbildung in der **unmittelbaren Krankenuntersuchung**:

1. Sie steht am Beginn einer entscheidenden **menschlichen Beziehung zwischen Patient und Arzt**. Sie ermöglicht oft im Anschluss an die Aufnahme der Anamnese eine **Verdeutlichung des Beschwerdebildes**, indem z.B. Schmerzlokalisation, Einschränkungen von Bewegungsfunktionen und anderes erkennbar werden. Die direkte Krankenuntersuchung bietet demnach nicht nur diagnostische Informationen sondern auch eine Möglichkeit der Kommunikation zwischen dem Arzt und dem Kranken.

2. Die direkte Krankenuntersuchung eröffnet dem Arzt das **pathophysiologische Verständnis** mancher Krankheitszustände. Sie kann auch ein Vorstellungsvermögen für manche normalen oder gestörten Funktionsabläufe und für direkte und indirekte Krankheitszeichen vermitteln.

3. Die Ergebnisse der direkten Krankenuntersuchung lassen den Arzt die Weichen für die weitere **gezielte** medizinisch-technische Diagnostik stellen. Sie dient also selbst dort, wo apparative Möglichkeiten uneingeschränkt vorhanden sind (wo ist das aber heute oder in naher Zukunft noch der Fall?), einem ökonomischen Einsatz technischer Mittel.

4. Bei der ersten Begegnung mit dem Kranken, z.B. in dessen Wohnung, wo technische Untersuchungsmöglichkeiten nicht zur Verfügung stehen, ist die

1

direkte Krankenuntersuchung die einzige erfüllbare Voraussetzung für eine evtl. sofort zu beginnende Behandlung.

1.2   Erster wechselseitiger Eindruck

Noch vor der unmittelbaren Untersuchung gewinnen Arzt und Kranker einen ersten wechselseitigen Eindruck voneinander, der die weitere Beziehung zueinander prägt (**Tab. 1.1**).

Im Hinblick auf die körperliche Untersuchung ist hier ein Hinweis auf eine oft außer acht gelassene Dimension im ärztlichen Umgang mit dem Kranken angebracht. Der Kranke begegnet uns nicht nur in seiner Körperlichkeit, ebensowenig berühren wir Ärzte den Kranken bei der Untersuchung nur körperlich. Wie Wohl- und Missbefinden **körperliche *und* seelische Erlebnis- und Selbstempfindungsweisen** sind, so ist die Berührung auch ein möglicher Eingriff in das leibliche und personale Selbstempfinden und Selbstverständnis des Kranken. Der Kranke empfindet sich selbst auch als Leib, in ihm und durch ihn als Ausdrucks-

Tab. 1.1 Was prägt den ersten wechselseitigen Eindruck?

Vom Arzt auf den Kranken	Vom Kranken auf den Arzt
Körperhaltung und -bewegung, Gestik, Mimik, Kleidung, das „Äußere"	
Ausdruck von Zuwendung	Ausdruck von Not, Leiden
Empathie; erkennbare Hilfsbereitschaft	Hilfsbedürftigkeit
Sachlichkeit, Angemessenheit	Konstitution
„Routine", „Kompetenz"	Körper- und „Leibgestalt"[1]
Ruhe oder Hektik	„Stimmigkeit" von Verhalten und Mitteilung
Verlässlichkeit oder Unsicherheit	(spürbare) Erwartungen, Ansprüche, Forderungen, Selbstdarstellung

[1] Dieser Begriff wird im Folgenden näher erklärt. Er bezeichnet die Art und Weise, wie sich der Patient als Person in Gestik, Mimik, Verhalten und Sprache „präsentiert", welchen Eindruck er auf den Arzt macht. Er beschreibt das Individuelle in seiner Erscheinung.

feld, Bezugs- und Erlebniszentrum seiner Erfahrungswelt. Dies gilt es zu beachten und zu respektieren. Es muss vom Arzt auch bei der unvermeidbaren Vergegenständlichung, der Objektivierung des Körperlichen in der Untersuchung, sei sie unmittelbar oder apparativ, vermittelt werden (**Tab. 1.2**). **Wahr-Nehmung** ist hier die adäquat doppeldeutige Begegnungsweise. Sie achtet den Leidenden als Person. Auch scheint unter dem Aspekt leiblicher Selbstempfindung eine fundamentale Solidarität des Arztes mit seinem Patienten, mit dem leidenden Menschen auf, die es wahrzunehmen und gemäß der es zu handeln gilt.

Der Vorwurf der Unpersönlichkeit, der der modernen Medizin und den sie praktizierenden Ärzten heute oft gemacht wird, hat dort seinen Anlass und auch seine Berechtigung, wo die direkte Kommunikation des Arztes mit dem sich ihm anvertrauenden Patienten im anamnestisch-diagnostischen Gespräch und in der unmittelbaren Untersuchung gestört ist und allzu schnell in der medizinisch-technischen Diagnostik erstickt.

> **!** Eine sorgfältige unmittelbare Untersuchung mit einer gründlichen Anamnese begründet für die meisten unserer Patienten das primäre Vertrauen.

1.3 Beschwerdebild

Meist beginnt das Gespräch zwischen dem Kranken oder dem medizinischen Rat Suchenden mit der Ermittlung des aktuellen Beschwerdebilds oder der Sorge des Kranken um seine Gesundheit, d. h. der Frage, warum er den Arzt aufsucht. Eine das Gespräch eröffnende Frage kann auf diesen Anlass zielen, etwa „Was führt Sie her?" Soweit möglich sind offene Fragen vorzuziehen. Erst bei der Verfolgung von „regelhaften Fragen" oder „Standardfragen" werden geschlossene, d. h. gezielte Fragen gestellt.

Tab. 1.2 Körper und Leib des Kranken aus Sicht des Arztes

Körper	Leib
Gegenstand (Objekt) der Untersuchung, der Vergegenständlichung, Versachlichung und „Objektivierung"	Subjekt von Selbstwahrnehmung, Selbstempfindung, Handlung; Ausdrucks-/ Präsentationsmedium, Beziehungs- und Erlebniszentrum
gebieten	
Sachlichkeit und Begründbarkeit für das jeweilige Handeln	Achtung, Personenschutz, Respekt des Selbst- und Schamgefühls

1

> ❗ Offene Fragen in der Anamnese geben einen Eindruck über den persön-
> lichen Leidensdruck des Patienten.
> Geschlossene bzw. Standardfragen spezifizieren seine Beschwerden.

Das Beschwerdebild, wie es der Kranke oder der Ratsuchende spontan schildert, wird dann ergänzt durch folgende Informationen:

- Seit wann und wie haben sich die Beschwerden entwickelt?
- Welche Faktoren beeinflussen die Beschwerden (Abhängigkeit von Lage, Haltung und Bewegung, von Nahrungsart und -aufnahme, Tages- oder Jahreszeit, Temperatur, von physiologischen Abläufen usw.)?
- Intensitätsverlauf?
- Wo sind vielleicht Schmerzen zuerst aufgetreten, und wie haben sie sich ausgedehnt oder intensiviert?
- Welche Haupt- und welche Begleitbeschwerden bestehen?

Es gilt, ein funktionelles und zeitliches Bild, d.h. eine Art „Zeitgestalt" der Entwicklung der Beschwerden zu gewinnen. Dabei sind die „Zeitgestalten" der Beschwerden und der ihnen zugrundeliegenden Erkrankung nicht unbedingt kongruent.

Nicht nur in der psychotherapeutischen Erstbegegnung sondern auch in der internistischen Konsultation ist der zunächst geäußerte Anlass oft nicht der eigentliche Grund des Arztbesuches. Dies gilt es „im Hinterkopf" zu behalten für die Einordnung späterer Äußerungen oder für die Interpretation vordergründiger Informationen und schließlich im Hinblick auf im weitesten Sinne therapeutische Entscheidungen.

Zu achten ist auf eine der Situation und der Person des Kranken angemessene Sprache und Verhaltensweise auf Seiten des Arztes. Beides bestimmt den „Ertrag" des Gesprächs: sowohl für den Kranken, für den eine auch in der **Sprache** des Arztes **spürbare Zuwendung ein Weg zur Vertrauensbildung** ist, als auch auf Seiten des Arztes, der aus den Beschwerdeangaben ja die ersten diagnostischen, vielleicht auch bereits therapeutisch umzusetzenden Informationen gewinnt.

Das Beschwerdebild – auch dessen muss sich der Arzt bewusst sein – ist ein von beiden Partnern der Arzt-Patient-Beziehung erstelltes „Konstrukt" mit unterschiedlichem sachlichen und individuellen Gehalt. Auf beiden Seiten wird durch die Sprache, die Gewichtung einzelner „Daten", durch sachliche und emotionale „Begleittöne" ein Bild konstruiert mit unterschiedlichen Motivationen, Mitteln, Zielsetzungen.

Ein kleines Beispiel mag das verdeutlichen: Eine Mitte 40-jährige elegant gekleidete Büroangestellte kommt zur Sprechstunde mit der Klage, sie „bekomme keine Luft", fühle sich „am Arbeitsplatz unsicher" und von ihrem Ehemann, der „viel auf Achse" sei, vernachlässigt. Die Klage über „Luftnot" wird vom Arzt in den

1

Fachbegriff Dyspnoe übersetzt (konstruiert). Nun wird unter dieser Überschrift das Kapitel „Dyspnoe" differenzialdiagnostisch durchdacht und die entsprechende kardiale und pulmonale Diagnostik eingeleitet. Warum aber die Frau „keine Luft bekommt" und ob diese Beschwerden etwas zu tun haben könnten mit der Unsicherheit am Arbeitsplatz und der häuslichen Situation, wird nicht thematisiert.

Das Beispiel zeigt eine mögliche Absicht des „Konstruierens": die Übersetzung der Laiensprache in eine Fachsprache (sog. Soziolekt) zum Zweck der Operationalisierung der Angaben des Kranken. Vielerlei andere Absichten oder Motive sind denkbar, wie z. B. die Möglichkeit der Rationalisierung des Gesprächs.

Das Beschwerdebild in seinen verschiedenen Dimensionen:
- körperlich-leiblich – psychisch-geistig – sozial
- zeitliche Dauer und Intensität
- organische / funktionelle „Verortung" und „Zuschreibung"
- vorrangige oder nachrangige Begleitbeschwerden
- äußere und innere Einflüsse
- leibliche Bedeutungszuweisung
- kausale oder konditionale Erklärung
- biographische Einordnung / Bedeutung / Verarbeitung

> **!** Der Arzt sollte sich klar machen, welche sachlichen, rationalen, emotionalen und sozialen Faktoren die Ermittlung des Beschwerdebildes mitbestimmen.

Was beeinflusst die Ermittlung des Beschwerdebildes?
- Der **prima-vista-Eindruck**, den der Kranke als Kranker und als Persönlichkeit macht,
- die **Art und Weise**, wie der Kranke seine Beschwerden vorträgt, die Ausführlichkeit oder Lückenhaftigkeit, die Klarheit oder Verschwommenheit seiner Angaben,
- das vom Kranken ausgelöste **„Mitleidsgefühl"**,
- die ärztliche **Sachkenntnis** bezüglich der Beschwerden, Symptome, der diagnostischen und therapeutischen Möglichkeiten und der Prognose des vermuteten, antizipierten Krankheitsbildes.

1.4 Anamnese

Die Ermittlung der „Zeitgestalt" der Beschwerden geht zwanglos in die Erhebung der Anamnese über. Ohne hier eine ausführliche Anleitung dazu, eine Anamnestik, darstellen zu wollen, sei doch ein **Grundgerüst** vorgeschlagen, das dem Anfänger eine Hilfe geben mag, die möglichen Informationen von Seiten des Patienten auszuschöpfen und zu ordnen.

1. Die **offene Zuwendung** zum Kranken mit seinen aktuellen Beschwerden steht im Vordergrund. Darauf ausführlich einzugehen, ermöglicht die Entwicklung einer Vertrauensbasis. Fragen an den Patienten haben dessen (aktuelle!) sprachliche, intellektuelle und emotionale Fähigkeit zu berücksichtigen. Im Erstgespräch muss vonseiten des Arztes auch die Dringlichkeit diagnostischen und therapeutischen Eingreifens geklärt werden.

2. Von den Beschwerden oder dem Organ(-Bereich) ausgehend, dem der Patient die Beschwerden selbst zuordnet, ist zurückzufragen nach der **Vorgeschichte**: nach Beschwerden oder Erkrankungen ähnlicher Art, nach Erkrankungen benachbarter, topografisch oder funktionell einflussnehmender Organe.

3. Ist das aktuelle Beschwerdebild mit seinen möglichen Wurzeln in der Vergangenheit klar, so ist nach davon **unabhängigen Erkrankungen** zu fragen. Dabei empfiehlt sich eine Ordnung, sei sie topografisch, funktionell oder ätiologisch-pathogenetisch (z.B. Erkrankungen der Bauchregion: Magen, Darm, Leber, Gallenwege usw. bzw. häufige eitrige entzündliche Racheninfekte, rheumatisches Fieber, Herzklappenfehler). Leichter, besonders für den klinischen Anfänger, ist eine topografisch orientierte Befragung (z.B. nach Erkrankungen im Bereich des Brustkorbs, an Lunge, Herz oder Speiseröhre, dann nach Baucherkrankungen usw.). Die Anamneseerhebungsbögen der meisten Kliniken verfolgen eine Chronologie von Kinderkrankheiten über Erkrankungen in der Jugend ins Erwachsenenalter und ggf. ins hohe Alter.

4. Die **gynäkologische Anamnese** beginnt (meist) mit der Frage nach der Menarche, fragt nach Zyklusregelmäßigkeit, -dauer und -stärke, nach der letzten Periode, ggf. nach Menopause und postklimakterischen Beschwerden einschließlich Blutungen, nach Schwangerschaften, Normal-, Früh- und Fehlgeburten oder Schwangerschaftsabbrüchen.

5. Wichtig ist die Frage nach **allergischen oder Unverträglichkeitsreaktionen**, sei es auf Nahrungsmittel, Kontakt- oder Inhalationsstoffe, auf Medikamente, ggf. auch auf Röntgen-Kontrastmittel (z.B. Hautreaktionen, allergisches Asthma, Nesselfieber usw.).

6. Im Anschluss daran erfolgt die Frage nach Medikamenteneinnahme (inkl. Abführ-, Schmerz-, Schlafmittel, Antikonzeptiva).

7. Die **Familienanamnese** sollte sich an die Patientenanamnese anschließen. Sie der Information über die Krankheitsdaten des Patienten voranzustellen, gibt vielen Kranken das Gefühl des Unverständnisses auf Seiten des Arztes. Wenngleich meist nur wenige Krankheiten in der Verwandtschaft für die Diagnostik des aktuellen Beschwerdebildes des Patienten relevant sind, sollten dennoch erfragt werden: schwere Erkrankungen von Eltern und Geschwistern (ggf. in

welchem Alter?), psychische Erkrankungen, Stoffwechselstörungen (besonders Diabetes mellitus und Fettstoffwechselstörungen), frühzeitige Erkrankungen, Todesfälle durch Hypertonie, koronare Herzkrankheit, Hirninfarkt, Autoimmunerkrankungen oder Tumorleiden.

8. Für die Aufklärung von **Infektionskrankheiten** ist nach ähnlichen Krankheitsbildern in der Umgebung des Patienten, Kontakt mit Tieren, bzw. möglichen Infektionsorten (z.B. auch nach Aufenthalten in den Tropen) zu fragen.

9. Angaben zu **vegetativen Funktionen** lassen sich häufig im Zusammenhang mit dem aktuellen Beschwerdebild erfragen: nach Appetit, Speisenunverträglichkeit, Diätgewohnheiten, Durst und Trinkgewohnheiten, Defäkation und Stuhlbeschaffenheit, Miktion und Aussehen des Urins, nach Schlaf und nächtlichem Harndrang, nächtlicher Atemnot oder Atemnot bei täglichen Belastungen, nach Gewichtskonstanz, nach Schwitzen oder Frieren usw.

Zu bedenken ist, dass die Anamnese als „Erinnerung" sowohl reflexiv als auch transitiv ist: der Kranke erinnert sich und der Arzt erinnert den Kranken an die mögliche Entwicklung von Beschwerden, Krankheitszeichen oder bereits gestellten Diagnosen.

> **!** Die Anamneseerhebung ist „Hilfe zur Erinnerung" (Hartmann).

Ein situations- und patientengerechtes Maß vorausgesetzt, bestimmen die Gründlichkeit der Anamneseerhebung und ihre Strukturierung ihren **diagnostischen** wie auch ihren **kommunikativen Wert** für den Arzt und den Kranken. Der diagnostische Ertrag liegt in der Annäherung an die Diagnose, die durch die unmittelbare Untersuchung und durch medizinisch-technische Maßnahmen gesichert werden muss. Er lässt daher die Indikation zu mehr oder weniger dringlichen diagnostischen oder therapeutischen Maßnahmen stellen.

Das vorliegende Buch will kein Lehrbuch der Anamneseerhebung sein (ebenso wenig eine internistische Propädeutik). Dennoch seien wenige Anleitungen auch dazu gegeben. Der Untersucher – ob noch Studierender oder bereits approbierter Arzt – muss bei der Erhebung der Anamnese drei Ebenen eines Prozesses im Auge haben:

- Die **Krankheitsgeschichte (historia morbi)**, d.h. die Entwicklung einer zu diagnostizierenden Krankheit, einer benennbaren „Krankheitseinheit",
- die **Krankengeschichte (historia aegroti)**, d.h. die biographische, vielleicht lebensgeschichtliche Situation, in der der Kranke krank ist (geworden ist und vielleicht sein wird),
- die **Erkrankungsgeschichte (historia passionis)**, d.h. der Prozess des Krankwerdens und Krankseins, des Leidens, und der Art und Weise, wie er sich auf das Kranksein „einstellt" (das „coping"). Gerade die Zunahme chronischer

1

Krankheitszustände erfordert neue „Umgangsweisen" mit dem Kranksein, das z.T. mit den Mitteln moderner Medizin ein „bedingtes Gesundsein" sein kann (so z.B. eine mit Diät und Medikamenten, evtl. Insulin, gut „eingestellte" Zuckerkrankheit, ein Bluthochdruck u.v.a.).

Sicher obliegt dem Arzt nicht immer und nicht für alle Patienten eine ausführliche Exploration auf den drei genannten Ebenen, schon gar nicht in gleicher Ausführlichkeit. Wohl aber sollte er realisieren, dass die „Krankheit" den Patienten mindestens potenziell in einer Dimension „angeht", die über das hinausreicht, was mit der benennbaren Diagnose festgestellt wird. Das gilt nicht allein für sog. psychosomatische Erkrankungen. Auch die akute Blinddarmentzündung, das gebrochene Bein oder die „Grippe" können den Patienten in seiner Befindlichkeit erheblich beeinträchtigen in einem Maße, das mit der „Feststellung" einer definierten Krankheit nicht erfasst oder erklärt wird. Für chronische Erkrankungen gilt es ungleich schärfer, „das Biographische" (Viktor von Weizsäcker) im Kranksein zu beachten.

> **!** Oft ist es hilfreich, erste Sätze der Beschwerde- oder Anamneseschilderung zu notieren. Sie können später für das Verständnis akuter oder chronischer Erkrankungen des Patienten sehr aufschlussreich sein.

Außer krankheits- oder patientenbezogenen Determinanten der Anamneseerhebung (rationale und emotionale Kommunikationsfähigkeit) bestimmen auch **psychologische Momente,** wie unmittelbare Sympathie oder Mitleid, Aversionen wegen körperlicher Unsauberkeit, Verwahrlosung, Kleidung, „Benehmen" des Patienten, die Art und Weise des ärztlichen Vorgehens. Auch grundsätzliche Vorbehalte des Arztes hinsichtlich Ungenauigkeit, Unvollständigkeit oder Fragwürdigkeit der Beschwerdeschilderung spielen eine Rolle für die Ausführlichkeit und Gründlichkeit der Anamneseerhebung. Wer solche Vorbehalte hat, wird den (vermeintlich) objektiven Daten einer Krankheit mehr Gewicht zumessen. Schließlich prägen Verhaltensweisen, Emotionalität und Rationalität beider Gesprächspartner die Anamneseerhebung. Nicht zuletzt finden in der Synopsis des Beschwerdebildes und der Anamnese somatische und psychosoziale Daten in unterschiedlicher Akzentuierung ihren Platz.

Was beeinflusst die Erhebung der Anamnese?
- Das **Beschwerdebild des Kranken** mit der wahrgenommenen Dringlichkeit diagnostischer oder therapeutischer Maßnahmen.
- **Antizipation** und „Initial-Diagnose" prägen die Differenzial-Anamnestik.
- Kenntnis der vermuteten Krankheit (je besser der Arzt mit der Symptomatik der vermuteten Krankheit vertraut ist, desto gezielter und ausführlicher ist er meist auch im anamnestischen Gespräch).

- Die „Blindheit" oder **Unkenntnis** des Arztes gegenüber manchen Krankheiten.
- Einsicht und **Kenntnis** möglicher Indikationen zu diagnostischen und therapeutischen Maßnahmen.
- Die bekannte oder vermutete **Prognose** des aktuellen Krankheitszustandes und der vermuteten Krankheit.
- Das rationale, emotionale und soziale **Verhalten des Kranken**.
- Die **„Resonanz"** zwischen dem Arzt und dem Kranken.
- Psychologische bzw. konzeptionelle **Vorurteile** des Arztes und des Kranken gegen den „Partner" / das Gespräch / die „weichen Daten".
- Die kognitive, emotionale, strukturierende **Kompetenz**, Gesprächsdisziplin und Systematisierungsfähigkeit des Arztes.
- Die aktuelle Funktion der Anamnese für den Arzt.
- Die mögliche Funktion für weitere Diagnostik, Therapie und Prognose.

Eine gute Anamneseerhebung eröffnet auch prognostische Aspekte, da in ihr Bedingungen deutlich werden – seien es krankheits- oder patientenspezifische Faktoren – die den weiteren Krankheitsverlauf bestimmen. So wird z. B. die Prognose einer Lungenentzündung durch eine gleichzeitige Herzinsuffizienz, die eines Magengeschwürs durch eine behandlungspflichtige Polyarthritis mitbestimmt. Ebenso wird der Krankheitsverlauf vom Verhalten des Kranken, von seiner Compliance hinsichtlich diagnostischer und therapeutischer Maßnahmen und von seiner Einstellung zum eigenen Kranksein geprägt. Schließlich erlaubt das Ergebnis der Anamneseerhebung oft bereits eine krankheits- oder patientenspezifische prognostische Beurteilung, da die bisherige Entwicklung einer Krankheit oft auf den weiteren Verlauf schließen lässt.

> **!** Innerhalb einer guten Anamneseerhebung werden auch Bedingungen deutlich, die die Prognose eines Krankheitsverlaufs beeinflussen.

Was für die Anamnestik gesagt wurde, gilt vergleichsweise auch für die Prognostik, d. h. für die Systematisierung prognostischer Informationen und die Begründung prognostischer Beurteilung. In Analogie zu den Determinanten der Anamneseerhebung lassen sich auch für das prognostische Urteilen krankheitsbezogene, patientenbezogene und arztabhängige Faktoren (abgesehen von den verfügbaren Mitteln der Diagnostik und Therapie) unterscheiden.

Diese Skizzierung von „Anamnestik" und „Prognostik" gilt in diesem Buch ganz überwiegend der Erfassung internistischer Krankheitszustände. Jedoch sollte sich der Arzt der unterschiedlichen Aspekte und der prinzipiellen Dimensionen der Kernbestandteile des ärztlichen Handelns bewusst sein. Sie sind in fachspezifischer Weise auch relevant für die Ermittlung von Anamnese und Prognose auf nicht speziell internistischem Gebiet.

2 Inspektion, Perkussion, Auskultation und Palpation als Untersuchungsmethoden

2.1 Allgemeines

Die im Folgenden dargestellten Methoden der unmittelbaren Krankenuntersuchung sind wie die kurzen Ausführungen zur Anamnese und Prognose am „idealtypischen" Bild allgemein-internistischer Untersuchung orientiert. Für diesen Bereich konzentriert sich das Buch auf die vier Methoden von Inspektion, Palpation, Perkussion und Auskultation, die zu jeder Allgemeinuntersuchung eines Kranken gehören. Vor allem **pulmonale und kardiale Auskultationsbefunde** sollen dem Leser nachfolgend nahegebracht werden. Gerade was die Erklärung von Befunden bei der Herzauskultation betrifft, sind durch die (heute weitestgehend überflüssige) Phonokardiografie, Echokardiografie, Herzkatheterdiagnostik, kardiologische Radiologie inklusive Angio-Kardiographie, Computer- und Magnetresonanztomographie und schließlich durch die Möglichkeit der operativen Kontrolle mancher Diagnosen in den letzten Jahren viele neue Erkenntnisse gewonnen worden. Dem Leser soll die Vorstellung für die pathophysiologischen Prozesse, die den Herzgeräuschen und vielen anderen unmittelbar am Kranken wahrnehmbaren Phänomenen zugrundeliegen, vermittelt werden und er wird auch die Freude daran erleben, wie weit die direkte Untersuchung bei der Diagnostik führen kann.

2.2 Inspektion

2.2.1 Allgemeineindruck

Den ersten Eindruck, den wir von einem Patienten gewinnen, noch bevor wir uns seine Beschwerden schildern lassen, vermittelt uns sein Äußeres, seine **Gesamterscheinung**: ob Mann oder Frau, jung oder alt (wichtig im Hinblick auf alters- und geschlechtsabhängige Erkrankungen), „normal" oder „abnorm" in seiner körperlichen Konstitution. Wirkt er gesund oder krank? Kommt er/sie aus dem gleichen Land oder Kulturkreis? Wie ist er zu Ort und Zeit, zur eigenen Person und zur Situation, über den Anlass der ärztlichen Untersuchung usw. orientiert?

Aus dem **Gesamteindruck**, den der Kranke in Körperhaltung, Bewegungsablauf, Mimik und Gestik bietet, gewinnt der Erfahrene nicht nur ein Bild vom körperlichen Gesundheitszustand, sondern – für die weitere Diagnostik und für die Therapie ebenso wichtig – auch von der Persönlichkeit des Kranken und seiner seelischen Verfassung in der aktuellen Situation, in der er die Hilfe des Arztes beansprucht. Der Untersucher sollte seinen Eindruck vom Patienten einschließlich des Eindrucks über dessen psychische Verfassung verbalisieren. So schult er die Wahrnehmung nonverbaler Informationen, die viele Patienten bewusst oder unbewusst geben. Diese **unmittelbare Wahrnehmung** zu realisieren, ist auch für die Diagnostik organischer Erkrankungen aufschlussreich.

Die Betrachtung des Patienten vermittelt eine Fülle von Einzelheiten, die für die Diagnose bedeutsam sein können: Seine Körperhaltung, der Gesichtsausdruck, seine Bewegungen, die Farbe und Verteilung der Behaarung und vieles mehr liefern nicht nur Anhaltspunkte über seine Persönlichkeit, sondern u. U. auch Hinweise auf bestimmte Erkrankungen. Die Fähigkeit, nur aus der Betrachtung des Patienten eine „Prima-vista-Diagnose" zu stellen, muss geschult und kann nur durch jahrelange Übung entwickelt werden. Besonders bei der Visite im Krankenhaus, bei der die Patienten nur in Krankenhausbekleidung im Bett liegend gesehen werden, bleibt viel von der Individualität und dem Typischen verborgen.

Zur Beurteilung des **Allgemeinzustandes** gehören neben Bewusstseinszustand, Sprache, Haltung und Bewegungsablauf auch die Frische der Hautfarbe und des Hautturgors. Größere Wasserverluste (Exsikkose) lassen sich oft an den halonierten Augen bei Tonusverlust des retrobulbären Gewebes, der zu einem Zurücksinken des Auges in die Orbita führt, erkennen. Wenngleich oft schwierig zu fassen, versuche man doch, die Beurteilung eines „guten" oder „weniger guten" oder „reduzierten Allgemeinzustandes" zu begründen.

2.2.2 Bewusstseinslage

Man unterscheidet folgende Störungen der Bewusstseinslage:
- **Benommenheit:** Denken und Handeln sind deutlich bis hin zur Apathie verlangsamt, die Orientierungsfähigkeit ist herabgesetzt oder eingeschränkt. Dieser leichtere Grad einer Bewusstseinsstörung kommt bei vielen Krankheiten vor, z. B. bei hohem Fieber, bei Stoffwechselentgleisungen oder Vergiftungen.
- **Somnolenz:** es besteht eine beständige Schläfrigkeit oder Schlafneigung, die durch einfache Weckreize aber noch jederzeit unterbrochen werden kann.
- **Sopor:** es handelt sich um einen schlafgleichen Zustand, aus dem Betroffene nur noch mit Mühe und Anwendung starker, etwa Schmerzreize, aufgeweckt werden können. Sopor wird bei verschiedenen Intoxikationen (Alkohol, Schlafmittel usw.) beobachtet.
- **Koma:** stärkster Grad der Bewusstlosigkeit, Aufwecken des Betroffenen ist auch mit Schmerzreizen nicht möglich. In der Notfallmedizin ist die Einteilung anhand der Glasgow Coma Scale üblich. Es kann im Rahmen eines Diabetes mellitus bei Hyper- oder Hypoglykämie, bei schwerer Leber- oder Niereninsuffizienz, bei anderen Stoffwechselentgleisungen, bei schweren akuten zerebralen Durchblutungsstörungen und Intoxikationen auftreten.

2.2.3 Ernährungszustand

Gemäß der Formel nach Broca entspricht das Normalgewicht (in Kilogramm) der Körpergröße (in Zentimeter) minus 100. Das Idealgewicht liegt bei Männern ca. 10 %, bei Frauen ca. 15 % unter diesem Wert. Als Übergewicht wird ein Gewicht zwischen 100 und 110 % des Broca-Index, als Adipositas ein noch darüberliegendes Gewicht bezeichnet.

International gebräuchlicher ist der **Body-Mass-Index (BMI)** = Körpergewicht (in kg) geteilt durch [Körpergröße (in m)]^2. Er korreliert relativ gut mit der Fettmasse. Als normal gilt bei Männern ein BMI zwischen 20 und 25, bei Frauen zwischen 18 und 24 (**Tab. 2.1**).

Auch das Verhältnis von **Taillenumfang zu Hüftumfang** ist zu berücksichtigen: ein Wert > 1,0 für Männer und > 0,85 für Frauen gilt als pathologisch.

Aufschlussreich kann die **Fettverteilung** sein, z. B. die alimentäre generalisierte Fettsucht gegenüber der Stammfettsucht und dem „Vollmondgesicht" mit dünnen Beinen bei Cushing-Syndrom. Lokalisierte Fettansammlungen (z. B. Madelung-Fetthals bei Alkoholikern, erbliche Lipomatosen) kommen bei verschiedenen Erkrankungen vor.

Ein Übergewicht kann auch aus der Dicke einer Hautfalte, die über dem unteren Ende der Skapula oder über dem M. triceps abgehoben wird, erfasst werden. Sie soll beim Mann nicht über 10, bei Frauen nicht über 25 mm dick sein.

Nur selten kommt Übergewicht bei sehr gut trainierten Sportlern durch Zunahme der Muskelmasse vor. Dem sog. schweren Knochenbau als Erklärung für ein zu hohes Gewicht, wie von Patienten häufig angenommen wird, kommt praktisch keine Bedeutung zu.

Der **Kräftezustand** eines Kranken wird nicht nur an der Kraft z. B. seines Händedrucks oder der Arm- oder Beinmuskulatur gemessen, sondern er wird auch indirekt aus seiner Haltung erschlossen. Die richtige Beurteilung erfordert daher Übung.

Tab. 2.1 Klassifikation des Körpergewichtes nach dem BMI

	BMI kg/m^2
Untergewicht	< 18,5
Normalgewicht	18,5–24,9
Übergewicht	25,0–29,9
Adipositas	
• Grad 1	30,0–34,9
• Grad 2	35,0–39,9
• Grad 3 (Adipositas permagna)	> 40,0

2.2.4 Hautfarbe

Veränderungen der Hautfarbe haben vielerlei Ursachen und sind in **Tab. 2.2** zusammengefasst.

Tab. 2.2 Veränderung der Hautfarbe

Farbe	*Entstehung*	*Ursachen / Erkrankung*	*Lokalisation*
Blässe	Anämie	verminderter O_2-Hb-Gehalt des Blutes	generalisiert, erkennbar an Konjunktiven und Mundschleimhaut
	arterielle Durchblutungsstörung	Stenose oder Verschluss von Arterien (z. B. AVK)	im Versorgungsbereich der betroffenen Arterien
	Vasokonstriktion	Kälteeinwirkung, Schock	Gesicht, evtl. allgemein
	vermindertes Hautpigment (Melanin)	angeborener Albinismus erworbene Vitiligo	generalisiert fleckig, besonders lichtexponierte Regionen
Rötung	gesteigerte Hautdurchblutung	Fieber, Hyperthyreose, lokale Entzündung, Erregung, Scham, Alkohol, gefäßerweiternde Medikamente	Gesicht, obere Körperregion, Ort der Entzündung
Zyanose ("Blausucht") (s. S. 15 ff)	periphere	vermehrte „O_2-Ausschöpfung" bei vermindertem Herz-Zeit-Volumen	Lippen, Mundschleimhaut, Akren
	zentrale	pulmonale Gasaustauschstörung	Schleimhäute, Akren
		Mischblutzyanose bei angeborenen Herz- oder Gefäßmissbildungen	Schleimhäute, Akren, generalisiert
	Hämoglobinzyanose	path. Hämoglobin (z. B. durch Met- oder Sulf-Hb)	Lippen, Mundschleimhaut, Fingernägel
	Pseudozyanose	Pigmenteinlagerung der Haut (z. B. durch Amiodaron)	generalisiert
tief rotblau	vermehrtes Gesamt-Hb	Polyzythämie, Polyglobulie	Gesicht, Konjunktiven, Schleimhäute, Akren

2

Tab. 2.2 (Fortsetzung)

Farbe	Entstehung	Ursachen / Erkrankung	Lokalisation
gelblich (Ikterus) (Gesamt-Bilirubin >1,5 mg%)	Verdin-Ikterus (posthepatisch)	Gallenstauung extra-hepatisch (Gallenstein, Cholangitis, Tumor-kompression)	zuerst an den Skleren, später generalisiert, Haut gelblich-grünlich
	Rubin-Ikterus	parenchymatöse Lebererkrankung (Hepatitis, Zirrhose; Medikamenten-nebenwirkung)	gelblich-rötliche Skleren, zunehmend generalisiert
	Flavin-Ikterus	Hämolyse	blass gelblich bis gräulich
bronze-farben	Eisen- oder Melanin-ablagerung v. a. in parenchymatösen Organen bzw. in der Haut	erhöhte Eisenresorp-tion bei idiopathischer Hämochromatose, bei Blutbildungsstörun-gen oder Transfusions-Hämochromatose oder Hämosiderose	generalisierte „Haut-bräune"

■ Blässe und Rötung der Haut

Bei der Beurteilung der **Hautfarbe** ist die Raumbeleuchtung zu berücksichti-gen.

Die Farbe der Haut wird von der Durchblutung mitbestimmt. **Blässe** finden wir bei Blutarmut (Anämie). Man erkennt sie am besten an der Farbe der Mund-schleimhäute. Die Augenbindehäute (Konjunktiven) geben ein weniger gutes Bild, da bei vielen Menschen chronische konjunktivale Reizzustände mit ver-mehrter Kapillarisierung bestehen, die die Bindehautfarbe röter erscheinen las-sen, als es dem Hämoglobingehalt des Blutes entspricht. Blässe der Haut finden wir auch, wenn die Durchblutung gestört ist, z. B. als Anzeichen eines Schocks. Manche Menschen zeigen aber eine konstitutionelle Blässe, die nicht als Krank-heitszeichen gewertet werden darf. Oft tritt diese Art der Blässe gemeinsam mit marmorierter Haut auf. Auf die Blässe bei bestimmten Herzfehlern werden wir auf S. 143, 145, 146 zu sprechen kommen.

Rote Gesichtsfarbe ist oft ein Zeichen des vermehrten Hämoglobingehaltes bei der Polyglobulie. Das tiefrote, samtartige Aussehen der Schleimhäute ist hierfür typisch. Auffällig ist auch die kräftige Gesichtsrötung (**Plethora**) vie-ler Diabetiker. Wie bei der Blässe, so kann es sich auch bei der Hautrötung um eine Folge einer Blutumverteilung handeln, hier mit Erweiterung der Hautgefäße. Durch Bestrahlung mit Sonnenlicht (Landwirte, Straßenarbeiter, Seeleute), Wärmestrahlen (Glasbläser, Gießer), durch toxische Einflüsse (chronischer Alkoholabusus) kommt es oft zu dunkelroter Verfärbung des Gesichtes. Auch bei Fieber ist die Haut zwecks Wärmeabgabe stärker durchblutet.

Eine auffällige kirschrote Verfärbung der Haut finden wir bei einer erhöhten Kohlenmonoxid(CO)-Konzentration des Hämoglobin.

> ❗ Äußerliches Anzeichen einer Kohlenmonoxidvergiftung sind kirschrote Schleimhäute.

Zyanose

Die bläulichrote Farbe der **Zyanose** wird durch verminderten O_2-Gehalt des Blutes verursacht. Der dunklere Farbton unterscheidet sie vom Hellrot der CO-Vergiftung. Prinzipiell sind vier Ursachen zu bedenken:

- Eine vermehrte periphere O_2-Auschöpfung bei Verlangsamung der Zirkulation, d.h. bei verlängerter Kreislaufzeit ist die Ursache der Zyanose bei der Herzinsuffizienz (s. S. 96). Sie tritt häufig besonders stark an den Akren auf (periphere oder „Ausschöpfungszyanose").
- Die zweite Ursache ist eine Gasaustauschstörung in der Lunge, z.B. bei schwerem Emphysem oder einer Lungenfibrose (zentrale pulmonale Zyanose) mit verminderter O_2-Aufnahme.
- Die dritte Ursache einer Zyanose ist die Beimischung venösen Blutes zum arteriellen Blut. Hierzu kann es intrapulmonal kommen infolge der Durchströmung nicht ventilierter Lungenteile, oder extrapulmonal durch Kurzschlussverbindungen („Shunts") (sog. Rechts-Links-Shunts bei angeborenen Herz- und/oder Gefäßmissbildungen, s. S. 96), über die O_2-armes venöses Blut dem arteriellen beigemischt wird, ohne dass es zuvor die Lunge passiert hat (Mischblutzyanose).
- Die Hämiglobin-Zyanose entsteht durch verändertes Hämoglobin, das nicht zum physiologischen O_2-Transport fähig ist. Solche Methämoglobin- oder Sulfhämoglobinämien können angeboren oder toxisch (z.B. durch Sulfonamide, Phenacetin, Nitroglyzerin) bedingt sein.

Näheres zur Zyanose bei bronchopulmonalen oder kardialen Erkrankungen s. S. 66 und 96.

Eine Zyanose ist weniger abhängig von der Sauerstoffsättigung als vielmehr vom Hämoglobingehalt des Blutes: je geringer der Hb-Wert, desto seltener entsteht eine Zyanose. Sie wird deutlich, wenn das reduzierte Hämoglobin im Kapillarblut 5 g/100 ml Blut übersteigt. Dementsprechend wird bei anämischen Patienten selten eine Zyanose beobachtet. Anders bei Patienten mit Polyglobulie:

2

hier tritt rasch eine Zyanose auf, vor allem wenn die Herz-Kreislaufzeit verzögert ist und eine verstärkte periphere Sauerstoffausschöpfung besteht.

Ein erhöhter CO_2-Gehalt des Blutes (Hyperkapnie) allein führt nicht zur Veränderung der Haut- und Schleimhautfarbe.

> ! Eine Zyanose ist vorrangig vom Hämoglobingehalt des Blutes anhängig! Je geringer der Hb-Wert, desto geringer die Wahrscheinlichkeit einer Zyanose.

■ Ikterus

Eine gelbliche Verfärbung der Haut **(Ikterus)** entsteht meistens durch eine Bilirubinablagerung ins Gewebe. Der Serumbilirubinspiegel ist dabei auf über 1,5 mg% erhöht. Beeinflusst wird die Hautfarbe durch die Intensität, die Dauer des Ikterus und das Vorhandensein oder Fehlen einer gleichzeitigen Anämie. Der Ikterus tritt oft früher in den oberen Körperpartien auf, meist zuerst an den Skleren. Ein Ikterus infolge einer Gallenabflussstörung führt zu einer dunkel-gelblichen bis gelbgrünlichen Verfärbung. Bei langwährendem Verschluss der Gallenwege durch einen Tumor wird die anfänglich kanariengelbe Hautfarbe immer dunkler und spielt allmählich mehr ins Grüne, schließlich bekommt die Haut ein schwärzlichbraunes Aussehen (Melas-Ikterus). Ein parenchymatöser Ikterus infolge einer primären Leberfunktionsstörung ist meist hellgelblich bis rötlich. Bei hämolytischen Anämien findet sich manchmal ein gräulicher ("strohfarbener") Unterton des Ikterus. Häufig wird diese Färbung bei der perniziösen Anämie beobachtet.

■ Andere Pigmentierungen

Gelbfärbung der Haut findet sich auch bei übermäßiger Karotinzufuhr, vor allem bei Säuglingen, die sehr reichlich mit Möhrensaft ernährt werden. Hierbei bleiben aber die Skleren ungefärbt. Auch fehlt die typische Bierbraunfärbung des Bilirubin-Urins. Braungelbe Färbung der Haut zeigen die Patienten mit Bronzediabetes im Rahmen einer Hämochromatose.

Die Hyperpigmentierung bei primärer Nebenniereninsuffizienz (Morbus Addison) findet sich vorwiegend an Stellen, die einer Belichtung ausgesetzt, und solchen, die schon von Natur aus stärker pigmentiert sind. Charakteristisch ist das Hellbleiben der Handflächen mit Ausnahme der Falten in der Handinnenfläche, die bräunlich verfärbt sind, die Hyperpigmentierung der Mamillen, der Genitalregion, der Ellenbogen- und Knieregion. Typisch sind auch Pigmentierungen der Wangenschleimhaut.

Metallvergiftungen können ebenfalls zur Dunkelfärbung der Haut führen. Der lange Gebrauch von silberhaltigen Präparaten führt zur Argyrose mit auffallend blaugrauer Hautfarbe. Auch bei längerer Zufuhr von Arsen kommt es zur Dunkelfärbung der Haut (Arsenmelanose) mit oft starker Verhornung der Epidermis. Manche Medikamente (z. B. Amiodaron in höherer Dosierung und längerer Einnahmedauer) rufen ebenfalls Hautverfärbungen hervor.

2.2.5 Spider naevi und Teleangiektasien

Als Naevus araneus oder arachnoides (Spinnen-Naevus, Spider naevus) werden vor allem im Gesicht und in der oberen Körperregion auftretende, bis stecknadelkopfgroße, leicht erhabene, rote Papeln bezeichnet. Mit den zarten, sternförmig auseinander laufenden erweiterten Hautkapillaren, ausgehend von einer zentralen kolbenartigen arteriellen Gefäßerweiterung, können sie die Größe eines 10-Cent-Stücks erreichen. Sie sind typisch für chronische Lebererkrankungen, vor allem bei der **Leberzirrhose** (**Abb. 2.1**), kommen aber auch ohne Lebererkrankung vor, z. B. in der Schwangerschaft. Diese Spinnen-Naevi dürfen nicht mit den Teleangiektasien des Morbus Osler verwechselt werden. Diese sind an der Haut, nicht selten an den Fingern und an den Schleimhäuten von Mund und Nase zu sehen und führen, wenn sie an Schleimhäuten vorkommen, u. U. zu schweren Blutungen.

2.2.6 Hautblutungen

Der Verdacht auf eine hämorrhagische Diathese wird durch **Hautblutungen** geweckt. Man unterscheidet:
- **Großflächige Blutungen:** Hierzu zählen Suffusionen, Sugillationen oder Hämatome. Sie weisen auf eine traumatische Entstehung oder eine Koagulopathie hin, seltener auf schwere Thrombozytopenien.
- **Mittelgroße Blutungen** bis Handtellergröße heißen **Ekchymosen** und weisen auf eine Thrombozytopathie hin.
- **Kleinste Blutungen** der Haut und der Schleimhäute werden als **Petechien** (vereinzelte, punktförmige Blutaustritte) bzw. als **Purpura** (mit meist symmetrischer Verteilung von Petechien, die kleinfleckig miteinander konfluieren kön-

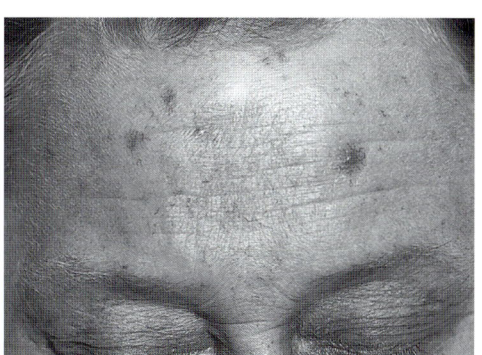

Abb. 2.1 Spider-Nävi. Multiple Lebersternchen der Stirnhaut bei einem Patienten mit Leberzirrhose.

2

nen) bezeichnet. Sie sprechen für eine thrombozytäre oder vaskuläre Genese (Gefäßwandschäden mit vermehrter Durchlässigkeit). Sie sind bis stecknadel-kopfgroß und können durch den **Rumpel-Leede-Versuch** ausgelöst und nach-gewiesen werden. Dabei wird mithilfe eines Blutdruckgeräts eine maximale venöse Stauung mit über-diastolischem, aber unter-systolischem Blutdruck über fünf Minuten herbeigeführt. Als „positives Rumpel-Leede-Zeichen" zeigen sich distal von der Manschette zahlreiche punktförmige Blutungen.

2.2.7   Haltung und Bewegung

Aufschlussreich ist für den Untersucher oft die **Beurteilung der Körper- und Kopfhaltung sowie des Ganges,** besonders beim weitgehend unbekleideten Pa-tienten. Hier seien u. a. der Gang „aux petits pas" (der kleinschrittige Gang) und die Bewegungsverlangsamung bei Zerebralsklerose oder Morbus Parkinson er-wähnt, ferner der ataktische Gang bei fortgeschrittener Lues (Tabes dorsalis) mit dem „Schlenkern" der hypotonen Extremitäten sowie der spastische Gang bei multipler Sklerose. Auch der typische Gang bei Halbseitenparese nach Schlag-anfall („Wernicke-Gang") erlaubt eine Prima-vista-Diagnose. Das gelähmte Bein wird dabei statt des üblichen Anhebens kreisförmig auswärts nach vorn geführt (Zirkumduktion) bei gleichseitiger Spastik des Armes. Gleiches kommt auch beim Steppergang vor, der durch Lähmung des N. peronaeus ausgelöst wird.

Die Bewegungsverlangsamung beim Myxödem im Rahmen einer Hypothy-reose ist ebenfalls sehr charakteristisch. Zu beachten ist das Hinken bei Verstei-fung des Hüft- oder Kniegelenkes, die Schiefstellung des Beckens und das man-gelnde Spiel der Erector-trunci-Muskulatur bei Versteifung oder Fixierung der Wirbelsäule durch Schmerzen. Sehr eindrucksvoll sind auch die Deformierungen der Hände und Füße bei primär chronischer Polyarthritis (vgl. **Abb. 2.2**).

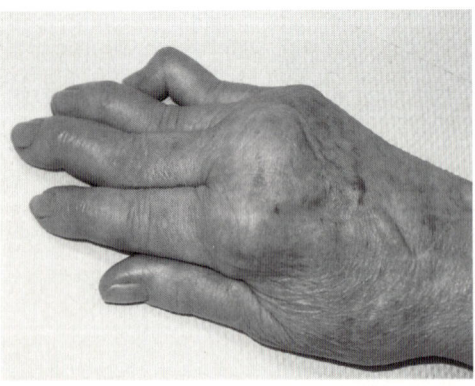

Abb. 2.2 Typische Deformie-rung der Hand bei primär chronischer Polyarthritis.

Tremor bezeichnet eine gelegentlich auch bei Gesunden auftretende, meist aber krankhafte Bewegungsstörung mit unwillkürlichen, rhythmisch sich wiederholenden Kontraktionen agonistisch-antagonistischer Muskelgruppen. Krankhaft ist der Tremor meist das Symptom einer zugrundeliegenden neurologischen Erkrankung oder einer Intoxikation. In einigen Fällen kann der Tremor auch isoliert auftreten (essentieller Tremor). Tremor unterscheidet sich nach betroffener Körperpartie, Frequenz, Stärke, Ursache und Vorkommen. Er kann langsam oder schnell, fein-, mittel- oder grobschlägig sein, als Ruhe-, Bewegungs- oder Intentionstremor auftreten. Vom Tremor abzugrenzen ist das physiologische „Kälte-Zittern".

Ein feinschlägiger Tremor ist beispielsweise typisch für die Hyperthyreose, grobschlägiger Tremor tritt bei Morbus Parkinson und im Coma hepaticum auf.

> **!** So aufschlussreich manche sichtbaren Krankheitszeichen im Einzelnen sein mögen, ist es doch vor allem der Allgemeineindruck, der dem Arzt wichtige Hinweise über die Art und Schwere der Erkrankung vermittelt. Er kann häufig selbst durch eine Vielzahl intensiver Einzeluntersuchungen nicht ersetzt werden.

2.2.8 Ödeme

Eng umschriebene oder diffuse, unter Umständen weit ausgedehnte oder generalisierte Ansammlungen von seröser Flüssigkeit in der (Unter-)Haut (Anasarka), der Schleimhaut oder im Interstitium parenchymatöser Organe (v.a. in der Lunge oder im Gehirn) werden als Ödeme bezeichnet. Häufige Formen zeigt **Tab. 2.3**.

Tab. 2.3 Ödeme

generalisierte Ödeme	*lokalisierte Ödeme*
• bei Herzinsuffizienz: kardiale Ödeme • bei Eiweißmangel: hypoproteinämische Ödeme • bei Nierenerkrankungen: nephrogene Ödeme • bei endokrinologischen Erkrankungen: endokrine Ödeme • bei Störungen des Elektrolythaushalts • idiopathische Ödeme • Ödeme durch Medikamente (z. B. Kalziumantagonisten)	• para-/postthrombotische Ödeme • entzündliche Ödeme • allergische Ödeme (z. B. Quincke-Ödem) • ischämische und postischämische Ödeme • hereditäres und paroxysmales nicht-hereditäres Angioödem • Lymphödem • Lipödem • myxomatöses Ödem

2

■ Ödeme bei Herzinsuffizienz

Die Insuffizienz der linken Herzkammer oder eine starke Druckerhöhung im linken Vorhof führt zu einem Anstieg des pulmonal-venösen und -kapillären Drucks mit Austritt von Flüssigkeit ins Interstitium, in schweren Fällen auch in die Alveolen der Lunge. Folge ist ein **Lungenödem.** Eine Rechtsherzinsuffizienz dagegen verursacht eine verminderte Reabsorption und vermehrte Transsudation von Flüssigkeit im großen Kreislauf, bevorzugt in den abhängigen Körperpartien, um die **Knöchel** herum oder (bei bettlägerigen Patienten) **lumbosakral.** Infolge verminderter Nierenperfusion (reduzierte NaCl-Ausscheidung bei vermindertem Glomerulumfiltrat) können jedoch auch bei der reinen Linksherzinsuffizienz periphere Ödeme auftreten.

> **!** Kardiale Ödeme sind (so lange nicht chronisch) weich und leicht eindrückbar und werden meist nachts zu großen Teilen ausgeschwemmt (Nykturie!).

■ Eiweißmangelödeme

Auch hypoproteinämische (Eiweißmangel-)Ödeme (Blut-Gesamteiweiß < 5 g%, Plasmaalbumin < 1,5–2,5 g%) sind auffallend weich, die Haut darüber erscheint oft glasig. Sie sind von der Körperlage weitgehend unabhängig und betreffen bevorzugt **Gesicht und Augenlider.** Besonders stark ausgeprägt sind sie bei Nieren- und Lebererkrankungen (nephrogene bzw. hepatische Ödeme). Die Glomerulonephritis geht mit einer erhöhten Kapillarpermeabilität und infolgedessen vermehrter Flüssigkeitsexsudation in die Subkutis einher. Auch bei starkem enteralen Eiweißverlust können hypoproteinämische Ödeme entstehen. Bei Hungerödemen ist die Hypoproteinämie allerdings nur einer von mehreren Faktoren in der Genese.

■ Endokrine Ödeme

Endokrine Ödeme treten bei Hyperaldosteronismus und Überdosierung von Mineralokortikoiden auf. Als Sonderform sind die **myxödematösen** Schwellungen vor allem an den Unterschenkelstreckseiten im Rahmen von Schilddrüsenerkrankungen zu nennen. Sie sind umschrieben kissenartig oder generalisiert, fühlen sich teigig an und sind **schwer eindrückbar.**

■ Entzündliche Ödeme

Über entzündlichen Ödemen ist die Haut warm und rötlich. Hier sind dann auch häufig Schmerzen bei Berührung oder Druck auszulösen. **Chronische**, meist **indurierte Ödeme**, z.B. bei post-thrombotischem Syndrom, sind derb und gehen mit Hyperpigmentationen der Haut durch Hämosiderinablagerungen, mit „Besenreisern" der feinen Hautvenen oder grobknotiger Varikosis einher.

Weitere Ödemformen

Sind Ödeme auf die Gesichts- und Halsregion und die Oberarme beschränkt, so weist das auf eine Obstruktion der V. cava superior hin, meist durch eine Raumforderung im oberen Mediastinum. Eine akute Axillar- oder Subklavia-Venenthrombose führt zur (einseitigen) Armschwellung (s. S. 193).

Die durch eine Leberzirrhose bedingten hepatischen Ödeme, fast regelmäßig mit einem Aszites einhergehend, werden im Rahmen der Leberuntersuchung besprochen (s. S. 217).

Seltenere Ursachen generalisierter oder lokalisierter Ödeme sind Störungen des Elektrolythaushalts, das plötzliche Absetzen einer diuretischen Therapie, das zyklische oder das idiopathische Ödem (fast ausschließlich bei Frauen). Manche Medikamente verursachen eine verstärkte Wassereinlagerung (z. B. Kalziumantagonisten).

Rezidivierende Schwellungen der Extremitäten innerhalb weniger Stunden, einhergehend mit Durstgefühl, Tachykardie und orthostatischen Beschwerden kennzeichnen das paroxysmale, nicht-hereditäre Angioödem.

Differenzialdiagnostisch ist von echten Ödemen das Lipödem abzugrenzen, das fast nur bei Frauen auftritt. Diese Verdickung oder ödematöse Schwellung des subkutanen Fettgewebes zeigt sich mit symmetrischen „Fettpolstern" an den Unterschenkeln (nicht an den Füßen!), die nicht eindrückbar sind. Sie schmerzen bei der Palpation. Die Haut bietet den Aspekt ähnlich einer Orange („peau d'orange").

2.3 Palpation

Bei der Palpation werden verschiedene Qualitäten unseres Tastsinnes ausgenutzt. Durch die Unterscheidung der **Konsistenz des Gewebes** unter dem tastenden Finger oder der Hand ist eine Abgrenzung von Organen oder pathologischen Resistenzen z. B. im Bauchraum möglich. Auch können Konsistenzunterschiede in Weichteilen (z. B. in den Mammae [s. S. 54], im Fett- und im Muskelgewebe) erfasst werden. Bei der **Größenbestimmung palpierter Resistenzen** ist der Anteil des umgebenden normalen Gewebes zu berücksichtigen. Die Regelmäßigkeit der Begrenzung solcher Resistenzen und deren **Oberflächen** („glatt" oder „höckerig") ist zu beachten.

Mittels der Palpation lässt sich auch der **Gewebsdruck (Turgor) der Haut** und des Subkutangewebes erkennen. Er gibt oft eine wichtige Information über einen möglichen Flüssigkeitsverlust (z. B. bei Durchfallerkrankungen oder überschießender Urinausscheidung beim Diabetiker). Eine **Dehydratation** mit stark erniedrigtem Hautturgor lässt eine abgehobene Falte der Bauchhaut oder am Oberarm längere Zeit stehen und nur langsam verstreichen. Oft macht sich der Wasserverlust auch in den dunkel umränderten, halonierten Augen des Kranken bemerkbar.

Die tastbare Elastizität der Augäpfel ermöglicht eine grobe Beurteilung des Augeninnendrucks (relevant beim Glaukom oder im diabetischen Koma).

Die Konsistenz von **Ödemen** kann stark variieren. Jahrelang bestehende Ödeme fühlen sich derb, induriert, an; frische, vor allem Eiweißmangelödeme sind weich. Myxödematöse Schwellungen hinterlassen auf Fingerdruck keine Dellen.

Die **Feinberührung der Haut** vermittelt auch den Eindruck einer besonders trockenen, rauen (z. B. bei Myxödem), der samtartigen (z. B. bei Hyperthyreose) oder der seborrhoischen (Gesichts-)Haut (z. B. beim Morbus Parkinson).

Eine Luft- oder Gasansammlung in der (Unter-)Haut **(Hautemphysem)** kann durch eine spontane oder verletzungsbedingte Eröffnung lufthaltiger Organe (Lunge, Luftröhre), im Zusammenhang mit Luftfüllungen von Körperhöhlen (zu diagnostischen oder therapeutischen Zwecken), nach Laparotomie, Pneumothorax oder durch Entzündungen mit gasbildenden Bakterien (z. B. Clostridium perfringens) entstehen. Dann zeigt sich eine meist schmerzlose, unter „Knistern" („**Schneeballknirschen**") wegdrückbare Schwellung, die eine erhebliche Ausdehnung annehmen kann.

Eine neurovegetativ-dysregulatorische Übererregbarkeit des Gefäßnervensystems der Haut zeigt sich als **Dermographismus:** nach mechanischem Reiz durch „Beschreiben" z. B. mit einem Spatel oder dem Fingernagel entsteht eine entsprechende Hautrötung.

Zu prüfen ist die Körper- oder die regionale **Hauttemperatur**: die Überwärmung über Entzündungen oder die Unterkühlung bei Minderdurchblutung der Extremitäten. Dabei sind Temperaturunterschiede der gesunden gegenüber der kranken Region zu beachten. Sie sind meist recht gut zu erkennen.

Die **Vibrationsempfindung** nutzen wir bei der Palpation des „**Stimmfremitus**", d. h. zur Bestimmung der Schallleitfähigkeit des Gewebes im Thorax beim Sprechen. Die für die Palpation günstigen niedrigen Frequenzen werden fühlbar, wenn wir den Patienten auffordern, mit möglichst tiefer Stimme „99" zu sagen, während wir die Hand auf seinen Rücken legen. Allerdings können Frauen und Kinder oft nicht mit genügend tiefer Stimme sprechen. Bei der Herzuntersuchung weist ein Vibrieren der Brustwand auf ein nieder- bis mittelfrequentes Geräusch hin (z. B. einer Mitral- oder einer Aortenstenose oder eines offenen Ductus arteriosus Botalli). Weitere Einzelheiten der palpatorischen Herzuntersuchung werden im speziellen Teil besprochen (s. S. 97 ff).

2.4   Perkussion

Historisches: Die Entdeckung der Perkussion als Untersuchungsmethode verdanken wir L. Auenbrugger, der 1761 mit seiner berühmt gewordenen Schrift „Inventum novum ex percussione thoracis humani ut signo abstruso interni pectoris morbos detegendi" bekannt gab, dass pathologische Veränderungen im Brustraum durch Veränderungen des Klopfschalls erkannt werden können. Die als historisches Dokument lesenswerte Schrift wurde von vielen Zeitgenossen

Auenbruggers missverstanden und wenig beachtet. Es bleibt daher fraglich, ob die Perkussion nicht noch längere Zeit unbekannt geblieben wäre, wenn nicht Corvisart, der Leibarzt Napoleons, vierzig Jahre später die schon fast vergessene Methode wieder aufgenommen und zu ihrer Verbreitung beigetragen hätte.

Durchführung: Wurden früher ein spatelförmiges Elfenbein-, Kunststoff- oder Metallplättchen als „Plessimeter" über der zu perkutierenden Körperregion aufgelegt und ein Perkussionshammer benutzt, so wird heute fast ausschließlich die **Finger-Finger-Perkussion** ausgeführt, bei der meist der Mittelfinger als „Plessimeter", der andere Mittel- oder Zeigefinger als „Hammer" benutzt wird. Dabei ist es vor allem wichtig, den **Plessimeterfinger fest auf der Unterlage,** meist ja am Thorax, **aufzudrücken.** So lässt sich auch mit leichtem Klopfen, auch bei zarten Händen, ein sonorer Klopfschall erzeugen. Zur differenzierenden Perkussion ist dann die wechselnde Kraft des „Hammerfingers" einzusetzen.

> **!** Mit Hilfe der Perkussion können wir auf den Luftgehalt eines Organbe-
> reichs schließen: seitenvergleichend oder zur „Abgrenzung" lufthaltiger
> Organe gegen nicht lufthaltige („vergleichende" und „abgrenzende"
> Perkussion").

Der **Perkussionsschall** ist ein Frequenzgemisch mit völlig unregelmäßigen Schwingungen. Feine Unterschiede des Frequenzgehaltes zu erkennen, ist unserem Ohr nicht möglich. Wir können nur den groben Eindruck eines „höheren" oder „tieferen" Perkussionsschalls gewinnen. Die Unterscheidung wird dadurch erleichtert, dass bei der Perkussion der laute Klopfschall auch immer der „längere" und der leise der „kürzere" ist.

Für die Beschreibung der Schalleindrücke hat sich folgende Nomenklatur eingebürgert (**Abb. 2.3**): Wir sprechen von **hypo- (gedämpftem), normo- und hypersonorem Klopfschall** je nach Lautheit und Gehalt an niederfrequenten Schwingungen. Der **tympanitische** Klang über der „Magenblase" oder über gasgefüllten Darmschlingen zeichnet sich durch größere Regelmäßigkeit aus.

Welche Schlussfolgerungen erlauben uns die verschiedenen Schallqualitäten bei der Perkussion?

- Ganz allgemein gesprochen finden wir die Qualitäten laut, lang, tief als charakteristisch über normalem Lungengewebe.
- Der Klopfschall ist leise, kurz und höherfrequent über einer muskulären Region, also z. B. über dem Oberschenkel („Schenkelschall").
- Auch über der Leber, den zentralen Partien des Herzens oder über großen Ergüssen im Pleuraraum ist der Klopfschall „gedämpft". Für die Diagnostik pathologischer Zustände bedeutet die Feststellung einer Dämpfung an einer Stelle,

2

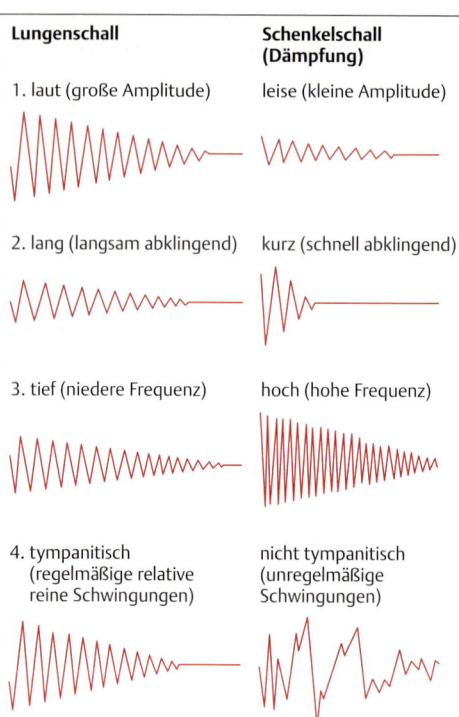

Abb. 2.3 Qualitäten des Perkussionsschalls.

Lungenschall	Schenkelschall (Dämpfung)
1. laut (große Amplitude)	leise (kleine Amplitude)
2. lang (langsam abklingend)	kurz (schnell abklingend)
3. tief (niedere Frequenz)	hoch (hohe Frequenz)
4. tympanitisch (regelmäßige relative reine Schwingungen)	nicht tympanitisch (unregelmäßige Schwingungen)

wo sonst Lungenschall zu hören ist, dass lufthaltiges Lungengewebe infiltriert ist oder z. B. durch einen Erguss bzw. Tumor verdrängt wird.

- **Tympanie** finden wir vor allem über gasgeblähten Darmschlingen. Aber auch über großen Lungenkavernen kann der Klopfschall mehr oder weniger tympanitischen Beiklang annehmen.

> **!** Über luftleeren Regionen findet sich ein „gedämpfter" Klopfschall.

2.5   Auskultation

Historisches: Während die Erfindung von Hammer und Plessimeter wenig zur Weiterentwicklung der Perkussion beigetragen haben, ist die Einführung des Hörrohrs der entscheidende Schritt gewesen, der die Auskultation zu einer praktisch brauchbaren, informativen Methode gemacht hat. Der Begründer der modernen Auskultation, Théophile René Hyacinthe Laënnec[2], beschrieb 1819 die Methode erstmalig. Es wird erzählt, dass er auf dem Wege zur Untersuchung einer jungen Dame einen Jungen beobachtete, der sein Ohr an einen am Wege liegenden Holzbalken presste und so die Klopfzeichen über größere Entfernungen hören konnte, die ein Spielkamerad am anderen Ende des Balkens gab. So kam ihm der Gedanke, diese Methode der Schallübertragung zu verwenden, um die Unbequemlichkeit und das Unschickliche der direkten Behorchung der Brustwand zu vermeiden.

Schon Hippokrates hat das Abhorchen des Patienten als diagnostisches Hilfsmittel gekannt. Er hat das auch heute noch unter dem Namen „Succussio Hippocratis" ✤ bekannte Plätschern eines Ergusses beim Pneumothorax angegeben. Auch das Lederknarren der Pleuritis sicca war ihm schon bekannt (s. S. 89).

Durchführung: Die Erfindung des Stethoskops hat gezeigt, dass die Anwendung eines Schallüberträgers der direkten Auskultation überlegen ist. Problematisch bleibt aber die unverzerrte, „natürliche" Übertragung der ursprünglichen Geräuschphänomene vom Ort ihrer Entstehung auf das Ohr des Untersuchers. Die für die Auskultation klinisch relevanten Geräuschphänomene liegen im Frequenzbereich von ca. 20–1500 Hz. So ist ein Stethoskop wünschenswert, das durch Verwendung von zwei Schallrezeptoren die Möglichkeit der Unterscheidung nieder- und höherfrequenter Schallphänomene bietet, wie sie bei (patho-)physiologischen Vorgängen entstehen. Dazu dienen **Doppelkopfstethoskope** mit einem Trichter und einer membrangedeckten, sehr flachen Glocke. Die Membranglocke überträgt höhere Frequenzen besser als der locker auf die Haut aufgesetzte Trichter, der dagegen niedere Frequenzen besser hören lässt. Unter einem stark angedrückten Trichter wird jedoch die Haut gewissermaßen als Membran gespannt, sodass der Schalleindruck zugunsten der hohen Frequenzen verändert wird.

Zwei Beispiele mögen verdeutlichen, wie wichtig die doppelte Auskultationsmöglichkeit ist: Die sog. Galopprhythmen des Herzens durch einen 3. oder den 4. Herzton (s. S. 116 bzw. 117) sind ganz überwiegend niederfrequente Phänomene. Diese sind mit einem Stethoskop, das die hohen Frequenzen bevorzugt, nur sehr leise oder gar nicht hörbar. Andererseits ist das leise, hochfrequente Diastolikum der leichten Aortenklappeninsuffizienz oder das feine Knisterrasseln der Pneumonie, die „Crepitatio indux" mit einem Stethoskop, das nur die tiefen Frequenzen überträgt, schlecht wahrzunehmen. Für die praktische Auskultation bleibt also nur eine Kompromisslösung übrig, d. h. ein Hörrohr, das die tiefen wie die hohen Frequenzen ausreichend gut wiedergibt.

---

[2] Theophile René Hyacinthe Laënnec (1781–1826): Arzt in Paris; beschrieb als erster die Tuberkulose als eigenständige Erkrankung mit den typischen makroskopisch erkennbaren Tuberkeln in der Lunge.

2

Deswegen ist heute ein Doppelkopfstethoskop die Standardempfehlung. Es sollte mit einem Membran- und einem flachen Trichterkopfstück bestückt sein. Für die Auskultation von Kindern sind kleinere Schallaufnehmer geeigneter als für Erwachsene. Das relativ feste Schlauchsystem sollte einen Innendurchmesser von maximal 5 mm und eine Länge von höchstens 40 cm haben. Dabei ist bei doppelläufigem System vom Schallkopf bis zum Ohr darauf zu achten, dass die Schläuche bis zur Mitte hin untereinander verbunden sind, damit nicht durch die Reibung aneinander akustische Artefakte entstehen. Doppelschlauchstethoskope bieten keinen Vorteil. Bei den Ohroliven ist darauf zu achten, dass sie den äußeren Gehörgang abschließen, ohne ihn allzu stark zu drücken. Viele Stethoskope haben heute leicht nach vorne gewinkelte Ohrbügel, die in der Richtung des Gehörganges eingesetzt werden sollen.

3 Untersuchung des Kopfes

3.1 Inspektion

Die unmittelbare Wahrnehmung des Gesichtsausdrucks des Kranken kann uns einen ersten wichtigen Eindruck über die Person, oft auch über sein Leiden und seine Krankheit vermitteln. Auch wenn es schwierig ist, sollte der Arzt dennoch versuchen, diesen intuitiven Eindruck zu realisieren und möglichst für sich selbst in Worte zu fassen, schließlich geht es in der Arzt-Patient-Beziehung um eine persönliche Begegnung mit einer bestimmten Person. Das vorliegende Buch muss sich allerdings auf die Darstellung rein somatischer Veränderungen beschränken, soweit sie für die Diagnostik Bedeutung haben.

3.1.1 Kopf- und Gesichtsform

Die **Schädelform** variiert interindividuell in weiten Grenzen. Leichte Asymmetrien des Gesichts sind fast bei allen Menschen auszumachen.

Turmschädel (Turrizephalus): Der Schädel ist weniger in der Länge als vielmehr vor allem in der Höhe und Breite entwickelt mit steilem Abfall von Stirn und Hinterkopf (**Abb. 3.1 a**). Höhere Grade von Turrizephalie gehen häufig mit Kopfschmerzen, Sehstörungen, Schwindel oder mit anderen Missbildungen (Schwerhörigkeit oder Strabismus, Stauungspapille oder Exophthalmus) einher. Er wird bei gesteigertem Hirndruck im Kindesalter mit relativ frühzeitiger Verlötung der Kranznaht (Kraniosynostose) beobachtet. Kranke mit familiärer hämolytischer Kugelzellanämie haben ebenfalls häufig einen Turmschädel.

Hydrozephalus: Beim Hydrozephalus besteht eine krankhafte Erweiterung der liquorgefüllten Flüssigkeitsräume (Ventrikel) des Gehirns auf Kosten der Hirnsubstanz. Die Ursachen können angeboren oder erworben sein. Bei Patienten, die in der Kindheit vor dem vollständigen Schluss der Schädelnähte z. B. durch Entzündung, Hirnfehlbildung, Tumor oder Schädel-Hirn-Trauma eine dauerhafte Erweiterung der intrakraniellen Liquorräume entwickeln, fällt ein starkes Missverhältnis zwischen Gesichts- und Hirnschädel auf (**Abb. 3.1 b**).

Hemiatrophia faciei: Es handelt sich um eine einseitige, progressive Atrophie einiger bis aller Gewebe einer Gesichtshälfte, die vor allem bei jungen Frauen auftritt. Als Folge kommt es zu einer ausgeprägten Asymmetrie des Gesichts und der Zunge (**Abb. 3.1 c**). Bei flüchtigem Hinsehen kann die Hemiatrophia faciei mit der Fazialisparese verwechselt werden.

3

Akromegalie: Bei der Akromegalie kommt es zu einer selektiven Größenzunahme der „Körperspitzen" (Akren: Nase, Ohren, Kinn, Hände und Füße, auch der Jochbeine, der Wirbel und der Knorpelanteile der Rippen) durch vermehrte Somatotropin-Produktion der Hypophyse. Vor allem das Vorstehen des Kinns, die Verlängerung der Nase und das Vorspringen der Augenbrauen sowie die Vergröberung der Gesichtszüge fallen auf. Auch die Zunge ist meist betroffen (Makroglossie) (**Abb. 3.1 e**).

Cushing-Syndrom: Beim Cushing-Syndrom kommt es durch einen hohen Kortisolspiegel im Blut zu typischen körperlichen Veränderungen. Das häufige exogene Cushing-Syndrom entsteht durch die längerfristige Einnahme von Kortison. Dem seltenen endogenen Cushing-Syndrom liegt eine Überproduktion von Kortisol in der Nebenniere oder von ACTH in der Hypophyse zugrunde. Typisch ist das Vollmondgesicht, einhergehend mit stammbetonter Fettverteilung, Striae rubrae am Bauch und Gesäß und Bluthochdruck. Hier ist die Abgrenzung des Pathologischen vom Normalen oft schwer (**Abb. 3.1 f**).

Tumoren des knöchernen Schädels: Gut- oder bösartige Knochentumoren können sich als höckerige Auswüchse (Exostosen) zeigen. Die **Paget-Erkrankung**[3] (Osteitis oder Osteodystrophia deformans) führt zu starkem Knochenumbau, vor allem an den langen Röhrenknochen mit deren Verkrümmung und am Schädel mit einer Vorwölbung der Stirn.

3.1.2 Augenregion

Die Untersuchung der Augenregion dient nicht nur der Diagnostik von Augenerkrankungen sondern häufig auch der Erkennung von internistischen oder neurologischen Krankheiten. Hier ist vor allem die Inspektion aufschlussreich.

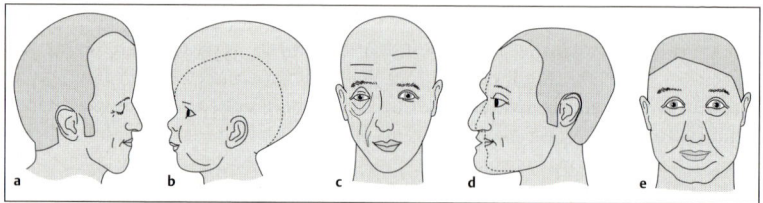

Abb. 3.1 Schädelformen. **a** Turmschädel: Typisch ist das stark ausgeprägte Höhenwachstum. **b** Hydrozephalus: Ballonartig aufgetriebener Schädel. **c** Hemiatrophia faciei. **d** Akromegalie. Deutliche Vergröberung der Gesichtszüge. **e** Cushing-Typ mit typischem Vollmondgesicht.

---

[3] Sir James Paget (1814–1899): englischer Chirurg

3

Augenbrauen: Die Augenbrauen sind wie die übrige Körperbehaarung hormonalen Einflüssen unterworfen. Ihre Stärke nimmt beim alternden Mann zu. Hypo- oder Hyperthyreose, Hypophyseninsuffizienz und Neurodermitis führen zu lateralem Ausfall der Augenbrauen. Dieses unterschiedliche Verhalten der medialen und lateralen Teile der Brauen wird auf eine unterschiedliche Innervation zurückgeführt.

Dunkel umrandete, halonierte Augen: Sie sind ein häufiges Zeichen bei Übermüdung, können aber auch auf einen stark beeinträchtigten Allgemeinzustand mit Gewichtsabnahme bis zur Kachexie und auf einen verminderten Hautturgor hinweisen.

Erscheinung der Lider: Lidschwellungen können auf Hämatome (als Monokel- oder Brillenhämatome bei Schädelbasisfrakturen), Entzündungen (Blepharitis, Erysipel) mit Flüssigkeitseinlagerung oder auf Lipidspeicherkrankheiten hinweisen. **Lidödeme** sind verdächtig auf eine Glomerulonephritis. Sie treten meist symmetrisch an beiden Augen auf. Einseitige Ödeme sind dagegen oft allergischer Genese. Das **Quincke-Ödem**[4] bevorzugt ebenfalls die Augenlider. Charakteristisch ist das plötzliche Auftreten und spontane Verschwinden.

Weitere Ursachen für Lidveränderungen:
- Ein einseitiges Lidödem kann auch Zeichen einer gefährlichen Sinusvenenthrombose sein.
- Zum „pastösen" Gesicht der Myxödem-Kranken gehört auch die teigige Schwellung der Augenpartien, besonders der Lider.
- Die schlitzförmige Lidspalte, von außen oben nach unten innen verlaufend mit deutlicher Lidfalte (Epikanthus), ist typisch für die Trisomie 21 (Down-Syndrom).
- Xanthelasmen sind gelblich-rötliche, bis fingernagelgroße, oft streifige, mehr oder weniger derbe, scharf begrenzte, flach erhabene Einlagerungen von Bindegewebszellen und Cholesterin in der Haut. Sie sitzen vor allem auf den Oberlidern, treten aber auch in Form von flach oder stärker erhabenen Xanthomen (Xanthoma planum bzw. tuberosum) über den Fingerextensoren und über den Achillessehnen (Xanthoma tendinosum) auf.

> **!** Xanthelasmen sind ein wichtiges Zeichen für Fettstoffwechselstörungen, die wiederum einen Risikofaktor für einen Herzinfarkt darstellen.

---

[4] Heinrich Irenäus Quincke (1842–1922): Internist in Kiel und Frankfurt

Bei der **Ptosis** kommt es zum Herabhängen eines oder beider Oberlider. Diese Veränderung kann angeboren (gelegentlich mit anderen Anomalien) oder erworben sein, dann meist infolge einer Parese des N. oculomotorius (bei diabetischer Neuropathie, selten bei Blei- oder CO-Vergiftung). Als Initialsymptom einer Myasthenia gravis macht sich die Ptosis gelegentlich im Laufe des Tages zunehmend stärker bemerkbar, verschwindet aber bis zum anderen Morgen wieder. Selten wird eine einseitige Ptosis mit einem Quincke-Ödem verwechselt.

Eine besondere Form ist das **Horner-Syndrom[5]:** Neben der Ptosis kommt es zu einem Zurücksinken des Bulbus (Enophthalmus, Lähmung des Müller-Muskels) und einer Verengung der Pupille (Miosis), gelegentlich verbunden mit Herabsetzung der Schweißsekretion am gleichseitigen Arm (**Abb. 3.2**). Es entsteht durch eine Lähmung des Sympathikus im Halsbereich. Solche Zustände weisen, wenn sie nicht iatrogen-artifiziell durch eine Stellatumanästhesie hervorgerufen sind, auf einen Prozess im Mediastinum (Tumor oder Entzündung) hin. Große Strumen und Halsrippen, Erkrankungen oder Verletzungen der Halswirbelsäule oder des Halsmarks (z. B. die Syringomyelie) können ebenfalls ein Horner-Syndrom verursachen.

Hiervon abzugrenzen ist die meist einseitige Schlussunfähigkeit des Auges bei der **Fazialisparese.** Während das gesunde Auge regelrecht geschlossen wird, bleibt oft die Lidspalte auf der kranken Seite offen und der Bulbus rotiert nach oben (**Bell-Phänomen**), sodass nur die weiße Sklera sichtbar bleibt (Lagophthalmus). Auch darf ein einseitiges Horner-Zeichen nicht mit einer frühkindlich er-

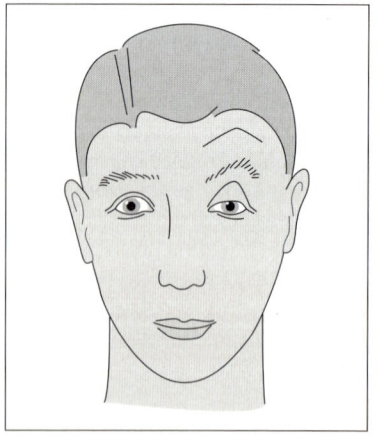

Abb. 3.2 Linksseitiges Horner-Zeichen mit Ptosis, Miosis und Enophthalmus.

---

[5] Johann Friedrich Horner (1831–1886): Augenarzt in Zürich

worbenen Bulbusvergrößerung durch ein Glaukom verwechselt werden (Buphthalmus).

> ❗ Horner-Syndrom: Miosis, Ptosis, Enophthalmus

3

Exophthalmus: Das einseitige Hervortreten eines Auges ist stets verdächtig auf retrobulbäre Tumoren oder Abszesse. Bei der Schilddrüsen-Überfunktion (Hyperthyreose) ist ein Exophthalmus meist doppelseitig.

Pupillenweite und -reaktion: Auch die Prüfung der Reaktion der Pupillen auf Lichteinfall oder bei Blickkonvergenz gehört zu jeder Allgemeinuntersuchung. In beiden Fällen kommt es zur Verengung der Pupillen. Die Weite der Pupillen hängt von der vegetativen Gleichgewichtslage ab: unter Vagus-Einfluss auf den M. sphincter pupillae entsteht eine Verengung (Miosis), unter Einfluss des Sympathikus auf den M. dilatator pupillae eine Erweiterung der Pupillen (Mydriasis). Psychische Einflüsse wie Schreck, Schmerz und Erregung führen zu Pupillenerweiterung, ebenso die Wirkung von Mydriatika (z.B. Atropin), Novocain, Scopolamin, Kokain, Adrenalin oder mancher Gifte wie Zyankali. Verengte Pupillen finden wir im Alter, bei Erkrankungen des Zentralnervensystems oder bei Blutungen in die Pons, bei Anwendung verschiedener Pharmaka (Miotika wie Pilocarpin, Physostigmin, Prostigmin oder Secale-Alkaloide) oder bei Vergiftungen (z.B. Morphin, Alkohol oder Nikotin). Eine ungleiche Weite der Pupillen (**Anisokorie**) tritt infolge einseitiger Lähmung des M. sphincter pupillae, als Frühsymptom nach Trauma, bei Neurosyphilis oder als einseitige Mydriasis durch gleichseitigen Druck auf den N. oculomotorius (z.B. durch Tumor oder ein epi- oder subdurales Hämatom) auf. Sofern die Anisokorie isoliert ist, d.h. die Pupillenreaktion nicht gestört ist, kann sie als physiologische Variation aufgefasst werden.

Bei der **reflektorischen Pupillenstarre** sind die Pupillen eng, entrundet und verschieden weit. Sie reagieren nicht auf Licht, wohl aber auf Konvergenz mit Verengung. Dieses Argyll-Robertson-Phänomen[6] ist typisch für die fortgeschrittene Lues.

Bei der **Pupillotonie** sind die Pupillen weit, entrundet und anisokor (Adie-Syndrom). Sie reagieren träge auf Belichtung und Konvergenz und erweitern sich im Dunkeln nur sehr langsam. Auf Pharmaka, die die Pupillen beeinflussen, reagieren sie aber normal.

Fehlt jegliche Pupillenreaktion auf Licht und auf Konvergenzreiz, spricht man von einer **absoluten Pupillenstarre.**

---

[6] Argyll Robertson (1837–1909): Neurologe in Edinburgh

3

> ❗ Die reflektorische Pupillenstarre darf nicht mit der sog. Pupillotonie verwechselt werden, die Teil des seltenen, meist erblichen Adie-Syndroms ist.
> - Reflektorische Pupillenstarre: Pupillen eng!
> - Pupillotonie: Pupillen weit!

Verfärbung der Skleren: Die ikterische Verfärbung kann anfangs auf die Skleren beschränkt sein (vgl. S. 16). Bei der Beurteilung eines **Sklerenikterus** ist darauf zu achten, dass bei älteren Menschen oft eine schmutzig gelbe Skleraverfärbung zu finden ist, die keinen Krankheitswert besitzt. Von anderen Gelbfärbungen der Haut unterscheidet sich der Ikterus dadurch, dass die Färbung der Skleren immer vorhanden ist. Blaue Skleren sind charakteristisch für die seltene Glasknochenkrankheit (Osteogenesis imperfecta).

Hornhautveränderungen: Der **Arcus senilis** (Arcus lipoides corneae, Gerontoxon) zeigt sich als grauweißer, schmaler, vom Hornhautrand abgesetzter Trübungsring mit Lipideinlagerung häufig bei älteren Menschen. Bei jüngeren Patienten weist er auf Lipidstoffwechselstörungen hin. Er kann mit den grüngelblichen **Fleischer-Kayser-Kornealringen** an der Grenze der Iris zur Sklera verwechselt werden, die auf einer Kupferstoffwechselstörung beruhen, dem sog. Morbus Wilson. Dieser führt im frühen Kindesalter zu einer Leberzirrhose, zur Degeneration des Linsenkerns und zu Rigidität der Muskulatur.

Konjunktiven: Hier ist v.a. auf entzündliche Veränderungen mit vermehrter Kapillarisierung (Konjunktivitis, (Epi-)Skleritis, Keratitis, Iridozyklitis), auf Einblutungen (subkonjunktivale Blutungen) oder Farbveränderungen zu achten. Das akute **Glaukom** geht mit einer überwiegend hellroten, unscharfen Kapillarzeichnung einher, während **intraokulare Tumoren** zu einer dunkelroten Stauungshyperämie mit deutlicher episkleraler Venenstauung führen.

Bei der **Polyglobulie** bekommen die Bindehäute ein körniges, samtartiges, hochrotes Aussehen, das vor allem bei Kindern mit Herzmissbildungen infolge starker Zyanose sehr ausgeprägt sein kann. Am stärksten ist die Rötung der Konjunktiven bei der **Polycythaemia vera**.

Konsistenzänderung der Bulbi: Ein behutsamer Fingerdruck auf die Augäpfel durch die geschlossenen Oberlider erlaubt die grobe Schätzung des Augeninnendrucks (digitale Tonometrie) im Seitenvergleich oder im Vergleich mit dem normalen Druck beim Untersucher. Der Druck ist im Koma diabeticum erniedrigt („matschige Bulbi") und erhöht im akuten Glaukomanfall („harte Bulbi" ohne Fluktuation).

Störungen der Motilität des Auges, Schielen, Nystagmus usw. sind in den Lehrbüchern der Augenheilkunde und Neurologie dargestellt. Feststellung von Augenzittern sollte neurologische und ophthalmologische, evtl. auch otologische Spezialuntersuchungen veranlassen.

Inspektion der Augenlinsen: Die genaue Untersuchung der Linsen bezüglich ihrer Brechungs- und Akkomodationsfähigkeit ist der fachärztlichen Untersuchung vorbehalten. Im Rahmen einer allgemeinärztlichen Untersuchung können nur gröbere Trübungen festgestellt werden: die **Cataracta senilis = „grauer" oder Alters-Star**, die **Cataracta diabetica** oder andere angeborene oder erworbene Formen der Linsentrübung. Umschriebene Randeinkerbungen (**Kolobome**) oder Luxationen (Verlagerungen) oder ein vollständiges Fehlen der Linse (**Aphakie**) sind seltene Befunde.

3.1.3 Augensymptome bei Hyperthyreose (Basedow-Krankheit)

! Merseburger Trias (bei Morbus Basedow): Struma, Exophthalmus, feinschlägiger Tremor

Exophthalmus: Er gehört zu den Kardinalsymptomen des **Morbus Basedow**[7]. Das Vorstehen des Bulbus (Protrusion) führt zur typischen Erweiterung der Lidspalte. Die Patienten bekommen so einen erstaunten oder erschreckten Gesichtsausdruck. Meistens ist der Exophthalmus doppelseitig, wenn auch nicht immer gleich stark auf beiden Seiten ausgeprägt.

Graefe-Zeichen[8]: Das Hervortreten (Protrusion) des Augapfels infolge einer endokrinen Orbitopathie mit Schwellung der Augenmuskeln lässt oberhalb der Iris besonders bei Abwärtsbewegung des Auges einen **weißen Sklerastreifen** frei. Dieses Phänomen wird Graefe-Zeichen genannt und zeigt sich deutlich bei einer nicht zu langsamen Abwärtsbewegung der Augen.

Moebius-Zeichen[9]: Bedingt durch den Exophthalmus ist die Konvergenzbewegung der Augen erschwert, sodass die Blickachsen der Augen beim Fixieren eines sich nähernden Gegenstandes vorzeitig auseinanderweichen. Bei hochgradigem Exophthalmus kommt es daher auch zuweilen zu Doppelbildern.

---

[7] Karl Adolf v. Basedow (1799–1854): Arzt in Merseburg
[8] Albrecht Frh. von Graefe (1828–1870): Augenarzt in Berlin
[9] Paul J. Moebius (1853–1907): deutscher Neurologe

3

Stellwag-Zeichen[10]**:** Es bezeichnet den im Rahmen der endokrinen Orbitopathie auftretenden seltenen Lidschlag (bei Gesunden findet der Lidschlag etwa 8- bis 12-mal pro Minute statt).

3.1.4   Tränendrüsen

Zur Untersuchung der Augenregion gehört auch die Untersuchung des Tränenorgans, d.h. der am lateralen Augenwinkel liegenden Tränendrüsen, der Tränensäcke und der oberen und unteren Öffnung der Tränenkanälchen vom medialen Augenwinkel zum Tränen-Nasengang. Der Tränenfluss kann durch lokale Reizung mit Entzündung (Dakryozystitis) oder durch Einengung der Tränenkanälchen verstärkt sein. Vermindert ist er bei alten Menschen oder als Erkrankungsfolge im Rahmen von Autoimmunkrankheiten, wie z.B. beim Mikulicz- oder Sjögren-Syndrom.

Mikulicz-Syndrom[11]**:** Gleichzeitige beidseitige Schwellungen der Tränen- und Mundspeicheldrüsen (mit Versiegen des Tränenflusses und Mundtrockenheit) finden sich gelegentlich bei leukämischen Erkrankungen, Hodgkin-Lymphom und anderen Neoplasien.

Sjögren-Syndrom[12]**:** Ähnlich dem Mikulicz-Syndrom ist für das ganz überwiegend bei Frauen vorkommende Sjögren-Syndrom ein Versiegen der Tränen- und Speichelsekretion (Sicca-Syndrom) typisch, auch an der Nasen- und Rachenschleimhaut und den exokrinen Drüsen des Magen-Darm-Traktes. Es tritt gelegentlich im Rahmen von Kollagenosen auf (vorwiegend bei der rheumatoiden Polyarthritis).

3.1.5   Nase

Das „Nasenflügeln", eine inspiratorische Erweiterung der Nasenlöcher, kann im Kindesalter auf eine Pneumonie hinweisen. Bei Erwachsenen ist es selten und allenfalls gering ausgeprägt. Schiefe Nasen werden nicht nur kosmetisch störend empfunden. Sie sind häufig mit einer Septumdeviation mit erschwerter Nasenatmung und Neigung zu Nebenhöhlenaffektionen verbunden. Eine Sattelnase kann, ist sie nicht Folge eines Traumas (Boxen), ein Zeichen konnataler Lues sein.

Palpatorisch lassen sich gelegentlich Weichteil- oder Knochentumoren oder eine Krepitation bei Nasenbeinfrakturen nachweisen.

---

[10] Karl Stellwag von Carion (1823–1904): Augenarzt in Wien
[11] Johannes Freiherr von Mikulicz-Radecki (1850–1905): Chirurg in Krakau, Königsberg und Breslau
[12] Hendrik S.C. Sjögren (1899–1986) schwedischer Augenarzt

Zu achten ist auch auf Sekret aus der Nase. Wässrig-klares Sekret weist auf allergische oder akut-virale Reaktionen hin, zäh-schleimiges auf Nasenpolypen, eitrig-dickflüssiges auf bakterielle Infektionen der Nasennebenhöhlen, blutiges Sekret auf Tumoren, Wegener-Granulomatose oder Frakturen, und wiederholte Spontanblutungen aus der Nase auf eine hämorrhagische Diathese bei Morbus Osler.

Als Rhinophym („Knollennase") wird eine durch Bindegewebsvermehrung, Gefäßerweiterungen, Talgdrüsenhyperplasie und evtl. begleitende Entzündungen bedingte Vergrößerung der Nase bezeichnet, die – gelegentlich mit einer Rosazea assoziiert – auf gastrointestinale und Leberstörungen hinweisen kann.

3.1.6 Mund
Allgemeiner Eindruck

Zur unmittelbaren Untersuchung von Mund und Rachenraum sind eine Untersuchungslampe und ein Spatel, zur Palpation auch Gummihandschuhe erforderlich. Die unmittelbare Untersuchung des Mundes liefert wichtige Informationen über lokale oder primär andernorts lokalisierte Erkrankungen.

So führt z. B. die **Parese des N. facialis** zu einer Schiefstellung des Mundes. Bei der peripheren Parese ist die gleichseitige Innervation der Stirnmuskulatur mitbetroffen, sodass nur einseitiges Stirnrunzeln möglich ist, während die Doppelinnervation bei zentraler Lähmung dies auf beiden Seiten ermöglicht.

> **!** • periphere Fazialisparese: nur einseitiges Stirnrunzeln möglich
> • zentrale Fazialisparese: beidseitiges Stirnrunzeln möglich

Besteht eine gesteigerte Erregbarkeit des N. facialis im Rahmen einer Hypokalziämie, dann ist das sog. **Chvostek-Zeichen**[13] positiv. Man prüft dieses Zeichen durch Beklopfen des Stammes des N. facialis 1–2 cm vor dem Ohrläppchen. Kommt es dabei zu einer Kontraktion der Muskulatur rund um Augen, Nasenflügel und des Mundwinkels, ist das Chvostekzeichen positiv.

Das **Trousseau-Zeichen** ist ein einfacher Test zum Nachweis einer **Tetanie.** Hierzu wird dem Patienten eine Blutdruckmanschette am Oberarm angelegt und so weit aufgepumpt, bis kein Puls mehr fühlbar ist. Bei Tetanie tritt nach einiger Zeit am betroffenen Arm eine krampfartige Kontraktion der Beugemuskulatur am Unterarm auf, die zu einer typischen Pfötchenstellung der Hände und Finger führt. Wenn diese Maßnahme mit forcierter Hyperventilation verbunden wird, kann unter Umständen ein typischer tetanischer Anfall mit Karpopedalspasmen auftreten.

---

[13] Franz Chvostek (1835–1884): österreichischer Internist

■ Lippen- und Mundschleimhaut

Die **Farbe des Lippenrotes** ist ebenso wie die der Mundschleimhaut ein guter Indikator für die Durchblutung. Zyanose, Blässe durch Anämie, starke Rötung bei Polyglobulie zeigen sich hier sehr deutlich.

Die Bläschenbildung bei Herpes labialis in leicht geröteter Umgebung tritt bei manchen Personen nach starker Sonnenexposition oder bei fieberhaften Infekten, bei Frauen gelegentlich zusammen mit der Menstruation auf.

Rhagaden (Hautschrunden) der Mundwinkel können auf Lebererkrankungen oder auf vitaminarme Ernährung hinweisen (Vitamin-B_2-, Pantothensäure- oder Eisenmangel).

Dunkelbraune **Pigmentierungen** der Wangen- und Lippenschleimhaut sind vor allem wichtig für die Diagnose des Morbus Addison[14]. Bei dunkeln, stark pigmentierten Patienten sind solche Pigmentflecken mit Vorsicht zu bewerten, da schon geringe chronische Reize der Schleimhaut, z.B. durch scharfkantige Zähne oder schlecht sitzende Prothesen, zu Pigmenteinlagerungen führen können.

Koplik-Flecken sind weißliche, stecknadelkopfgroße, etwas glasig aussehenden Flecken an der Wangenschleimhaut, die meist in der Nähe der Öffnungen der Ausführungsgänge der Glandula parotis sitzen. Sie sind als Frühsymptom der Masern schon vor dem Ausbruch des Hautexanthems zu erkennen.

Der **Lichen ruber** geht mit einer weißlichen, netzartigen Zeichnung der Wangenschleimhaut einher.

Auch das **Erythema exsudativum multiforme** mit Rötungen, Desquamationen, oberflächlichen Ulzera und Eiterungen zeigt sich im Bereich der Mundschleimhaut sehr deutlich.

Entzündungen der Lippen- und Mundschleimhaut, oft mit schmierig-eitrigen Belägen, oder auch Ulzerationen können durch oralen Sexualverkehr übertragen worden sein.

Entzündungen der Mundschleimhaut (**Stomatitis**) mit bläschenförmigen **Aphthen** sind häufig und führen die Patienten wegen der starken Schmerzen zum Arzt. Dieser sieht an der Mundschleimhaut etwa linsengroße Bläschen mit einem roten Hof, die nicht selten vereitern und kleine Geschwüre bilden.

■ Zunge

Die vielfältigen Veränderungen der Zunge sind in **Tab. 3.1** zusammengefasst. Außerdem ist auf das Zungenbändchen (verkürzt bei Sklerodermie) und die Mundhygiene zu achten.

Die Atrophie der Schleimhaut der „glatten" Zunge bei der perniziösen Anämie geht mit einer Entzündung der Papillen des Zungenrandes einher, diese

---

[14] Sir Thomas Addison (1793–1860): englischer Internist

Tab. 3.1 Zungenveränderungen

Befund	Ursache
insgesamt vergrößerte Zunge	Akromegalie, Hypothyreose, Amyloidose („Makroglossie")
gelblich-gräulich „belegte" Zunge"	in geringer Ausprägung meist normaler Befund, Speisereste, Tabakrückstände
trockene Zunge	Exsikkose, „Sicca-Syndrom", Urämie
glatte „Lackzunge" mit Papillenverlust (Hunter-Glossitis[15]), Zungenbrennen	Vitamin-B$_{12}$- oder Eisenmangelanämie, Leberzirrhose
schwarze „Haarzunge"	oft unbekannte Ursache, gelegentlich durch Antibiotika (bes. Tetrazykline); nicht pathognomonisch
„Pilz- (Soor- oder Candida-) Zunge"	Immunstörung unter Antibiotikatherapie
Leukoplakie mit dicken weißlichen Belägen auf Zunge und Mundschleimhaut	potenzielle Präkanzerose
intensivrote „Himbeerzunge"	Scharlach
Faltenzunge (Lingua scrotalis)	gehäuft im Alter, keine pathologische Bedeutung
Landkartenzunge (Lingua geographica)	Normvariante ohne pathologische Bedeutung
trockene Zunge	Exsikkose, Sjögren-Syndrom
Makroglossie	Akromegalie, Amyloidose

sind dann als rote Punkte zu sehen und verursachen das typische **Zungenbrennen.**

Störungen der Innervation des N. hypoglossus können zu halbseitiger Atrophie der Zunge führen, dabei weicht die Zunge beim Herausstrecken von der Mittellinie ab. Ein Fibrillieren der Zungenmuskulatur findet sich bei bulbären Affektionen. Narben in der Zunge können auf stattgefundene Zungenbisse im Rahmen einer Epilepsie hinweisen.

---

[15] William Hunter (1861–1937); englischer Internist

3

◼ Zähne

Am Gebiss interessieren parodontotische Veränderungen der Zahnhälse, Schleimhautveränderungen des Alveolarfortsatzes der Kiefer, eine evtl. vorhandene Parodontitis oder Zeichen entzündlicher Prozesse an den Zahnwurzeln.

Hat der Patient Zahnlücken und -brücken? Schmelzdefekte? Karies oder Paradontose? Besteht eine Zahnfleischatrophie oder -hypertrophie? Sind Verfärbungen am Zahnfleisch zu sehen? Zu beachten ist auch die **Gebisshygiene!**

Wichtig sind ferner **Schmelzdefekte** in Form von Querrillen an den Zähnen bei Kalzium-Phosphat-Stoffwechselstörungen. Die Hutchinson-Zähne bei konnataler Lues haben eine Tonnenform mit konkaver Schneidefläche. Sie werden heute nur noch selten gesehen. Abweichung der Zahnstellung, Prognathie oder Progenie, d. h. Übergreifen des Ober- bzw. Unterkiefergebisses, sind „Normvarianten".

Die **Zahnsäume** können wichtige Hinweise auf Vergiftungen geben. Vor allem bei Blei-, aber auch bei Quecksilber- und Antimonvergiftung findet man eine Dunkelfärbung des Zahnfleisches (nicht des Zahnes!) dort, wo das Zahnfleisch dem Zahnhals anliegt. Bei Phosphorvergiftung sind osteomyelitische Prozesse des Kiefers mit Zahnausfall typisch.

Zu **Zahnfleischblutungen** mit Parodontitis kommt es u. a. bei Vitamin-C-Mangel (Skorbut).

Eine **Hyperplasie der Gingiva** wird gelegentlich bei Schwangeren und bei Patienten mit Leukämien beobachtet. Häufiger kommen sie bei langdauernder Hydantointherapie im Rahmen der Epilepsiebehandlung vor.

◼ Gaumen und Tonsillen

Weiterhin ist auf den **Rachenring** zu achten: Ist er entzündlich gerötet? Finden sich Beläge? Sind die Gaumenmandeln normal oder vergrößert und zerklüftet? Sind Eiterstippchen sichtbar?

Die Mandelentzündung (Tonsillitis oder Angina lacunaris) zeigt **stippchenförmige eitrige Beläge** auf beiden Tonsillen, die im Verlauf der Erkrankung konfluieren können (v. a. bei der Scharlachangina). Es bildet sich dann oft auch ein ziemlich ausgedehnter schmieriger Belag auf den Tonsillen, der aber nie auf den weichen Gaumen übergreift. Typisch für die Scharlach-Angina ist außerdem die intensive Rötung der Schleimhäute des Gaumens.

Der Tonsillarabszess führt ebenso zur Schwellung der Tonsille. Einseitigkeit und umschriebene Druckempfindlichkeit tragen zur Diagnose bei. Bei fortgeschrittener Einschmelzung kann man die Fluktuation und evtl. eine zentrale Eindellung fühlen.

Peritonsilläre Verwachsungen weisen auf alte abgelaufene Tonsillitiden hin.

Die diphtherische Angina ist ausgezeichnet durch **pseudomembranöse Beläge** auf den Tonsillen, die sich zu Beginn nicht abstreifen lassen. Bei maligner

Diphtherie löst der Versuch des Abstreifens eine Blutung aus. Die Tonsillen, der Gaumen und evtl. die Schleimhaut des ganzen hinteren Rachenraumes sind ödematös geschwollen. Das Ödem sieht glasig aus. Typisch ist auch der süßliche Geruch. Eine typische Komplikation der Diphtherie-Angina ist eine Gaumensegellähmung mit Herabhängen eines Bogens des weichen Gaumens.

Die **Plaut-Vincent-Angina**[16] tritt typischerweise einseitig auf mit pseudomembranös belegten Ulzerationen im Rachen und auf den Tonsillen, gelegentlich auch an den Wangen, am Zahnfleisch und bis hin zum Kehlkopf.

Die **infektiöse Mononukleose** geht häufig mit einer Angina mit grau-weißlichen Tonsillarbelägen einher. Sie ist am Fieber, den schmerzhaft vergrößerten Lymphknoten, ggf. einer Milz- und Lebervergrößerung sowie dem typischen monozytären Blutbild zu erkennen.

Auch verschiedene hämatologische Erkrankungen (**Agranulozytosen** oder **Leukämien**) machen sich relativ häufig mit Entzündungen, Ulzerationen oder Blutungen der Mundschleimhaut und der Tonsillarregion bemerkbar.

3.2   Palpation des Kopfes

Bei der Palpation am Kopf ist auf Tumoren des Schädels, „Dellen" (z.B. beim Plasmoyztom) sowie entzündliche (meist weiche und druckschmerzafte) oder tumoröse (meist derbe) Schwellungen zu achten. Auch Talgdrüsen-Retentionszysten („Grützbeutel") in der Haut sind häufig zu finden. Bei der Palpation der Ohrläppchen kann man selten die für Gicht pathognomonischen Tophi finden. Sie sind, sofern kein akuter Schub einer Gicht vorliegt, nicht schmerzhaft. Bei Druck hat man unter Umständen ein knirschendes, sandiges Gefühl zwischen den Fingern. Zuweilen entleert sich weiße, kristallisierte Harnsäure.

Darüberhinaus gibt es eine Reihe von weiteren wichtigen Palpationspunkten.

Trigeminusdruckpunkte:

Die Druckempfindlichkeit der Austrittsstellen des N. trigeminus wird vor allem bei Verdacht auf Nasennebenhöhlenentzündungen überprüft. Man unterscheidet folgende Punkte (**Abb. 3.3**):

- der Druckpunkt des N. supraorbitalis am oberen Rand der Orbita, ca. 1 cm vom medialen Ende der Augenbraue, ist v.a. bei Stirnhöhlenentzündungen druckempfindlich,
- der Druckpunkt des N. infraorbitalis am unteren Rand des Jochbogens ist druckempfindlich bei der Kieferhöhlenentzündung.

---

[16] Hugo Carl Plaut (1858–1928), deutscher Arzt und Bakteriologe, und Jean Henry Vincent, ein französischer Bakteriologe, beschrieben 1894 erstmals diese besondere Form der Angina tonsillaris

3

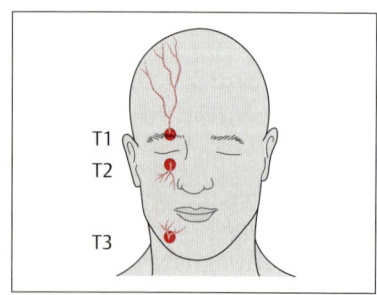

Abb. 3.3 Druckpunkte des N. trigeminus.
T1 = N. supraorbitalis, T2 = N. infraorbitalis,
T3 = N. mentalis

• der Austrittspunkt des N. mentalis in der Mitte des Unterkiefers zwischen Zahnhals und unterem Rand, etwa 1,5 cm von der Mittellinie entfernt.
Diese Punkte sind auch bei **Trigeminusneuralgien** druckschmerzhaft.

Andere Druckpunkte am Kopf: Bei der **Subokzipitalneuralgie**, die sehr lang anhaltende Kopfschmerzen verursachen kann, findet sich eine ein- oder doppelseitige Druckempfindlichkeit der Austrittsstelle des N. suboccipitalis major am Rand der Hinterhauptschuppe ungefähr in der Mitte zwischen Proc. mastoideus und dem Dornfortsatz des 1. Halswirbels.

Druck- und vor allem **Klopfempfindlichkeit der Schädelkalotte** kann bei manchen Hirntumoren bestehen. Patienten mit Halbseitenkopfschmerz oder Migräne haben ebenfalls oft eine gesteigerte Berührungsempfindlichkeit der Kopfhaut mit Schmerzhaftigkeit der Haarbälge.

Die **Druckempfindlichkeit des Mastoids** ist für die Diagnose der Mastoiditis als gefährliche Komplikation im Rahmen einer Mittelohrentzündung wichtig.

Palpation der A. temporalis: Durch Palpation der A. temporalis kann eine **arteriosklerotische oder entzündliche Verhärtung** der Gefäßwand erkannt werden. Der geschlängelte Verlauf der Arterie ist dabei oft deutlich sichtbar. Derbe, schmerzhafte Thrombosierungen des Gefäßes sind bei der Arteriitis temporalis nachweisbar, die mit Allgemeinsymptomen, Fieber, Nachtschweiß, Kopfschmerzen, Amaurosis fugax oder ein- oder beidseitigem Visusverlust und mit stark erhöhter BSG einhergeht. Sie frühzeitig zu erkennen, ist wichtig, da sie mit der Gefahr der definitiven Erblindung verbunden ist, wenn nicht eine rasche Therapie mit Kortikoiden einsetzt. Muskelschmerzen im Schulter- oder Beckengürtelbereich können mit der Arteriitis assoziiert sein oder als eigenständiges Krankheitsbild auftreten (Polymyalgia rheumatica).

3.3 Mund- und Körpergeruch

Es ist sehr schwer, Gerüche so zu beschreiben, dass daraus sicher krankheitsspezifische, d. h. pathognomonische Schlüsse gezogen werden können. Auch hier gilt wieder, dass das Wissen aus dem Lehrbuch, das Können aber aus der Erfahrung am Krankenbett erwachsen muss.

3

Ein mehr oder weniger süßlicher oder fauliger Mundgeruch **(Foetor ex ore)** ist bei sehr vielen Menschen nach längerer Nahrungskarenz zu bemerken. Oft ist er durch kariöse oder parodontotische Prozesse, chronische Entzündungen im Nasen-Rachenraum oder manchmal auch durch Magenerkrankungen (Gastritis, Ulkus) verursacht.

Der **süßliche, fruchtige Azetongeruch** der Atemluft (nach fauligen Äpfeln) kann beim Diabetiker eine beginnende Azidose anzeigen. Deshalb kann das drohende Coma diabeticum am frühesten mit der Nase diagnostiziert werden. Zwar kann der Azetongeruch mit einer leichten „Alkoholfahne" verwechselt werden, die Aufklärung der Umstände hilft aber wohl differenzialdiagnostisch bei Zuständen mit Benommenheit oder Bewusstlosigkeit.

Oft wird der Geruch eines Kranken nicht allein durch seine Atemluft bestimmt. Auch der Schweißgeruch trägt dazu in starkem Maße bei. Dies gilt beispielsweise für den **Fötor der Urämiker.** Kranke in fortgeschrittenen Stadien riechen so penetrant, dass die Diagnose schon beim Betreten des Krankenzimmers gestellt werden kann.

Schwer ist der **erdige Geruch von Hepatitis-Kranken** zu erkennen, der beim akuten Leberversagen besonders ausgeprägt ist.

Aufdringlicher dagegen ist der scharfe Schweißgeruch von Kranken mit aktiver Lungentuberkulose (sog. Phthisiker). Die stärksten und die Patienten häufig sehr belästigenden üblen Gerüche der Atemluft kommen bei Bronchiektasen und Lungengangrän vor. Beim Darmverschluss (Ileus) fällt der fäkale Foetor ex ore auf.

4 Untersuchung des Halses

4.1 Inspektion

Die **Länge der Halswirbelsäule** korreliert mit der körperlichen Gesamtkonstitution. Astheniker mit schmalem Thorax und langen Extremitäten haben meist einen langen Hals, nicht selten mit Neigung zu kyphotischer Haltungsanomalie. Kurzgliedrige, pyknische Personen haben dagegen gewöhnlich einen kurzen Hals. Eine starke Verkürzung des Halses mit Block- oder Keilwirbelbildung und infolgedessen kurzem, bewegungsarmem Hals kommt im Rahmen verschiedener angeborener Missbildungen vor, z. B. beim Turner-Syndrom. Typisch ist hier u. a. das sog. **Flügelfell** (Pterygium colli) mit seitlichen Hautfalten vom Hals zur Mitte der Schulter.

Der häufiger vorkommende Schiefhals (**Tortikollis**) kann **geburtstraumatisch** oder bei Erkrankungen der Halswirbelsäule als Schonhaltung mit Hemmung der Kopfrotation auftreten. Der **angeborene** Tortikollis zeichnet sich durch die Verkürzung eines M. sternocleidomastoideus aus.

Eine **reflektorische Zwangshaltung der HWS** findet sich bei der Meningitis mit Versteifung der Nackenmuskulatur (Meningismus). Die Kranken liegen dann meist auf der Seite und halten den Kopf nach rückwärts überstreckt (Opisthotonus). Die passive Beugung des Kopfes nach vorn löst heftige Nackenschmerzen aus und führt zu reflektorischem Anziehen der Beine (Brudzinski-Zeichen). Auch bei Streckung der Beine bei gebeugten Hüften wird ein Schmerz an den Dorsalseiten der Oberschenkel und lumbosakral ausgelöst (Kernig-Zeichen). Gelegentlich tritt ein Begleitmeningismus bei fieberhaften Erkrankungen oder bei intrakraniellen Blutungen auf.

Auch **entzündliche, tumoröse oder degenerative Prozesse** können zu Veränderungen und Schmerzen an der (Hals-)Wirbelsäule führen:

Spontan- oder **Bewegungsschmerzhaftigkeit** und **-einschränkung** der HWS treten u. a. in fortgeschrittenen Stadien der Spondylarthritis ankylosans (Morbus Bechterew) auf. Ursache ist die starke Anteflexion und hochgradige Einschränkung der Beweglichkeit der HWS (auch der LWS).

Eine Spondylitis zeichnet sich durch Klopfempfindlichkeit der Dornfortsätze der betroffenen Wirbel, ihre Abweichung von der Mittellinie und Stauchungsschmerz bei plötzlicher Belastung des Kopfes beim aufrecht stehenden Patienten aus.

Eine schärfere Abknickung der Wirbelsäule, ein **Gibbus**, entsteht durch Einbruch eines entzündeten Wirbelkörpers, am häufigsten bei der Wirbelsäulentuberkulose. Durch eitrige Einschmelzung eines entzündeten Wirbels können sich in der Umgebung der Wirbelsäule Senkungsabszesse bilden, die bei der Tbc der Halswirbelsäule oft retropharyngeal gefunden werden. Ihre Fluktuation ist dann manchmal an der hinteren Rachenwand zu fühlen. Derartige Abszesse können sich aber auch tiefer, z.B. bis in die Supraklavikulargrube oder in die Axilla, ausbreiten.

Degenerative Veränderungen der Wirbelsäule und der Bandscheiben sind häufig für Schmerzen und Bewegungsbehinderungen im Nacken- und Schultergürtelbereich verantwortlich. Ein Bandscheibenvorfall an der HWS führt stets zu einer Schonhaltung i.S. eines Torticollis (s.o.) und häufig zu neurologischen Ausfällen.

Ein Nacken- und Hinterkopfschmerz durch Degeneration von Wirbelsäule und Bandscheiben kann nach frontal ausstrahlen (**Migraine cervicale**). Die Beschwerden sind abhängig von der Kopfhaltung.

Unter dem Begriff „Schultergürtel- oder Schultergürtelkompressionssyndrom" (*Thoracic Outlet Syndrome*) sind ursächlich verschiedene klinische Bilder zusammengefasst, bei denen es zu einer Beeinträchtigung der vaskulären und neuralen Versorgung der Arme kommt. Mögliche Ursachen sind:

- Einengung der oberen Thoraxapertur durch eine Halsrippe, durch Hoch- oder Steilstellung der 1. Rippe,
- abnorme Bandverbindungen zwischen Klavikula und Skapula oder der 1. Rippe,
- Kallusbildung (v.a. an der Klavikula) oder Exostosen (v.a. der 1. Rippe),
- Fibrosierung oder Hypertrophie der Mm. scaleni (Skalenussyndrom).

Das **Skalenussyndrom** geht mit Parästhesien, Schmerzen und Durchblutungsstörungen an den Armen einher. Neben der Kompression durch die Mm. scaleni lassen sich manchmal palpatorisch ein- oder beidseitige Halsrippen in den Supraklavikulargruben nachweisen. Bei starkem Zug am Arm nach unten außen und hinten und starker Drehung des Kopfes von der untersuchten Seite fort wird durch Kompression der A. subclavia der Radialispuls schwächer oder verschwindet sogar ganz. Oft lässt sich hierbei auch eine Gefäßkompression an Geräuschen über der A. subclavia im lateralen Teil der Supraklavikulargrube oder über der A. axillaris erkennen.

Ein ähnliches Beschwerdebild wie beim Skalenussyndrom findet sich beim Schulter-Hand-Syndrom, bei dem eine Dysregulation der Gefäße eine ursächliche Rolle spielt. Hier stehen jedoch Schmerzen in Ellenbogen-, Hand- und Schultergelenken mit Ausstrahlung oft in den ganzen Arm im Vordergrund. Begleitend können Kältegefühl, Zyanose oder vermehrte Schweißproduktion auftreten.

Besonders stark verändert wird die Form des Halses durch eine **venöse Abflussbehinderung** aus der Kopf- und Halsregion infolge einer Kompression oder Thrombosen im Bereich der V. cava superior (**Stokes-Kragen**). Mögliche Ursachen sind:

- Mediastinaltumor,
- großes Aortenaneurysma,

4

- große Struma,
- selten auch durch eine Concretio pericardii (partielle oder totale Verwachsung der Herzbeutelblätter infolge einer Perikarditis).

Das Ödem und die Venenstauung mit Zyanose erstrecken sich oft nicht nur auf den Hals, auch Gesicht und Arme können mitbetroffen sein.

Ein weiterer möglicher Befund im Halsbereich sind Öffnungen medialer und lateraler **Halsfisteln.** Sie sind in der Mitte zwischen Zungenbein und Schildknorpel und über dem M. sternocleidomastoideus nahe dem Sternoklavikulargelenk lokalisiert. Aus ihnen entleert sich klares, speichelartiges Sekret. **Halszysten** können als prall-elastische, runde Gebilde am Hals palpiert werden. Entzündungen, eventuell mit **Fistelbildung** nach außen, sind dabei nicht selten.

4.2   Palpation

4.2.1   Halslymphknoten

Große praktische Bedeutung hat die Beurteilung von Lymphknotenschwellungen am Hals. Die palpatorisch am besten zu erfassenden Lymphknoten liegen:
- subokzipital,
- retro- und infraaurikulär,
- am Kieferwinkel,
- submandibulär,
- vor und hinter dem M. sternocleidomastoideus
- in der Supraklavikulargrube.

Selten lassen sich infraklavikulär Lymphknoten tasten.

Man achte bei der Palpation nicht allein auf die Größe (normalerweise sind die Lymphknoten bis zu erbsengroß), sondern auch auf die Konsistenz, ihre Verschieblichkeit gegen die Umgebung und gegen die Haut und darauf, ob mehrere Lymphknoten miteinander „verbacken" sind. Lymphknotenschwellungen können durch lokale oder systemische Entzündungen oder Tumoren bedingt sein.

Bei vielen akuten **Infektionskrankheiten** finden sich in der Kieferwinkelgegend palpable Lymphknoten, desgleichen bei chronischer Tonsillitis. Multilokuläre Lymphknotenschwellungen, nicht nur am Hals, sind charakteristisch für das Pfeiffer-Drüsenfieber (infektiöse Mononukleose) und für andere Virusinfektionen sowie die Toxoplasmose. Erbsen- bis bohnengroße Lymphknoten auf der Hinterhauptschuppe und am Nacken findet man besonders bei Röteln.

> **!** Multilokuläre Lymphknotenschwellungen sind für das Pfeiffer-Drüsenfieber charakteristisch.

Stark vergrößerte Lymphknoten und Lymphknotenpakete finden sich vor allem bei Leukämien, Morbus Hodgkin und Sarkoidose. Tuberkulöse Lymphome, die eine Tendenz zum Einschmelzen haben, werden dagegen nie so groß und sind oft mit der Unterlage verbacken. Das Letztere gilt auch für lymphosarkomatöse Lymphknotenschwellungen und für die Metastasen der Malignome des Kopfes und des Halses.

In der Supraklavikulargrube lassen sich gelegentlich Lymphknotenmetastasen maligner Tumoren des Bronchialsystems, des Ösophagus und des Magens tasten (**Virchow-Drüse**).

4

Die Infektion mit Aktinomyzeten führt zum Krankheitsbild der Aktinomykose mit bretthartern, meist flächigen, entzündlichen Schwellungen, die vom Unterkiefer auf die Halsregion übergreifen. Auf ihrer Oberfläche können sich mehrere Fistelöffnungen zeigen, aus denen dünnflüssiger Eiter austritt.

4.2.2 Schilddrüse

Die Untersuchung der Schilddrüse beginnt mit der **Inspektion** von vorne bei leicht angehobenem Kinn. Zu beachten sind
- Symmetrie
- Schluckverschieblichkeit
- Knotenbildungen
- gestaute Venen über dem Organ.

Auch sollte der **Halsumfang** mit dem Bandmaß gemessen werden, auch als Verlaufskontrolle während der Behandlung einer Schilddrüsenerkrankung. Die **Palpation** erfolgt am besten bimanuell von dorsal bei normaler Kopfhaltung.

> ❗ Die normale Schilddrüse ist nur bei sehr dünnem Hals unter dem Schildknorpel zu sehen oder zu tasten.

Einen Hinweis auf die seltene angeborene **Schilddrüsenaplasie** bietet die geistige und körperliche Unterentwicklung, die trockene Haut und heisere Sprache solcher Individuen.

Eine **Vergrößerung der Schilddrüse (Struma)** kommt häufig vor (**Abb. 4.1 a**). Meist ist die Vergrößerung nicht symmetrisch ausgebildet. Die vergrößerte Schilddrüse ist wie der Schildknorpel mit dem Schluckakt verschieblich. Bei sehr großen und tief in die Thoraxapertur reichenden Strumen sowie bei Verwachsungen mit der Umgebung, vor allem bei Kehlkopfkarzinomen, die durch die Kapsel hindurch gewachsen und in das Nachbargewebe eingedrungen sind, kann die Verschieblichkeit aufgehoben sein.

Wichtig ist die Feststellung, ob eine übermäßige **Vaskularisation** besteht. Sichtbare **Pulsationen**, selten ein fühlbares **Schwirren**, vor allem aber ein hörbares kontinuierliches Geräusch sind Anzeichen hierfür. Die stark vaskularisierten

4

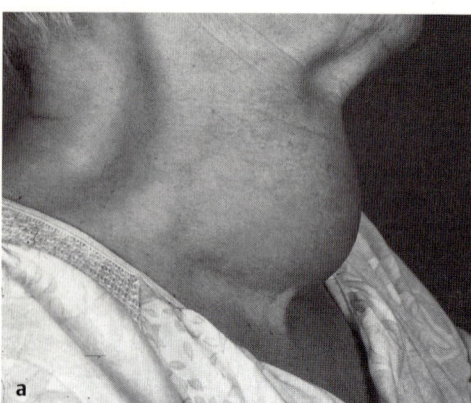

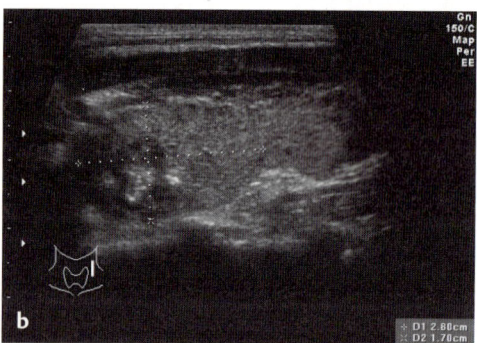

Abb. 4.1 Schilddrüsenvergrößerung. **a** Struma. **b** Sonografie eines Schilddrüsenknotens, der sich histologisch als gering differenziertes Schilddrüsenkarzinom darstellt.

Strumen sind meistens auch hyperaktiv im Sinne einer **Hyperthyreose**. Jedoch bieten nicht alle aktiven Strumen wahrnehmbare Zeichen der verstärkten Vaskularisation. Die übrigen Symptome wie Tachykardie, gesteigerte Erregbarkeit, feinschlägiger Händetremor, starkes Schwitzen und die schon geschilderten Augensymptome (s. S. 33 f) werden in der Mehrzahl der Fälle die Diagnosestellung ermöglichen.

Die **zystischen Strumen** sind an ihrer meist grobhöckerigen Oberfläche („**Knotenkropf**") zu erkennen. Plötzliche Größenzunahme mit deutlicher Zunahme des Halsumfanges entsteht durch Einblutungen in größere Zysten. Zu achten ist auf den inspiratorischen **Stridor** bei einer Einengung der Luftröhre durch eine Struma, vor allem bei retrosternaler Lage.

Eine auffällige **Verhärtung der vergrößerten Schilddrüse** muss den Verdacht auf eine Entzündung (**Strumitis** oder **Thyreoiditis**) oder eine **Struma maligna**, d.h. einen bösartigen Tumor lenken (**Abb. 4.1 b**). Dabei sprechen lokalisierter Spontan- und Druckschmerz für eine Entzündung, stärkere Unregelmäßigkeiten der Form dagegen für Malignität. Nicht selten wird schon frühzeitig vom infiltrierend wachsenden Tumor die Schilddrüsenkapsel durchbrochen, und es entstehen Verwachsungen mit der Umgebung, die die Abgrenzung der Schilddrüse gegenüber der Umgebung erschweren und die Verschieblichkeit aufheben.

Schwierig abzugrenzen und zu differenzieren von Schilddrüsenknoten, Lymphomen oder Tumoren der Nachbarschaft sind gut- oder bösartige **Vergrößerungen der Nebenschilddrüsen**, die wie die Schilddrüse schluckverschieblich sind.

4.2.3 Speicheldrüsen

Eine isolierte Vergrößerung der Ohrspeicheldrüse verursacht ein Abstehen der Ohrläppchen, so vor allem bei der akuten Entzündung (Parotitis). Bei der epidemischen Form dieser Erkrankung (Parotitis epidemica, Mumps, „Ziegenpeter") schwellen die beiden Parotisdrüsen nicht gleichzeitig an, sondern in der Regel nacheinander mit unterschiedlich ausgeprägter zeitlicher Überlappung. Eine akute Entzündung der Parotis verursacht starke Schmerzen.

Eine **einseitige Parotitis,** die im Gegensatz zur Parotitis epidemica eitrig einschmelzen kann, ist als Zeichen herabgesetzter Widerstandsfähigkeit ein ernstes Zeichen bei operierten und kachektischen Kranken.

Doppelseitige, nicht entzündliche Schwellungen der Ohrspeicheldrüsen werden gelegentlich bei der **Leberzirrhose** beobachtet. Sie können aber auch durch **Parotis-Mischgeschwülste** verursacht werden. Diese fühlen sich derb an, wachsen langsam über Monate und Jahre und können sehr groß werden.

Steine in den Ausführungsgängen der Speicheldrüsen (**Sialolithiasis**) führen zu zeitweiligem Anschwellen der betroffenen Drüsen bei den Mahlzeiten.

4.2.4 Kehlkopf

Die HNO-fachärztliche Untersuchung des Kehlkopfes soll hier ebenso wenig besprochen werden wie die Spiegelungsuntersuchungen von Nase, Ohren und hinterem Rachenraum. Hier geht es um die unmittelbare Wahrnehmung von Befunden, die sich dem Allgemeinarzt wie dem Internisten bieten.

Entzündliche oder tumoröse Prozesse machen sich am Kehlkopf meist zuerst durch **Heiserkeit** bis zur Stimmlosigkeit (Aphonie), Fremdkörpergefühl und Räusperzwang bemerkbar.

Beim Myxödem im Rahmen einer Hypothyreose ist die Sprache auffallend rau und tief, das Sprechen oft verlangsamt.

Recurrens-Läsionen führen typischerweise zu Heiserkeit. Der lange Weg des N. laryngeus recurrens nach seiner Abzweigung vom N. vagus und seine Umschlingung der A. subclavia rechts bzw. des Aortenbogens links und sein wieder aszendierender Verlauf zum Kehlkopf macht ihn für allerlei Schädigungen anfällig.

- Der **linke N. laryngeus recurrens** wird von Mediastinaltumoren, Aortenaneurysmen oder einer starken Vergrößerung des linken Herzvorhofs beeinträchtigt.
- Der **rechte N. laryngeus recurrens** wird dagegen leicht von Prozessen im oberen Mediastinum, durch große Strumen, Ösophaguskarzinome geschädigt.
- Außerdem können primär neurologische Prozesse zu einer Lähmung des N. laryngeus recurrens führen.

> **!** Bei anhaltender Heiserkeit nach Operationen ist immer auch an eine Schädigung der N. laryngeus recurrens zu denken.

4.2.5 Blutgefäße am Hals und Venendruck

Die am Hals verlaufenden Arterien und Venen sind für die Beurteilung der Kreislaufverhältnisse besonders aufschlussreich. Die Aa. carotides (Karotiden) sind die dem Herzen nächsten großen Arterien, die einer unmittelbaren Untersuchung zugänglich sind. Auf die bei kardialen Erkrankungen zu erhebenden palpatorischen und auskultatorischen Befunde an den Halsschlagadern wird bei der Darstellung der Herzklappenfehler (S. 131 ff) eingegangen. Die Befunde bei Gefäßkrankheiten werden im Kap. 9.3.2 dargestellt (S. 182 ff). Hier sollen nur die Befunde an den Halsvenen besprochen werden, da sie der Inspektion des Halses so gut zugänglich sind.

Während der Arterienpuls vorwiegend durch Druckänderungen hervorgerufen wird, entsteht der **Venenpuls** vor allem durch Änderungen des Füllungszustandes (**Volumenpuls**). Der Füllungszustand und die Volumenpulsationen der Venen werden dabei keineswegs nur von der Herztätigkeit, sondern auch von der Körperhaltung (Schwerkraft) und dem wechselnden intrathorakalen Druck bei der Atmung beeinflusst. Da die Venen unmittelbar neben den Karotiden verlaufen, teilen sich die arteriellen Pulsationen auch den Venen mit. So kann z.B. bei starker Karotispulsation, wie sie vor allem bei der Aorteninsuffizienz vorkommt, das typische Bild des Venenpulses völlig überlagert sein.

■ Venendruck

Zuerst gibt die Betrachtung der Venae jugulares externae Aufschluss über die **Höhe des Venendruckes**. Am flach liegenden, herzgesunden Patienten sind die oberflächlichen Venen des Halses mehr oder weniger prall gefüllt. Richtet man den ruhig atmenden Patienten auf, so bildet sich ein „Spiegel" an den Halsvenen, der mit zunehmendem Neigungswinkel des Oberkörpers absinkt und bei aufrecht sitzenden Patienten verschwindet, d.h. die Venen kollabieren (**Abb. 4.2**).

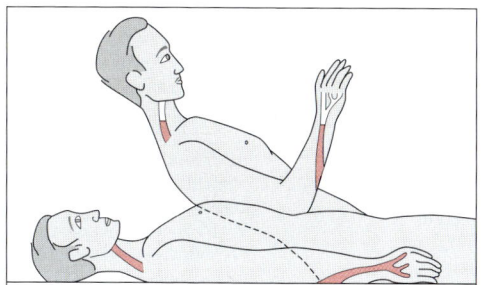

Abb. 4.2 Spiegel bei normalem Venendruck in verschiedener Körperhaltung.

Trotz erhöhten Venendruckes können die Vv. jugulares externae „kollabiert" sein, sei es wegen schlussfähiger Klappen, schlechter Transmission des Volumenpulses vom rechten Vorhof über die V. cava superior, primär anlagebedingter Enge oder infolge eines hohen Venentonus (besonders bei hämorrhagischem Schock!). Entsprechend verhalten sich oft die Venen am Handrücken und am Unterarm.

Zu beachten ist, dass die V. jugularis interna keine Venenklappen hat. Infolgedessen wird der Druck bzw. der Volumenpuls vom rechten Herzen bei Trikuspidalinsuffizienz oder bei erhöhtem rechts-atrialen Druck besser in die V. jugularis interna fortgeleitet als in die Klappen tragende V. jugularis externa; die „schätzende Manometrie" über die V. jugularis interna ist also zuverlässiger.

Auch am Handrücken wird beim Anheben des Armes über das Niveau des rechten Vorhofes hinaus ein Kollabieren der Venen beobachtet. Wir können diese Venen gleichsam als Steigrohre eines Manometers zur **Messung des Venendruckes** benutzen. Als Nullpunkt muss die mittlere Höhe des rechten Vorhofes oder (bei Oberkörperschräglage von 45°) der Angulus Ludovici sterni angenommen werden. Sowohl bei der indirekten Schätzung – mehr kann diese Beobachtung nicht bieten – als auch bei der direkten Messung des Venendrucks muss dies bedacht werden.

> **!** Ein erhöhter Venendruck bei einer Insuffizienz des rechten Herzens oder einer oberen Einflussstauung lässt sich mit der geschilderten unblutigen Venendruckbeurteilung oft mit genügender Sicherheit erkennen.

▬ Venenpuls

Über die Beachtung des **Füllungszustandes der Venen** hinaus müssen ihre **Pulsationen** in Beziehung zur Herzaktion beobachtet werden. Den Verlauf des normalen Venenpulses zeigt die **Abb. 4.3**.

4

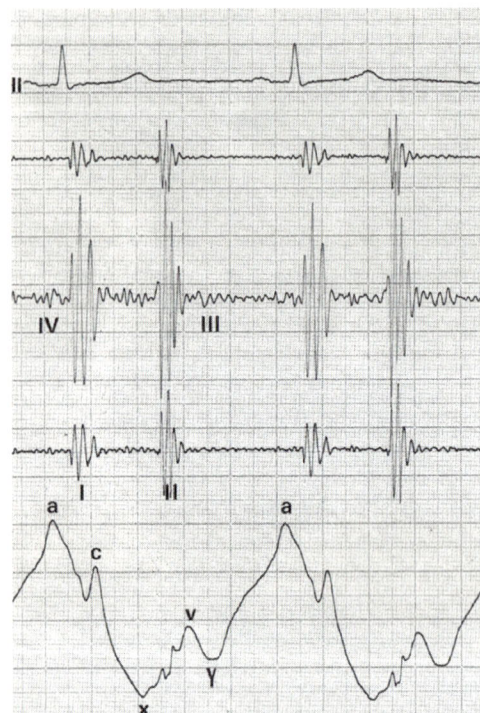

Abb. 4.3 Normale Venenpulskurve (unten) simultan
mit Herzschall (über dem Erb-
Punkt) und EKG (Ableitung II,
oben). Internationale Be-
zeichnung mit a = Vorhofkontraktion, c = Trikuspidalklap-
penschluss, x = systolischem
Kollaps durch Verlagerung der
Ventilebene, v = maximaler
Vorhoffüllung und y = rascher
Vorhofentleerung. I, II, III und
IV = Herzton.

Die normale **Venenpulskurve** weist nach einer flachen kurzen Aufwärtsbewe-
gung (sog. a-Welle, evtl. a- + c-Welle) einen Kollaps während der Ventrikelsystole (sog. X-Tal[2]) auf, bevor mit der passiven Vorhoffüllung am Ende der Ventrikelsystole eine zweite Auswärtsbewegung (sog. V-Welle) zu beobachten ist,
bis sich nach der diastolischen Trikuspidalklappenöffnung der Vorhof und damit
auch die Halsvenen entleeren (Y-Tal). Im Inspirium sind trotz geringerer Venenfüllung die Pulsationen oft besser zu erkennen.

Besondere Beachtung verdient der sog. **positive Venenpuls** bei der **Insuffizienz der Trikuspidalklappe**, wenn während der Systole Blut aus dem rechten

---

[2] X-Tal: Bei einer Verlängerung der atrioventrikulären Erregungsleitung wird deutlich,
  dass der Vorhofsystole (der a-Welle) ein erster Kurvenabfall mit der Vorhofdiastole
  (X-Tal) und ein kurzer geringerer 2. Kurvenanstieg zum Zeitpunkt des Trikuspidalklap-
  penschlusses folgt, bevor der stärkere systolische Kollaps (eigentlich x'-Abfall, nach
  Mackenzie allgemein als X-Tal bezeichnet) beobachtet wird.

Ventrikel in den rechten Vorhof, in die V. cava und in die Jugularvenen strömt (vgl. S. 150 ff). Dann verschwindet das systolische X-Tal der Venenpulskurve zugunsten einer oft akzentuierten systolischen „positiven Welle" (**Abb. 4.4**). Kommt es bei einer Trikuspidalinsuffizienz zu Vorhofflimmern, so ist der systolische Venenkollaps durch verschiedene Faktoren zugunsten einer verstärkten Venenpulsation aufgehoben: Den Hauptanteil hat der systolische ventrikulo-atriale Reflux; infolge einer verzögerten rechtsventrikulären Kontraktion ist die Verlagerung der trikuspidalen Ventilebene und damit die Entleerung der V. cava und ihres Zuflusses in den Vorhof besonders in der frühen Ventrikelsystole weni-

4

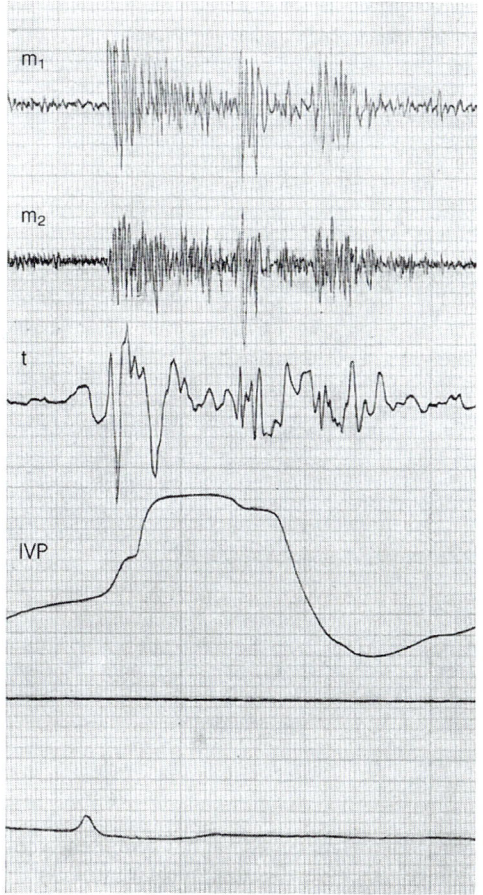

Abb. 4.4 Positiver Venenpuls bei Trikuspidalinsuffizienz und kombiniertem Mitralvitium
Kurven:
Herzschall m2
Herzschall m1
Herzschall t
Venensphygmogramm IVP
EKG Abltg. II

ger rasch; schließlich ist durch das Vorhofflimmern oft die Volumendehnbarkeit des rechten Vorhofs vermindert. Diese Faktoren erklären, warum bei Vorhofflimmern eine **Trikuspidalinsuffizienz** meist mit einer deutlicheren systolischen Refluxwelle der V. jugularis interna einhergeht als bei Sinusrhythmus.

Beim **totalen AV-Block** kontrahieren Vorhöfe und Ventrikel unabhängig von einander. Bei gelegentlich gleichzeitiger Vorhof- und Ventrikelkontraktion kommt es zur sog. **Vorhofpfropfung**, d.h. der Vorhof kann sich gegen die geschlossene AV-Klappe nicht entleeren. Es entsteht deshalb eine **retrograde Volumenpulsation** in die herznahen Venen. Die betonten ac-Wellen treten gleichzeitig mit einem verstärkten 1. Ton, dem sog. **Kanonenschlag**, auf (s. S. 103). Auch Stenosierungen der Trikuspidalklappe (**Trikuspidalstenose** oder **Tumoren** des rechten Vorhofes) führen zur Betonung der A-Welle des Venenpulses.

Wird durch einen **Perikarderguss** oder mehr noch durch eine **Pericarditis constrictiva** die diastolische Füllung des Ventrikels behindert, so kann das durch verstärkte Inspiration aus der venösen Peripherie zum Thorax „angesaugte" Blut nicht rasch genug weiterbefördert werden, sondern staut sich im Vorhof und sichtbar in den Jugularvenen. Es kommt zu einer ungewöhnlichen inspiratorischen Abschwächung des systolischen Venenkollapses oder sogar zu verstärkter Venenfüllung (**Kußmaul-Zeichen**).

Eine manifeste **Rechtsherzdekompensation** geht mit einer vermehrten Halsvenenfüllung einher. In der latenten Insuffizienz kann durch langsamen Palpationsdruck auf die Leber das venöse Blutangebot an das rechte Herz kurzzeitig so vermehrt werden, dass es vom rechten Herzen nicht bewältigt werden kann; dadurch kommt es zum sichtbaren **hepatojugulären Rückfluss**.

5 Untersuchung der Mammae

5.1 Untersuchung der weiblichen Brust

Die Untersuchung der Mammae umfasst die **Inspektion** und **Palpation** sowie die palpatorische **Untersuchung der Achselhöhlen**. Die am Oberkörper entkleidete Patientin sollte im Sitzen, im Stehen mit herabhängenden Armen und mit angehobenen Armen, mit nach vorne geneigtem Oberkörper und im Liegen untersucht werden (**Abb. 5.1**). Zur Beschreibung der Lokalisation von Befunden wird die Quadranteneinteilung verwendet (**Abb. 5.2**).

5.1.1 Inspektion

Bei der Betrachtung der Brüste in den verschiedenen Körperhaltungen und -lagen ist auf mögliche Asymmetrien, auf Hautverfärbungen, Knotenbildungen, Hauteinziehungen sowie Sekretabsonderung aus den Mamillen zu achten. Form, Größe und Konsistenz sind alters- und konstitutionsvariabel mit leichtem zyklusabhängigem Wechsel. Auch sind schwangerschaftsbedingte und postpartale Änderungen zu beachten. Asymmetrien durch nicht pathologisch zu wertende einseitige **Hypoplasien** sind nicht selten. Auch kann das Drüsengewebe völlig fehlen (**Aplasie**). Eine einseitige Vergrößerung der Mamma mit knotigem Drüsenkörper, gelegentlich verbunden mit eingezogener, blutig-serös sezernierender Mamille, weist auf ein **Karzinom** hin. Im Spätstadium erscheint die Brust dabei ödematös mit mehr oder weniger stark ausgeprägter Apfelsinenhaut infolge einer Einziehung der Hautfollikel als Hinweis auf eine Lymphabflussstörung

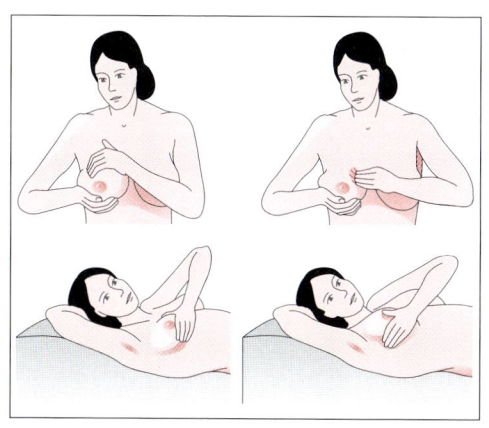

Abb. 5.1 Körperhaltung zur Untersuchung der Brustdrüse. Hier ist die Selbstuntersuchung dargestellt. Die Untersuchung wird durch den Arzt analog durchgeführt.

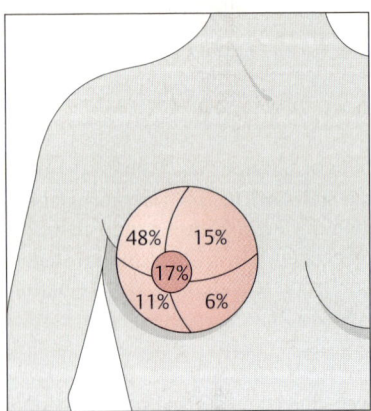

Abb. 5.2 Quadranteneinteilung der Brust. Dargestellt ist die prozentuale Verteilung des Mammakarzinoms in den verschiedenen Quadranten.

(Lymphödem). Bei seitlicher Hautkompression ist dieses Phänomen besonders deutlich sichtbar. Bei einem Karzinom können schon frühzeitig Verwachsungen der Mamma mit dem M. pectoralis major bestehen. Um dies zu prüfen, muss der Muskel angespannt werden. Man hebt dazu den Arm der Patientin steil nach oben außen und versucht, den Tumor senkrecht zum Verlauf der Muskelfasern des M. pectoralis major zu verschieben. Die Verschiebung in Längsrichtung bleibt meist länger unbeeinträchtigt als die in der Querrichtung.

Rötung, Schwellung, Überwärmung, Spontan- oder Palpationsschmerz der Brust sind Zeichen einer Brustentzündung (Mastitis).

5.1.2 Palpation

Die Inspektion ist mit der Palpation eng verbunden. Palpatorische Befunde müssen bezüglich der Lage, Konsistenz, Größe und Abgrenzbarkeit von Resistenzen gegenüber der Umgebung (Haut und Unterlage) sowie Verschieblichkeit beschrieben werden. Frauen sollten auch zur Selbstpalpation angeleitet werden, um ggf. frühzeitig Änderungen zu entdecken, die dann der fachärztlichen Untersuchung bedürfen. Besondere Aufmerksamkeit gilt der Mamille und der Areola. Einseitige Sekretion ist durch behutsame Kompression der Mamille zwischen Daumen und Zeigefinger zu prüfen. Sekundäre, erst kürzlich beobachtete Einziehungen der Mamille wie auch Eindellungen der Brust sind verdächtig auf ein Mammakarzinom.

Die palpatorische Differenzierung des normalen Drüsenkörpers vom Fettgewebe ist meist nach sorgfältiger Übung möglich. Eine polyzystische Involution von malignen Tumoren sicher zu unterscheiden, ist jedoch palpatorisch so gut wie unmöglich. Auf das mögliche Fehlen des Drüsenkörpers (Hypo- oder Aplasie) ist zu achten.

Folgende Untersuchungsbefunde können Hinweis auf ein Mammakarzinom sein:

- neu aufgetretener Größenunterschied der Mammae
- tastbare Knotenbildung, solitär oder multipel, derb bis knorpelhart, meist nicht druckschmerzhaft
- kürzlich beobachtete Einstülpung (Retraktion) der Mamille
- blutig-seröse Sekretion einer Mamille, gelegentlich mit perimamillärem Ekzem
- einseitige Hauteinziehung („Dellenbildung")
- Unverschieblichkeit der Haut gegenüber Unterhautgewebe oder Muskelfaszie
- „Apfelsinenhaut" oder verstärkte Venenzeichnung über der Brust
- tastbare regionale Lymphknotenvergrößerung.

5.1.3 Untersuchung der Achselhöhlen

An die Untersuchung der Mammae schließt sich die der **axillären Lymphknoten** an (vorher Achselhöhlen trockenwischen). Bei locker herabhängendem oder liegendem Arm werden die Axillen, vom Oberarm herkommend zur Thoraxwand hin ausgetastet. Auch sind die Regionen entlang des M. pectoralis und M. latissimus dorsi nach Lymphknoten abzusuchen, deren Größe, Konsistenz, Verschieblichkeit und Schmerzhaftigkeit geprüft werden müssen. Finden sich Lymphknotenvergrößerungen, so ist vor allem nach Entzündungen im Einflussgebiet von Händen und Unterarmen zu fahnden.

Zum regionalen Abflussbereich der Mammae gehören auch die Lymphknoten der **Infraklavikulargruben**, die bei Verdacht auf entzündliche oder tumoröse Prozesse gründlich zu untersuchen sind!

5.2 Untersuchung der männlichen Brust

Auch bei Männern ist die Beurteilung der Brustdrüse wichtig. Eine doppelseitige Vergrößerung (**Gynäkomastie**) entsteht bei hormonalen Dysregulationen, Störungen des Metabolismus von Sexualhormonen bei Leberzirrhose oder auch durch Medikamenteneinwirkung (Spironolacton, selten bei Digitalis, gegengeschlechtliche Hormone bei der Therapie des Prostatakarzinoms). Eine einseitige Schwellung spricht für **Entzündung** oder **Tumor**.

Gelegentlich finden sich bei Frauen oder Männern **akzessorische Mamillen** (**Polythelie**), die keinerlei pathologische Bedeutung haben. Sie liegen in der Milchleiste, die entsprechend der Zitzenlinie bei den Säugetieren verläuft.

6 Untersuchung des lymphatischen Systems

6.1 Allgemeines

Der Untersuchung der Mammae und ihrer regionalen Lymphknoten folgend (s. S. 53 ff) gilt die weitere Inspektion und Palpation dem übrigen lymphatischen System. Es ist im Gegensatz zum Blutkreislauf ein **offenes Gefäßsystem**, beginnend mit netzartigen Lymphkapillaren im peripheren Mesenchym und über einfach aufgebaute Lymphgefäße zusammenlaufend zu tiefer gelegenen Sammelgefäßen, die das „Gewebswasser" den **Lymphknoten** und postnodal den **Lymphstämmen** zuführen, die schließlich über den **Ductus thoracicus** in das venöse Blutgefäßsystem münden. Bei der unmittelbaren Krankenuntersuchung sind vor allem zwei Aspekte im Hinblick auf die Beurteilung des Lymhgefäßsystems relevant: die Tastbarkeit und Vergrößerung der Lymphknoten und ein möglicherweise vorhandenes (Lymph-)Ödem.

Folgende **Lymphknotenstationen** sind zu untersuchen:
Nacken- und Halsregion (s. S. 44):
- okzipital, hintere Hals-Lymphknoten entlang des Randes des M. trapezius sowie retro- und präaurikulär
- tonsillar am Kieferwinkel, submandibulär und submental
- zervikal superfizial auf und entlang dem M. sternocleidomastoideus
- supraklavikulär

Von den Armen und den Mammae her:
- kubital (Nodus epitrochlearis)
- axillär und angrenzende laterale Thoraxwand
- infraklavikulär

Leistenregion:
- inguinal entlang dem Leistenband und dem Tractus horizontalis für den Lymphabfluss von den äußeren Genitalien (Penis, Skrotum bzw. Vulva und unteres Drittel der Scheide)
- über die Perineal-(Damm-)region und den Analkanal und über den Tractus verticalis nahe der Einmündung der V. saphena magna in die V. femoralis für den Lymphabfluss vom Bein her.

Lymphknotenvergrößerung: Es wird zwischen lokalisierten und generalisierten Lymphknotenvergrößerungen unterschieden. Vor allem einseitige reaktive Lymphknotenschwellungen sind häufig durch regionäre Entzündungen bedingt, die schon bei sehr kleinen infizierten Verletzungen der Extremitäten auftreten können.

Mehr als die Hälfte von Lymphknotenvergrößerungen betreffen Kopf und Hals und sind infektiöser Natur, 10–20 % sind in der Leistenregion lokalisiert.

Relativ selten dominieren die axillären Lymphknoten (**Abb. 6.1**). Isoliert vergrößerte supraklavikuläre Lymphknoten sind ebenfalls selten und dann häufig Ausdruck eines malignen Tumors.

Der/die Lymphknoten werden beurteilt im Hinblick auf

- Lokalisation
- Größe
- Zahl
- Konsistenz
- Bewegbarkeit
- Schmerzhaftigkeit bei Palpation.

Bei jedem Verdacht auf eine entzündliche oder tumoröse lymphatisch-systemische Erkrankung muss außerdem die Milz als Teil des lymphatischen Systems mit untersucht werden (s. S. 218 ff).

Lymphödem: Beim Lymphödem muss zwischen der primären und der sekundären Form unterschieden werden. Bei der primären Form kommt es aufgrund von Entwicklungsstörungen der Lymphgefäße oder -knoten eventuell bereits konnatal zu zunächst weichen, eindrückbaren, später aber indurierten Schwellungen im betroffenen Areal. Sekundäre Lymphödeme entstehen

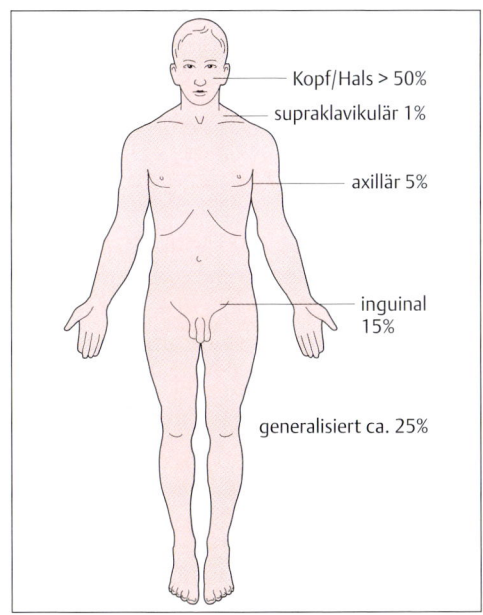

Abb. 6.1 Verteilung von Lymphknotenvergrößerungen.

Kopf/Hals > 50%
supraklavikulär 1%
axillär 5%
inguinal 15%
generalisiert ca. 25%

meistens nach Operationen, können aber auch als Folge regionaler oder nodaler Entzündungen (bakteriell, parasitär, viral) oder durch tumorösen Befall von Lymphknoten entstehen.

Das **primäre Lymphödem** breitet sich üblicherweise von Zehen und Fußrücken über die Knöchelregion zum Unter- und schließlich Oberschenkel aus, es steigt also auf. Bei einem Lymphödem lässt sich die Haut am Fußrücken nicht als Falte abheben (Stemmer-Zeichen). Im weiteren Verlauf breitet sich das Lymphödem auf die Beine aus. Es kann dazu kommen, dass das gesamte Bein deformiert wird (Elephantiasis). Die betroffene Haut neigt außerdem zu Infektionen.

Das **sekundäre Lymphödem** breitet sich meist von der Achsel oder der Leiste nach unten aus; es deszendiert. Vorfuß und Zehen sind nicht betroffen.

6

7 Untersuchung des Thorax und der Lunge

7.1 Inspektion

Die Inspektion des Brustkorbs kann bereits wichtige Informationen über Gesundheit und Krankheit geben. Konstitutionelle Unterschiede des Körperbaus zeigen sich schon in der Form des Thorax. Wenn auch heutzutage den von dem Psychologen Ernst Kretschmer[18] behaupteten Beziehungen zwischen „Körperbau und Charakter" nicht mehr zu folgen ist, sind doch die von ihm beschriebenen Konstitutionstypen deskriptiv nachzuvollziehen (**Abb. 7.1 a–c**):

- der athletische Typ: Thorax mit großem anterior-posteriorem Tiefendurchmesser, oft einhergehend mit breiten, muskulären Schultern, einem kräftigen Hals und eher „kantigem" Schädel
- der leptosome oder asthenische Typ: schlanker, magerer Typ, zeigt schmale, oft schmächtige Schultern und einen flachen Brustkorb
- der pyknische Typ: fassförmiger Thorax, meist gedrungene Statur mit kurzem Hals, schmalen Schultern und rundlichem Kopf
- der dysplastische Typ

Die von Kretschmer vermutete Beziehung der vier Konstitutionstypen zu bestimmten psychischen Krankheiten lässt sich aufgrund der Beobachtungen nicht sichern, wohl aber eine lockere Korrelation zu Temperamenten. Hingegen zeigt sich für die leptosome und die pyknische Konstitution eine gewisse Häufung „typischer" somatischer Krankheiten: Ulkusleiden und Hypotonie bzw. die bauch-betonte Adipositas, arterielle Hypertonie und Koronarkrankheit, Schlaganfall und Gicht.

Zu berücksichtigen ist hier jedoch, dass mit der konstitutionellen Neigung zur Adipositas ein kardiovaskulärer Risikofaktor gegeben ist, durch den die anderen gehäuft auftretenden Krankheiten begünstigt werden. Für den athletischen und den dysplastischen Typ lassen sich solche Assoziationen nicht beobachten. Sel-

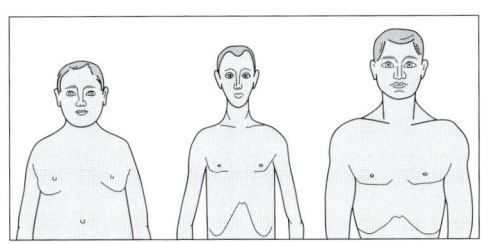

Abb. 7.1 Konstitutionstypen nach Kretschmer. **a** Pykniker. **b** Leptosomer. **c** Athlet.

[18] Ernst Kretschmer (1888–1964): Psychiater in Marburg und Tübingen. Körperbau und Charakter 1921, Konstitution und Psychose 1926

ten sind die beschriebenen Konstitutionstypen „rein", sie zeigen Übergangs- oder Mischtypen aller Art. Die typologische, schematische Einordnung darf nicht zu einer vorurteilsvollen Blindheit gegenüber dem individuellen Patienten verführen.

7.1.1 Thoraxformen und -veränderungen

Als von der durchschnittlichen „Norm" abweichende Formen des Thorax werden verschiedene Varianten beschrieben. Ihre klinische Bedeutung ist unterschiedlich.

Flachthorax: Kleiner anterior-posteriorer „Tiefendurchmesser", gestreckte Brustwirbelsäule (straight back syndrome) oder BWS-Lordose. Ursache: angeboren, konstitutionell.

Fassthorax: Großer Tiefendurchmesser, meist verminderte Atemexkursionen, tief stehende Lungengrenzen, „geblähte" Supraklavikulargruben, sonorer Klopfschall. Ursache: erworben bei COPD, Asthma bronchiale, Lungenemphysem.

Trichterbrust: Einziehung des unteren Sternums mit sehr kleinem Tiefendurchmesser (**Abb. 7.2 a**). Ursache: angeboren, erworben durch Osteomalazie oder Rachitis. Die Thoraxverformung führt zu EKG-Veränderungen und röntgenologisch zu einer Verbreiterung der Herzfigur, die nicht als Zeichen einer Herzerkrankung angesehen werden dürfen.

Schusterbrust und Hühnerbrust: Heute eher selten zu sehen sind Schusterbrust und Hühnerbrust. Als Schusterbrust bezeichnet man eine der Trichterbrust ähnliche Brustbeineindellung (Pectus excavatum), die als Folge der Rachitis bzw. des ständigen Andrückens des Schuhleistens gegen das untere Brustbein bei der Schusterarbeit entsteht. Ein auffälliges, kielartiges Vorspringen der Sternummitte mit Abflachung oder muldenförmiger Einsenkung der Thoraxseiten wird dagegen Hühnerbrust (Pectus carinatum) genannt.

Eine weitere rachitisch bedingte Thoraxdeformierung entsteht durch Verdickung der Knorpel-Knochen-Grenze (Osteophytenbildung) der Rippen zu beiden Seiten des Sternums (**rachitischer Rosenkranz**). Bei schwerer Rachitis kann es ferner zu einer Einziehung des Ansatzes des Zwerchfells an der Thoraxwand kommen. Der Thorax bekommt so eine Glockenform, wie sie auch bei der Osteomalazie gesehen wird.

Am Thorax können gelegentlich auch **Veränderungen vonseiten des Herzens** gesehen werden.

Voussure (Herzbuckel): Diese Vorwölbung der Thoraxwand über dem Herzen ist bei angeborenen kardialen Missbildungen mit starker Vergrößerung des rechten Ventrikels zu sehen (z. B. Fallot-Tetralogie, s. S. 159 ff).

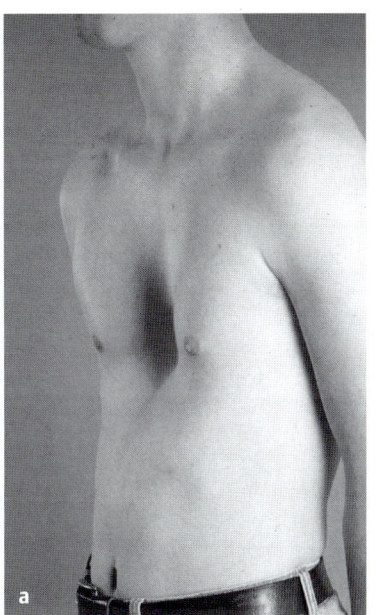

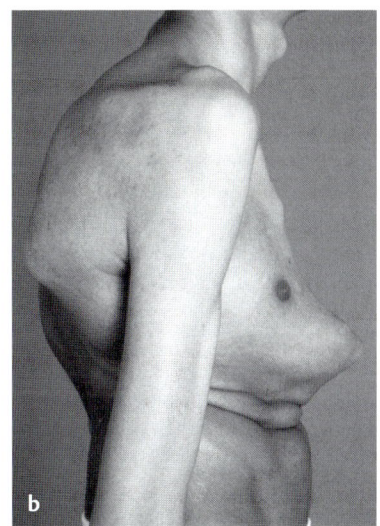

Abb. 7.2 Thoraxdeformitäten. **a** Trichterbrust. **b** ausgeprägte Kielbrust bei Marfan-Syndrom.

7

Herzspitzenstoß: Bei mageren Menschen lässt sich oft die Herzpulsation, der sog. Herzspitzenstoß, im 5. linken Interkostalraum etwa in der Medioklavikularlinie sehen. Auf die palpatorische Untersuchung des Herzens werden wir später eingehen (s. S. 97 ff).

Nach Rippenfrakturen, Pneumothoraxfüllungen, auch nach Mediastinal- und Trachealverletzungen und selten auch nach Spontanpneumothorax (evtl. auch bei Tauchern) findet man zuweilen, sofern die Lunge dabei verletzt ist, ein Hautemphysem der Thoraxwand. Es ist am knisternden schaumgummiartigen Tastgefühl leicht zu erkennen (Schneeballknirschen) und kann sich über die Brust, den Hals, das Gesicht und auch an anderen Stellen sehr weit und schnell ausdehnen. An Stellen mit lockerem Unterhautgewebe ist es am stärksten ausgebildet. Ein Hautemphysem kann auch durch eine Infektion mit gasbildenden Bakterien (z. B. Clostridium perfringens) entstehen.

Auch **Wirbelsäulenerkrankungen** führen zu sichtbaren Thoraxdeformierungen:

Veränderungen der normalen Thoraxform können durch eine verstärkt dorsal-konvexe (Kyphose) und seitliche Verkrümmung (Skoliose) der Wirbelsäule entstehen, in der Kombination als sog. **Kyphoskoliose**. Die Veränderungen können angeboren oder erworben sein, z. B. durch eine genetische Chondrodystrophie, als „Adoleszenten-Kyphose" (Morbus Scheuermann[19]), durch Traumata, entzündliche Prozesse oder altersbedingte Osteoporose und Bandscheibendegeneration (Altersbuckel).

Die damit verbundene Deformierung des Thorax beeinträchtigt seine Atembewegungen und damit die Lungenfunktion unter Umständen erheblich. Sowohl die einseitige Kompression der Lunge als auch die Überdehnung auf der anderen Seite führen zu einer Erhöhung des Widerstands im Lungenkreislauf mit konsekutiver Belastung des rechten Herzens. Deshalb sterben die Patienten häufig an der sich in höherem Alter fast regelmäßig einstellenden Rechtsherzinsuffizienz. Eine erhöhte Anfälligkeit gegenüber bronchopulmonalen Infektionen ist zu beachten.

> **!** Die Perkussion der Lunge ist bei abnormen Thoraxformen nur mit Vorbehalt zu beurteilen. Dies gilt sowohl für die vergleichende als auch für die abgrenzende Perkussion (s. S. 76 ff).

Eine **umschriebene Verkrümmung der Wirbelsäule mit scharfem Knick (Gibbus)** entsteht durch Zusammenbrechen einzelner Wirbel infolge einer Spondylitis (früher am häufigsten durch die Tuberkulose) oder eine Tumorinfiltration (vgl. S. 42). Klopf- und Druckschmerz der Dornfortsätze, Stauchungsschmerz, eingeschränkte Beweglichkeit sind die Zeichen einer Wirbelentzündung. Die Prüfung auf Klopfschmerz erfolgt, indem man die Dornfortsätze der ganzen Wirbelsäule mit dem Reflexhammer abklopft. Nur eine umschriebene Empfindlichkeit eines oder weniger Dornfortsätze ist verdächtig auf eine Spondylitis. Der Stauchungsschmerz wird ausgelöst durch plötzliche Stauchung der Wirbelsäule in ihrer Längsrichtung, z. B. durch einen behutsamen Faustschlag auf die dem sitzenden oder stehenden Patienten auf den Kopf gelegte Hand.

Die **Versteifung der Wirbelsäule** bei der Spondylitis ankylosans (Morbus Bechterew[20]) beginnt meistens in der Lendenregion. In aufrechter Haltung sieht man die Abflachung der physiologischen Lordose, beim Bücken des Patienten krümmt sich die Lendenwirbelsäule nicht. Der Patient kann den Fußboden nicht mehr mit den Fingerspitzen erreichen, wenn er sich mit gestreckten Knien nach vorn beugt. Eine am stehenden Patienten gemessene Distanz von 10 cm kranial des 1. Sakralwirbels sollte sich normalerweise beim Bücken auf mindestens 15 cm verlängern – bei Morbus Bechterew ist diese Distanz bei Rumpfbeuge verkürzt (Schober-Zeichen). In ähnlicher Weise kann die Beugefähigkeit der Brustwirbelsäule geprüft werden: ausgehend vom 7. Halswirbeldornfortsatz sollte sich eine bei aufrechter Haltung mit 30 cm gemessene Strecke über die

[19] Holger Werfel Scheuermann (1877–1960): Radiologe in Kopenhagen
[20] Wladimir M. von Bechterew (1857–1927): russischer Neurologe in Petersburg

Brustwirbelsäule bei einer Rumpfbeuge auf mindestens 34 cm verlängern (Ott-Zeichen).

Sind obere BWS und untere HWS versteift, so kann der Patient infolge der fast immer vorhandenen Kyphose mit dem Hinterhaupt die Wand nicht mehr erreichen, an der er mit dem Rücken lehnt. Durch die Kyphose und Ankylosierung der Kostovertebralgelenke ist die thorakale Atmung meist frühzeitig behindert, sodass die Patienten oft eine auffallende Bauchatmung haben.

7.1.2 Atmung

Atemfrequenz: Die Betrachtung des Thorax gibt uns wichtige Aufschlüsse über die Atemfunktion. Zunächst ist die Frequenz der Atemzüge festzustellen. Sie beträgt beim Gesunden in Ruhe ca. 10–25/min mit einer zeitlichen Relation von In- zu Exspiration von ca. 2:3. Bei Anstrengung, Fieber, Erkrankungen der Lunge und Lungenstauung ist sie beschleunigt (>25/min, **Tachypnoe**), aber auch schon bei seelischer Erregung tritt eine Frequenzsteigerung ein. Eine **Bradypnoe** (verlangsamte Atmung) kommt z.B. beim diabetischen Koma, bei intrakranieller Drucksteigerung, nach Schädel-Hirn-Traumata oder medikamentös induziert vor.

Der Begriff **Hyperpnoe** bezeichnet eine vertiefte Atmung (erhöhtes Atemvolumen).

Atemexkursion: Zu achten ist auf den zeitlichen Ablauf und das Ausmaß der Atemexkursionen sowie auf asymmetrische Bewegungen der beiden Thoraxhälften, z.B. durch ein **Nachschleppen** einer Seite. Wenn auch leichte Asymmetrien normalerweise vorkommen, so können sie doch auf leichte Skoliosen der Wirbelsäule hinweisen, die bei der Betrachtung des Patienten von vorne nicht erkannt werden können. Ein respiratorisches Nachschleppen der Atemexkursionen der erkrankten Seite findet sich bei ausgedehnten Infiltrationen der Lunge, vor allem bei schmerzhaften Prozessen der Pleura.

> ! Manchmal lassen sich feine Seitenunterschiede bei den Atemexkursionen leichter tasten als sehen.

Im Narbenstadium nach ausgedehnten, schrumpfenden pulmonalen Prozessen sind die Atemexkursionen der kranken Seite geringer. Es kommt dann auch zum Einsinken der Schlüsselbeingruben und stärkerer Einziehung der Interkostalräume, wie wir es bei Atelektasen infolge von Bronchialverschlüssen durch Tumoren sehen. Auch bei Pleuraergüssen kommt es zur Verminderung der Atemexkursionen auf der betroffenen Seite. Dagegen sind hier die Interkostalräume verstrichen. Dies gilt auch für den Pneumothorax.

Meist erfolgt die Atmung in ziemlich gleichmäßigem **Rhythmus**, der bei funktioneller Störung des Atemzentrums in charakteristischer Weise verändert ist.

■ Atmungstypen

Je nach Atemtiefe und Rhythmus sind von der normalen Atmung verschiedene Atemtypen zu unterscheiden (**Abb. 7.3 a–d**):

Große Kußmaul[21]-Atmung: Regelmäßige, aber vertiefte Atemzüge, die meist auftreten beim Coma diabeticum oder bei schwerer Azidose aus anderer Ursache, z. B. bei Salicylat- oder Methanolvergiftungen.

Cheyne-Stokes[22]-Atmung: periodisches An- und Abschwellen der Atemtiefe und der Atemfrequenz. An die kleinsten Atemzüge schließt sich oft ein längerer oder kürzerer Atemstillstand an, ehe die Atmung wieder mit oberflächlichen Zügen beginnt, die sich allmählich vertiefen. Der Wechsel ist manchmal nur gering ausgeprägt. Auch diese Störung des Atemrhythmus hängt u. a. von psychischen Bedingungen ab. Bei erregten Patienten verschwindet der Cheyne-Stokes-Atmungstyp häufig. Bei manchen Patienten tritt das Cheyne-Stokes-Atmen nur im Schlaf auf. Es kann auf eine Linksinsuffizienz des Herzens hinweisen und Vorläufer eines Asthma cardiale sein. Es kommt aber auch bei anderen Erkrankungen wie Zerebralsklerose, nach Schlaganfall und toxischen Schädigungen des Atemzentrums vor (Morphiumintoxikation!). Stark ausgeprägtes Cheyne-Stokes-Atmen mit langen apnoischen Phasen ist im Rahmen organischer Hirnschädigungen ein prognostisch ungünstiges Zeichen bezüglich der Reversibilität der Funktionsstörung.

Biot[23]-Atmung: Bei der Biot-Atmung treten immer wieder kurz dauernde Atemstillstände auf, die die sonst nach Tiefe und Frequenz regelmäßige Atmung unterbrechen. Dieser Atmungstyp kommt viel seltener vor als das Cheyne-Stokes-Atmen. Auch die Biot-Atmung ist als Hinweis auf eine Schädigung des Atemzentrums aufzufassen (z. B. bei Meningitis oder bei moribunden Patienten).

Obstruktive Atmung: Bezeichnet die Respiration mit deutlicher Verlängerung des Exspiriums. Sie ist typisch für obstruktive Atemwegserkrankungen (s. **Abb. 7.4**).

Selten ist die **Seufzer-Atmung**. Sie ist durch initial tiefe Atemzüge gekennzeichnet, denen periodisch in Tiefe und Frequenz abnehmende Atemzüge bis zum Stillstand folgen; nach einer Pause setzt mit einem erneuten tiefen Atemzug die Atemperiode wieder ein.

---

[21] Adolf Kußmaul (1822–1902): Internist in Heidelberg
[22] John Cheyne (1777–1836) und Stokes, William (1804–1878): Ärzte in Dublin
[23] Camille Biot (1850–1918): Arzt in Lyon

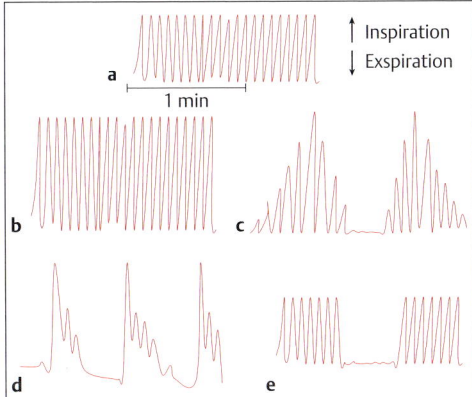

Abb. 7.3 Atmungstypen.
a normale Atmung, **b** große Kußmaul-Atmung, **c** Cheyne-Stokes-Atmung, **d** Biot-Atmung, **e** Seufzer-Atmung.

Paradoxe Atmung (Czerny[24]-Atmung): So wird die fast ausschließliche Bauch-atmung bezeichnet mit betonter inspiratorischer Einziehung und exspiratorischer Vorwölbung des Bauches. Sie weist auf eine Thoraxinstabilität bei Rippenfrakturen oder ausgedehnte Pleuraverschwartungen hin.

■ Quantifizierung der Atmung

Die Quantifizierung der Atmung ist möglich durch ihren Rhythmus, die Frequenz, das Atemzugvolumen (die Atemtiefe) und den Atemwegswiderstand. Rhythmus und Frequenz sind inspektorisch leicht zu erfassen. Auch der **Atemwegswiderstand** kann bei der unmittelbaren Krankenuntersuchung anhand des Atemsto-ßes grob als erhöht oder normal geschätzt werden. Man kann dazu die maximale Entfernung bestimmen, aus der ein Patient beispielsweise eine brennende Kerze ausblasen kann (beim Gesunden > 50 cm). Die Stärke des Atemstoßes entspricht etwa der exspiratorischen 1-Sekunden-Kapazität oder dem Tiffeneau-Wert.

Das bei normaler Atmung ein- und ausgeatmete Volumen (Atemzugvolumen, tidal volume) kann um das Volumen einer forcierten Ex- oder Inspiration ver-größert werden (ex- bzw. inspiratorisches **Reservevolumen**). Die **Totalkapazität** entspricht dem nach maximaler Inspiration in der Lunge vorhandenen Volu-men, als **Vitalkapazität (VK)** wird das maximal mögliche Ausatemvolumen nach maximaler Inspiration bezeichnet (**Abb. 7.4**).

Eine Einschränkung des nach maximaler Inspiration in der ersten Sekunde for-ciert exspirierten Volumens (FEV_1) bezogen auf die Vitalkapazität spricht für eine **Bronchialobstruktion** (z. B. Asthma bronchiale). Eine Reduktion der VK mit etwa pro-

---

[24] Adalbert Czerny (1863–1941): Pädiater, zuletzt in Berlin

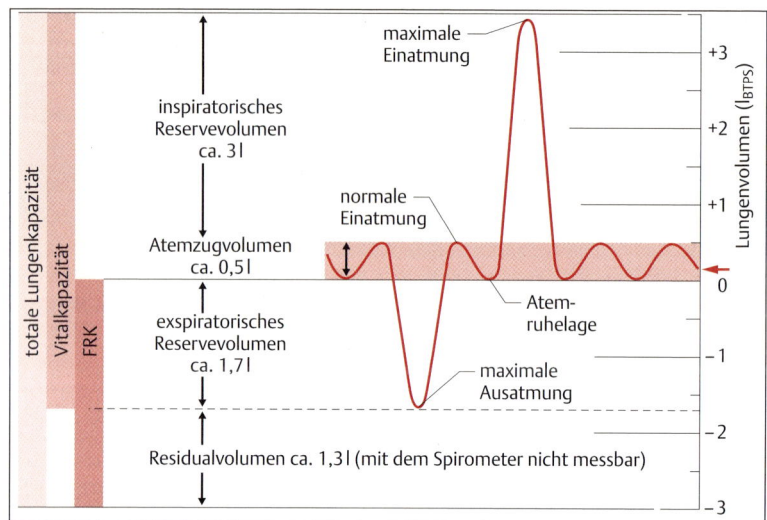

Abb. 7.4 Spirometrische Ventilationsparameter. Einsekundenkapazität (forciertes Exspirationsvolumen in 1 Sekunde FEV1; Tiffeneau-Test) = Volumen, das nach maximaler Inspiration bei forcierter Exspiration in 1 Sekunde ausgeatmet werden kann. BTPS = Standardbedingungen für die Messung der Lungenvolumina: Body temperature, atmospheric pressure, Wasserdampfsättigung (37 °C, 760 Torr, Wasserdampfsättigung).

portionaler Abnahme der FEV_1 charakterisiert die **restriktive Ventilationsstörung** (z. B. bei Lungengerüsterkrankungen wie Lungenfibrose, interstitieller Pneumonie, Thoraxwanderkrankungen mit verminderter Dehnbarkeit). Häufig sind obstruktive und restriktive Ventilationsstörungen mehr oder weniger stark miteinander assoziiert (z. B. bei chronisch obstruktiven Atemwegserkrankungen mit Emphysem).

7.1.3 Zyanose

Als Zyanose bezeichnet man eine **violette bis bläuliche Verfärbung** von Haut, Schleimhäuten, Lippen und Fingernägeln. Sie zeigt sich bei einer **Zunahme des reduzierten Hämoglobins** über 5 g% (50 g/l Blut) im Kapillarblut. Einen normalen Hb-Gehalt von ca. 15 g% mit normaler O_2-Bindungskapazität von 20 Vol% vorausgesetzt (1 g Hb bindet 1,34 ml O_2), heißt das, dass ein Drittel des arteriellen Hämoglobins im beobachteten Areal „entsättigt" sein muss. Im reduzierten venösen Blut beträgt der O_2-Gehalt ca. 4 g%. Bei einer Verminderung des Hämoglobins (Anämie) kommt es erst bei stärkerer O_2-Entsättigung zur Zyanose (vgl. S. 15 ff).

Eine Zyanose kann durch (relativ) zu geringe Aufnahme von Sauerstoff in der Lunge (**pulmonale Zyanose, Tab. 7.1**), durch zu starke O_2-Ausschöpfung bei ver-

Tab. 7.1 Ursachen der pulmonal bedingten Zyanose

Ursache	Pathomechanismus
Ventilationsstörungen	Hypoventilation von Abschnitten oder der Mehrzahl der durchbluteten Lunge
Diffusionsstörungen	bei starker Einschränkung der ventilierten und durchbluteten Lungenabschnitte oder bei Erhöhung des interstitiellen Diffusionswiderstandes (durch Ödem oder Infiltration)
vermehrte intrapulmonale venöse Beimischung	in nicht belüfteten, aber durchbluteten Arealen oder über arteriovenöse Kurzschlüsse (bei Gefäßmissbildungen oder gesteigerter Durchblutung normalerweise nicht rekrutierter Kurzschlüsse)

7

längerter Kreislaufzeit (z. B. bei Herzinsuffizienz, **kardiale Zyanose**) oder bei einer Beimischung venösen zum arteriellen Blut (bei angeborenen Herzfehlern mit Rechts-Links-Shunt, s. S. 159 ff) auftreten.

7.1.4 Dyspnoe

Als Dyspnoe wird das subjektive Gefühl von Atemnot oder Lufthunger, gelegentlich verbunden mit Brustbeklemmungen, bezeichnet. Objektiv wird die Dyspnoe von rascher, oberflächlicher oder vertiefter Atmung (Tachy- bzw. Hyperpnoe) begleitet. Die Atemtiefe kann dabei periodisch wechseln. Es lassen sich drei prinzipielle Mechanismen der Luftnot unterscheiden:

- **Mechanische Ventilationsstörungen** bei erhöhten Strömungswiderständen der intra- oder extrathorakalen Luftwege (z. B. Asthma bronchiale bzw. Tracheal- oder Kehlkopfstenose), bei eingeschränkter Thoraxbeweglichkeit (Altersstarre des Thorax, Thoraxdeformitäten) oder reduzierter Kraft der Atemmuskulatur (z. B. bei neuromuskulären Erkrankungen),
- **kompensierende Hyperventilation** bei verminderter intrapulmonaler Gasaustauschfläche (z. B. infolge kardialer Stauung, entzündlicher oder tumoröser Infiltration, emphysematöser Lungengewebsreduktion, Kompression der Lunge durch Tumoren oder Ergüsse),
- **Hyperventilation** zur Kompensation arterieller Sauerstoffuntersättigung oder CO_2-Überladung (Hypoxie bzw. Hyperkapnie) z. B. bei peripher erhöhter O_2-Ausschöpfung des Blutes (z. B. Herzinsuffizienz), bei gesteigerter körperlicher Arbeit, im Fieber, O_2-Mangel in der Atemluft.

Diese drei Mechanismen der Auslösung von Atemnot können sich auch überlagern und gegenseitig verstärken.

Den am häufigsten einer Dyspnoe zugrunde liegenden Funktionsstörungen entsprechend lassen sich **pulmonale** und **kardiale Dyspnoe** unterscheiden.

Kardiale Dyspnoe: Die als Atemnot empfundene verstärkte Atemarbeit ist verursacht durch die „Versteifung" der Lunge infolge vermehrter Blutfüllung bei **Linksherzinsuffizienz.** Dabei kann es zu einem Austritt von Flüssigkeit ins Interstitium oder auch in die Alveolen kommen (interstitielles bzw. alveoläres Lungenödem, s. S. 20, 169), dadurch auch zu einer verlängerten Diffusionsstrecke für die Atemgase. Schließlich spielt die verminderte Lungenperfusion eine Rolle.

Die Atmung ist **oberflächlich** und **frequent** mit **verlängertem Inspirium.** Die Dyspnoe entwickelt sich mit zunehmender Dekompensation von der **Belastungs-** über die **Ruhedyspnoe** zur **Orthopnoe,** bei der die Patienten nur noch in aufrechter Oberkörperlage halbwegs ausreichend Luft bekommen. Der Patient versucht dann, durch den Einsatz der **Atemhilfsmuskulatur** die Atemarbeit zu bewältigen. Dies gelingt z. B. durch das Umfassen der Bettkante, um so den Schultergürtel zu fixieren und die Atemhilfsmuskulatur einschließlich der Mm. sternocleido-mastoidei und der Zungenbeinmuskulatur einzusetzen. Diese Muskeln springen daher bei jeder Inspiration vor. Es ergibt sich so ein recht typisches Bild, das die Qual des Erstickungsgefühls gut veranschaulicht.

> ❗ Anamnestisch gilt es zu erfragen, ob Belastungen, die früher beschwerde-frei bewältigt wurden, jetzt mit Atemnot einhergehen. Vor allem fällt dies den Patienten beim Treppensteigen und Bergaufgehen auf.

Pulmonale Dyspnoe: Eine exspiratorische Atembehinderung sehen wir bei allen in der Bronchialperipherie gelegenen Atemhindernissen. Dies trifft für alle mit einer bronchospastischen Komponente einhergehenden Erkrankungen zu, also vor allem für das **Asthma bronchiale.** Durch den Spasmus der Bronchiolen und der kleinen Bronchien kommt es zur Blähung der Lungenalveolen. Die Patienten müssen daher aktiv ihre Lunge „ausdrücken", während normalerweise die Exspiration vorwiegend durch elastische Kräfte geschieht. Über die bei einer Bronchialobstruktion auftretenden Auskultationsphänomene wird noch ausführlicher zu sprechen sein (s. S. 82 und 85).

Die Differenzialdiagnose zwischen einer pulmonalen und kardialen Dyspnoe ist zuweilen allein mithilfe der direkten Krankenuntersuchung nicht möglich. Für die Therapie ist die Unterscheidung einer kardialen von einer pulmonalen Dyspnoe von entscheidender Bedeutung.

Sehr wichtig ist die **Anamnese,** da ein Asthma bronchiale umso wahrscheinlicher ist, je früher der erste Dyspnoeanfall im Leben aufgetreten ist. Nach dem 60. Lebensjahr sind das kardiale Asthma und eine obstruktive Bronchitis häufiger.

7.1.5 Husten

Husten ist wohl das häufigste Zeichen von Atemwegserkrankungen, kann aber auch durch eine Linksherzinsuffizienz verursacht werden. So ist der nächtliche

Husten bei älteren Leuten, vor allem solchen mit Bluthochdruck, nicht selten das erste Anzeichen der eintretenden kardialen Dekompensation. Einige Charakteristika des Hustens können diagnostisch aufschlussreich sein:

Produktiver Husten fördert retiniertes Sekret wie Fremdköper aus dem Atemtrakt zutage.

Der **nicht-produktive Reizhusten** tritt bei Irritation der Schleimhäute der Atemwege durch Stäube, Gase (Tabakrauch, Tränengas, Ammoniak u.a.) bzw. thermische (Kälte oder übermäßige Wärme) oder mechanische Reize (Druck auf die Atemwege durch Fremdkörper, Tumoren, die erweiterte Aorta oder den linken Herzvorhof, Zug auf das Lungenparenchym durch schrumpfende Lungenprozesse u.a.) auf. Auch Medikamente können zu derartigen Irritationen führen (z.B. ACE-Hemmer in der Bluthochdrucktherapie).

Akuter Husten, meist mindestens in der Anfangsphase ohne stärkere Sekretbildung, tritt häufig bei viralen, seltener bei bakteriellen Infekten auf.

Chronischer Husten weist auf eine chronische Entzündung (COPD mit chronischer Bronchitis, Tuberkulose oder Bronchiektasen) oder auf einen Tumor hin.

Pharyngealer Reizhusten und Räuspern sind Ausdruck einer Kehlkopfreizung oder Schleimbildung an der Rachenhinterwand.

Der bellende oder heiser-tonlose **Krupphusten** weist auf eine Kehldeckelentzündung, die bei Kindern als akute, schwere, unter Umständen lebensbedrohliche Erkrankung auftreten kann (akute Epiglottitis).

Der **anfallsweise** auftretende Husten mit abschließender tiefer stridoröser Einatmung ist typisch für den Keuchhusten (Pertussis).

Nächtlicher Husten ist oft erstes Zeichen einer Linksherzinsuffizienz.

Unter Berücksichtigung anderer Krankheitszeichen können diese unterschiedlichen Kriterien des Hustens diagnostisch sehr aufschlussreich sein.

7.2 Palpation

Hier sei nur auf die palpatorische Untersuchung des Thorax als Atmungsorgan eingegangen. Zur palpatorischen Untersuchung des Herzens s. S. 97 ff.

Die Prüfung der **Symmetrie der Atemexkursionen** wird durch die Palpation unterstützt. Dazu werden von vorn oder hinten die gespreizten Hände symmetrisch an den Thorax angelegt und die respiratorisch wechselnde Entfernung der Finger von der Mediosternallinie bzw. der Dornfortsatzreihe beobachtet.

Zu beachten ist auch, ob der Patient eine überwiegende **Bauch- oder Brustkorbatmung** zeigt. Intrathorakale, pulmonal-periphere Entzündungsprozesse, besonders solche mit pleuraler Beteiligung, veranlassen oft eine reflektorische Schonatmung mit eingeschränkten und nachschleppenden Atemexkursionen.

Rippenfrakturen führen gelegentlich zu inspiratorischen Einziehungen und exspiratorischem Hervortreten von Rippenfragmenten; auch lässt sich gelegentlich eine **Crepitatio** zweier sich respiratorisch gegeneinander verschiebender Rippenteile tasten. Im Falle gleichzeitiger Lungenverletzung weist das knisternde oder knirschende Geräusch (Schneeballknirschen) bei der Palpation der Haut auf ein Hautemphysem hin.

Gelegentlich lässt sich ein atemsynchrones **Pleurareiben** tasten. Sogar **bronchitische Geräusche** wie Giemen, Brummen und grobblasige Rasselgeräusche (s. S. 82 ff) sind häufig zu fühlen, sofern sie stark ausgeprägt sind.

Stimmfremitus: Das Sprechen mit niedriger Stimmfrequenz geht mit einer Resonanz des Brustkorbes einher, die als Stimmfremitus bezeichnet wird. Der Patient sollte dazu mit möglichst tiefer Stimme z. B. „Neunundneunzig" sagen, während der Untersucher mit symmetrisch aufgelegten Händen den Thorax zum Seitenvergleich umfasst. Frauen und Kinder können oft nicht mit genügend tiefer Stimme sprechen. Asymmetrische Abschwächung weist auf veränderte Schallleitungsbedingungen des Bronchialsystems, des Lungengewebes und der Thoraxwand hin.

7.3   Perkussion

7.3.1   Technik der Perkussion &

Bei der Perkussion des Thorax unterscheidet man die abgrenzende und die vergleichende Perkussion. Ein prinzipieller Unterschied zwischen beiden Verfahren besteht nicht. Während man mithilfe der abgrenzenden Perkussion z. B. den Übergang des sonoren Lungenschalls zum gedämpften Klopfschall über den angrenzenden parenchymatösen Organen feststellt und so die **Ausdehnung der Lunge** bestimmt, wird mit der vergleichenden Perkussion erkannt, ob an den Stellen, an denen normalerweise ein sonorer Lungenschall zu hören ist, durch krankhafte Prozesse an der Lunge selbst oder durch Ergüsse eine **Dämpfung** eingetreten ist. Die Technik der Perkussion unterscheidet sich allerdings etwas, da wir bei der abgrenzenden Perkussion im Gegensatz zur vergleichenden vorzugsweise nicht den ganzen Finger, sondern nur sein Endglied auflegen (**Abb. 7.5 a** und **b**).

Es ist gleichgültig, ob man den Mittel- oder Zeigefinger als „Plessimeter" benutzt. Die Schläge werden mit lockerer Hand aus dem Handgelenk ausgeführt. Wichtig ist vor allem die feste Auflage des „Plessimeterfingers", da bei lockerem Andruck Klopfschallverkürzungen als Dämpfung fehlgedeutet werden können. Auch ist darauf zu achten, dass der aufliegende Teil des Fingers beklopft wird. Die Lungenperkussion ist im Verlauf der Rippen bzw. der Interkostalräume durchzuführen.

Eine Graduierung in **hyposonoren** (aufgehobenen oder gedämpften), **sonoren** („normalen"), **hypersonoren** und **tympanitischen Klopfschall** (Schachtelton) lässt sich mit einiger Erfahrung durchführen (**Tab. 7.2**).

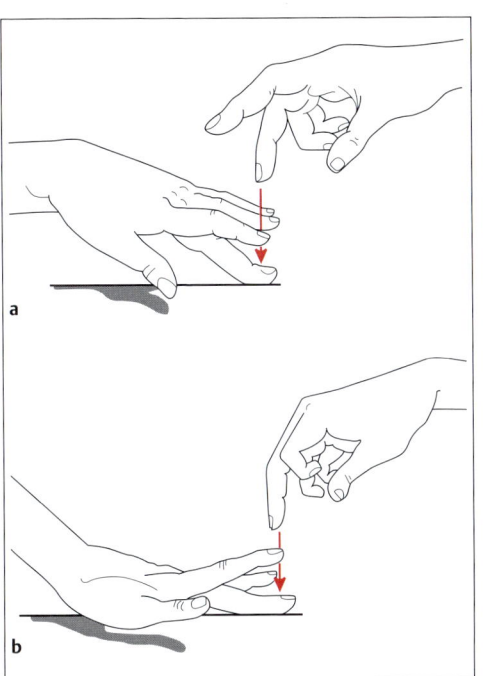

Abb. 7.5 Fingerhaltung bei der Perkussion. **a** abgrenzend, **b** vergleichend.

7

Tab. 7.2 Schallqualitäten bei der Perkussion 🔊

Qualität	Intensität	Tonhöhe	Dauer	Gewebseigen-schaft
verkürzt (Schenkelschall)	schwach, gedämpft	hoch	kurz	dicht, über parenchyma-tösen Organen, Lungeninfiltraten, Pleuraerguss
sonor	laut	tief	länger	lufthaltiges Gewebe
hypersonor	laut	tief, hohl	lang	Lungenemphysem
tympanitisch	laut	tief, hohl	lang	luftgefüllte Hohl-organe (geblähte Magenblase oder Darmschlingen)

> **!** Beim einzelnen Patienten ist die Symmetrie der Klopfschallintensität an seitenentsprechenden Stellen wichtiger als die absolute Lautstärke.

Lagerung des Patienten: Natürlich sind bei der vergleichenden Perkussion die Fehlermöglichkeiten durch Asymmetrie des Thorax groß. Bevor man mit der Perkussion des Thorax beginnt, soll der Patient daher in eine hierfür geeignete Lage gebracht werden. Es kann – je nachdem, ob es sich um bettlägerige oder um ambulante Patienten handelt – im Liegen, Sitzen oder im Stehen perkutiert werden.

Der Patient muss eine möglichst entspannte Haltung einnehmen, da Anspannung der den Thorax bedeckenden Muskulatur zur Veränderung des Klopfschalls im Sinne der Dämpfung führt.

Zu achten ist auf eine **bestmögliche symmetrische Stellung** des Thorax. Der im Bett sitzende Patient zeigt oft eine einseitige Verkrümmung der Wirbelsäule, wie **Abb. 7.6** zeigt. Man achte vor der Perkussion darauf, dass die Dornfortsätze der Brust- und Lendenwirbelsäule in gerader Richtung übereinander stehen. Der Kopf soll leicht nach vornüber geneigt gehalten werden.

Die **Unterstützung Schwerkranker** durch Hilfspersonal erfordert ebenfalls Sorgfalt. Den Patienten an den vorgestreckten Armen vom Fußende des Bettes aus zu halten, ist nicht zweckmäßig, da hierdurch erstens der Patient nicht vor seitlichem Umfallen geschützt wird und zweitens die Muskeln des Thorax verschie-

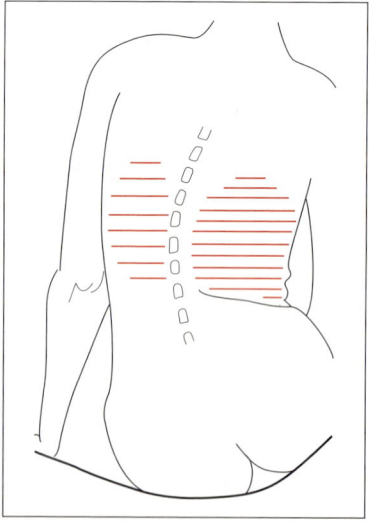

Abb. 7.6 Vortäuschung einer Dämpfung durch schiefes Sitzen. Sonorer Klopfschall auf der linken, gedämpfter auf der rechten Seite des Patienten.

den stark angespannt werden. Am besten ist das Umgreifen der Schultern des Patienten von einer vor dem Patienten sitzenden Pflegeperson oder das Stützen am Nacken des Patienten mit einer Hand durch die seitlich stehende Hilfskraft.

7.3.2 Regionen des Thorax

Zur Beschreibung der **Lokalisation von Perkussions- und Auskultationsbefunden** über der Lunge ist die Orientierung an virtuellen kraniokaudalen Linien am Thorax hilfreich. Die Medianebene schneidet die Mitte des Sternums und dorsal die Verbindungslinie der Dornfortsätze. Parallel zu ihr verlaufen die weiteren Markierungslinien symmetrisch auf beiden Seiten des Körpers. Die Ränder des Sternums bilden die Sternallinien. Durch den Mittelpunkt der Klavikula läuft parallel zur Mittellinie die **Medioklavikularlinie** (MCL). Die öfter noch genannte Mamillarlinie ist zu stark von individuellen Unterschieden der Lage der Mamillen abhängig und sollte daher keine Verwendung mehr finden. Weiter lateral folgen **vordere und hintere Axillarlinie,** die durch die vordere bzw. die hintere Achselfalte verlaufen. Die Mitte der Axilla kennzeichnet die mittlere Axillarlinie. Am Rücken begnügt man sich mit der Einteilung durch die Skapularlinie, die durch den Angulus scapulae verläuft, und die Paravertebrallinie (**Abb. 7.7**).

Die Horizontalorientierung erfolgt vorne durch den Ansatz und Verlauf der Rippen, hinten durch die Dornfortsätze der Wirbel. Zusätzlich kommen noch

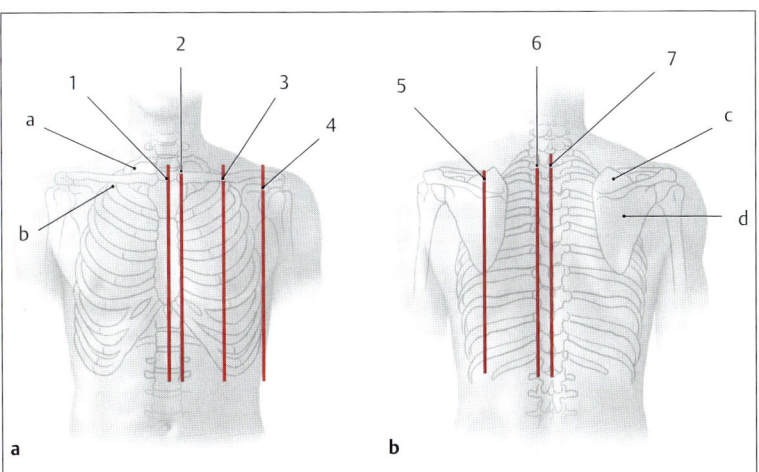

Abb. 7.7 Regionen des Thorax ventral (a) und dorsal (b). 1 vordere Mittel-(Median-)Linie, 2 Parasternallinie, 3 Medioklavikularlinie (MCL), 4 vordere Axillarlinie, 5 Skapularlinie, 6 Paravertebrallinie, 7 hintere Mittel-(Median-)Linie. a = Supraklavikulargrube (Fossa supraclavicularis), b = Infraklavikulargrube (Fossa infraclavicularis), c = Fossa supraspinata, d = Fossa infraspinata.

Regionen hinzu, die **durch das Schlüsselbein begrenzt** werden, wie z.B. die Fossae supra- und infraclaviculares. Auf dem Rücken dient als Orientierungsmarke die Skapula. Wir unterscheiden danach den **Supra- und Infraskapularraum** und einen **Skapularraum** mit der Fossa supra- und infraspinata.

Bei der **Abzählung der Rippen** ist zu beachten, dass die erste Rippe nicht gefühlt werden kann. Der Ansatz der zweiten Rippe entspricht der Höhe des Angulus sterni, einem als Knochenwulst fühlbaren Winkel zwischen Manubrium und Corpus sterni. Bei der Abzählung der Dornfortsätze geht man vom 7. Halswirbel aus. Aber auch der Dornfortsatz des 1. Brustwirbels kann stärker vorspringen. Es gibt keine Möglichkeit, dies mit Sicherheit zu entscheiden. Bei dem Höhenvergleich am Thorax muss stets bedacht werden, dass die Rippen nicht horizontal verlaufen.

7.3.3   Topografie der Lungenlappen und Lungengrenzen

Wie projizieren sich nun die Lungenlappen auf dieses Orientierungssystem vertikaler und dem Rippenverlauf paralleler Linien? Perkutieren wir die Vorderseite des Thorax, so untersuchen wir bis etwa zur 5. Rippe hinab nur den Oberlappen. Rechts beginnt unterhalb der 4. Rippe der Mittellappen, links das Lingulasegment. Umgekehrt verhält es sich am Rücken. Die Oberlappen bilden hier nur die obersten Kuppen, während der Unterlappen beidseits bis fast zur Höhe des 3. oder 4. Brustwirbel-Dornfortsatzes reicht.

Eine Übersicht über die Projektion der Lungengrenzen gibt **Abb. 7.8**.

Von den Lungengrenzen wird zuerst die ventrale **Lungen-Leber-Grenze** bestimmt. Man perkutiert im Verlauf der rechten MCL etwa von der 4. Rippe an in nicht zu großen Abständen abwärts, bis der Schall anfängt, kürzer, höher und leiser zu klingen. Hier nähert sich die Leber allmählich der Thoraxwand an und schwächt den Klopfschall mit einer Minderung der niederfrequenten Reso-

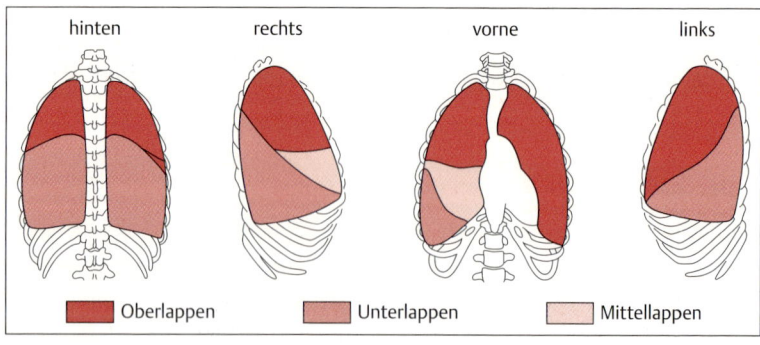

Abb. 7.8 Projektion der Lungengrenzen.

nanz über der lufthaltigen Lunge ab. Die Dämpfung wird immer deutlicher, und schließlich hören wir nur noch Schenkelschall, d.h. einen absolut gedämpften Klopfschall, wenn die untere Lungengrenze erreicht ist.

> ❗ Die Perkussion soll möglichst leicht erfolgen, da bei kräftigem Klopfen der allmähliche Übergang von Lungenschall zum gedämpften Klopfschall über der Leber nicht erkannt werden kann (**Abb. 7.9**). Im Gegensatz zur Lungen-Leber-Grenze vorn muss man wegen der dicken Muskelschicht hinten fester perkutieren.

Um im Hinblick auf die Abgrenzung sicher zu sein, geht man nun den umgekehrten Weg von der Leberdämpfung zum Lungenschall zurück. Natürlich ist jetzt das erste Anzeichen von Lauter-, Länger- und Tieferwerden des Klopfschalls die untere Grenze. Normalerweise verläuft die Lungen-Leber-Grenze an der vorderen rechten Thoraxwand in Höhe des Interkostalraumes zwischen 6. und 7. Rippe. Auf gleiche Weise findet man die normale Lungengrenze in der vorderen Axillarlinie in Höhe der 8., in der Skapularlinie in Höhe der 9. Rippe und neben der Wirbelsäule in Höhe des 11. Brustwirbeldornfortsatzes. Rechts stehen die basalen Lungengrenzen normalerweise 1–2 cm höher als links. Es bestehen geringe Differenzen der Höhe im Stehen und Liegen. Diese sind jedoch in Anbetracht der nicht sehr großen Genauigkeit der abgrenzenden Perkussion unbedeutend.

Atemverschieblichkeit der Lungengrenzen. 🔊 Hat man die unteren Lungengrenzen bei normaler oberflächlicher Atmung bestimmt, so folgt die Untersuchung ihrer Verschieblichkeit. Bei tiefer Inspiration wird der ganze Komplementärraum zwischen Thoraxwand und dem kuppelförmigen Zwerchfell von der sich aufblähenden Lunge entfaltet, und die **Lungengrenzen treten ca. 3 cm tiefer**, während sie bei maximaler Exspiration 2–3 cm höher als in Mittellage stehen. Die normale Verschieblichkeit beträgt bei gesunden, jüngeren Individuen vorn rechts 5–6 cm, hinten auf beiden Seiten ungefähr ebenso viel, während seitlich in den Axillarlinien bis zu 10 cm Verschieblichkeit festgestellt werden können.

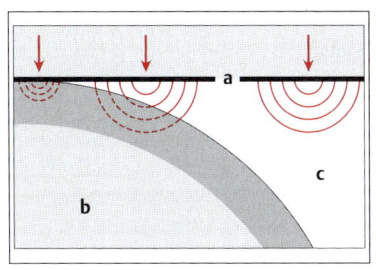

Abb. 7.9 Lungenperkussion. Die Abbildung zeigt schematisch den allmählichen Übergang des Lungenklopfschalls in die Leberdämpfung an drei benachbarten Perkussionsstellen. **a** Thoraxwand, **b** Leber, **c** Lunge.

In höherem Alter nehmen diese Werte wegen der größeren Starre des Thorax allmählich ab.

Findet sich bei der Perkussion der Leber-Lungen-Grenze vorne rechts keine Dämpfung sondern tympanitischer Klopfschall, so ist auch an zwei seltene anatomische Zustände zu denken: entweder hat sich temporär oder konstant zwischen Leber- und Thoraxwand und unter das Zwerchfell Dickdarm eingeschoben (Chilaiditi-Syndrom), oder es handelt sich um einen Situs inversus der Bauchorgane mit der Magenblase auf der rechten Seite.

7.3.4 Vergleichende Perkussion der Lunge ✆

Nach Ermittlung der Lungengrenzen wird die **seitenvergleichende Perkussion** ausgeführt. Durch sie überzeugt man sich davon, ob der Luftgehalt beider Lungen gleich ist. Bei Infiltrationsprozessen, Tumoren oder Ergüssen ist der Lungenschall auf der betroffenen Seite gedämpft. Bei vermehrtem Luftgehalt wird der Klopfschall lauter, hohler und tiefer, zuweilen bekommt er einen tympanitischen, hohlen Beiklang. Natürlich ist es besonders schwierig, doppelseitige Abweichungen des Luftgehaltes mit der Perkussion zu erkennen. Dann ist nur ein Vergleich mit normalem Klopfschall möglich.

> **!** Verdichtungen des Lungengewebes müssen mindestens die Größe eines Tischtennisballs haben, ehe sie wahrnehmbare Unterschiede des Perkussionsschalls hervorrufen. Außerdem dürfen diese Herde nicht tiefer als 5 cm unter der Thoraxoberfläche liegen, da weiter entfernte Lungenteile nicht mit der Perkussion erreicht werden können.

7.3.5 Perkutorische Abgrenzung von Lunge und Herz

Die perkutorische Abgrenzung von Lunge und Herz ist für die Beurteilung beider Organe wichtig. Hier soll die Perkussion der Herz-Lungen-Grenzen nur insoweit dargestellt werden, als sie für die Diagnostik pathologischer Lungenveränderungen aufschlussreich ist. Auf Einzelheiten und die Bedeutung der Herzperkussion wird später eingegangen (s. S. 98 ff).

Rechter Herzrand: Nach Bestimmung der Lungen-Leber-Grenze wird der rechte Herzrand abgegrenzt. Hierzu perkutiert man entweder in den Interkostalräumen auf den rechten Sternalrand zu, oder man legt den Plessimeterfinger senkrecht zum Rippenverlauf und parallel zum Sternalrand auf und nähert ihn allmählich dem Sternalrand. Normalerweise tritt die Schallverkürzung, die der rechten Herzgrenze entspricht, unmittelbar am rechten Sternalrand auf. Bei einer Klopfschalldämpfung von mehr als 2 cm über die Sternallinie hinaus besteht der Verdacht auf Erweiterung des rechten Randes der Herzsilhouette oder der Aorta ascendens.

Linker Herzrand: Der linke Herzrand wird von kranio- bis kaudolateral herkommend im Verlauf der Rippen oder der Interkostalräume abgrenzend perkutiert bis zur ersten Klopfschallverkürzung und weiter zur Aufhebung des niederfrequenten sonoren Klopfschalls zugunsten des Schenkelschalls.

Die schematische Skizze des Thoraxquerschnittes in **Abb. 7.10** zeigt, wie sich zwischen Herz und Thoraxwand ein Lungenkeil schiebt und den Klopfschall – mit der Perkussion von lateral herkommend – erst leicht und zur Medianlinie hin gänzlich abschwächt. Wir werden daher ebenso wie bei der Lebergrenze eine **relative** und eine **absolute Dämpfung** perkutieren können.

Die mit dieser Methode bestimmten Grenzen zwischen den einzelnen Organen können nicht scharf sein. Außerdem entsprechen sie nicht exakt den Organgrenzen, die mit der Projektion im Röntgen-Bild bestimmt werden. Sie geben uns nur ein ungefähres Bild, ob überhaupt eine Verlagerung der Lungen-Herz-Grenzen besteht. Eine stärkere Verbreiterung der Herzsilhouette – sei es durch eine Herzerweiterung oder einen Perikarderguss – ist aber perkutorisch durchaus in vielen Fällen zu diagnostizieren.

Die Gestalt der Herzgrenzen hängt sehr von der **Stellung des Zwerchfells** und damit von der Atmung ab. Je tiefer es steht, desto schmaler wird die Herzdämpfung, je höher es nach oben tritt, desto weiter lädt das Herz nach links aus. Bei Perkussion in Rückenlage lädt die Figur der Herzdämpfung stärker nach links aus als beim sitzenden oder stehenden Patienten.

7.3.6 Mediastinum

Zwischen der rechten und der linken Lunge erstreckt sich das Mediastinum vom Thoraxeingang bis zum Zwerchfell. Dieser Raum ist dorsal durch die Brustwirbelsäule begrenzt. Daher ist die perkutorische Dämpfung hier durch die Wirbelkörper mit ihren Querfortsätzen bedingt. Ventral liegt das Sternum über dem Mediastinum. Eine Verbreiterung der von der Herzdämpfung nach kranial ziehenden Dämpfungsfigur nach rechts über den Sternalrand hinaus kann bedingt sein durch eine Verbreiterung der Herzsilhouette nach rechts bei starker Erweiterung des rechten Vorhofes oder häufiger bei einem Perikarderguss. Nach

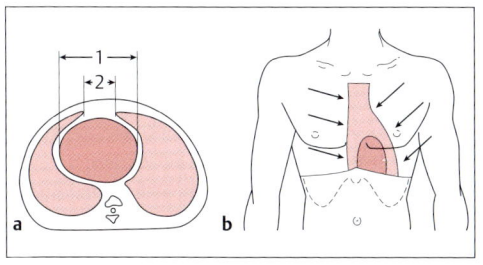

Abb. 7.10 Relative (1) und absolute (2) Herzdämpfung. Die Pfeile markieren die perkutorische Annäherung von rechts bzw. links lateral an die Herzsilhouette

7

kranial können Tumoren im Bereich der Lungenhili, Thymustumoren und eine tief reichende Schilddrüsenvergrößerung (retrosternale Struma) Ursache einer Verbreiterung des oberen Mediastinums sein. Eine Kompression der Venen im Bereich der oberen Thoraxapertur geht häufig zusätzlich mit anderen wegweisenden Symptomen einher: inspiratorischer Stridor, Atemnot, Hustenanfälle, eine pralle Venenfüllung am Hals, dem oberen Thoraxbereich und gelegentlich an den Armen.

7.4   Auskultation der Lunge

7.4.1   Technik der Auskultation

Die Atmung geht durch die turbulente Luftströmung in den Bronchien und durch die Entfaltung und Belüftung der Alveolen mit Geräuschen einher, die mit dem Stethoskop an der Körperoberfläche wahrzunehmen sind. Die Auskultation der Lunge erfolgt am besten mit einem Membranstethoskop (vgl. S. 25). Es gibt vor allem höherfrequente Schallphänomene wieder und ist deshalb gut geeignet, da es sich bei den respiratorischen Geräuschen vorwiegend um Frequenzen zwischen 200 und 4000 Hz handelt.

Man geht wie folgt vor: dorsal, lateral und ventral wird symmetrisch und seitenvergleichend über allen Lungenfeldern auskultiert, während der Patient mit geöffnetem Mund mitteltief ein- und ausatmet. Während der Auskultation über der Lungenbasis sind tiefere Atemzüge erforderlich. Noch bevor mit dem Stethoskop abgehorcht wird, achte man auf einen in- oder exspiratorischen Stridor oder auf „brodelnde" oder pfeifende Nebengeräusche der Atmung.

> ❗ Man sollte vermeiden, dass der Patient bei der Auskultation hyperventiliert.

Störfaktoren: 🖐 Das Reiben von Kleidung an der Haut kann die Auskultation sehr stören. Das Geräusch kann über die Brustwand fortgeleitet werden, d. h. es stört auch dann, wenn es nicht in der Nähe des aufgesetzten Stethoskops entsteht. Der Patient muss daher mit entkleidetem Oberkörper untersucht werden. Die Berührung der Hände oder Arme des Patienten an der Thoraxwand ist aus dem gleichen Grund zu vermeiden. Haare, die den Stethoskoprand berühren, verursachen ebenfalls ein Knistern, das von intrapulmonalen und pleuralen Geräuschen manchmal schwer zu unterscheiden ist. Notfalls müssen die Haare mit Fettcreme, Seife oder wenigstens mit Wasser angefeuchtet werden.

Friert der Patient, so kann das Muskelzittern mit einem brummenden Geräusch die Auskultation sehr erschweren oder sogar völlig unmöglich machen. Der Untersuchungsraum sollte deshalb warm sein.

Ist einerseits die Vermeidung von störenden Nebengeräuschen wichtig, so müssen andererseits durch die Atmung möglichst günstige Bedingungen für den Nachweis eventuell vorhandener Lungengeräusche geschaffen werden. Bei normaler, langsamer, mitteltiefer Atmung mit geöffnetem Mund sind manchmal keine Rasselgeräusche zu hören, während sie bei der ersten Inspiration nach einem Hustenstoß sehr deutlich werden. Deswegen ist es oft sinnvoll, den Patienten zunächst ruhig ein- und ausatmen und dann am Ende des Exspiriums mit der Reserveluft kräftig husten und danach gleich wieder ein- und ausatmen zu lassen während der weiteren Auskultation. Natürlich dürfen bei der Suche nach Rasselgeräuschen auch die schwerer zugänglichen Stellen, vor allem unter den Achseln, nicht vergessen werden.

> **!** Bei der ersten Inspiration nach einem Hustenstoß können Geräusche, die während normaler Atmung nicht hörbar sind, eventuell besonders deutlich werden.

7

7.4.2 Atemgeräusche ✎

Für den Anfänger sind die verschiedenen Schalleindrücke, die bei der Auskultation der gesunden Lunge wahrzunehmen sind, verwirrend, da nicht nur die individuellen Unterschiede groß sind, sondern auch über den verschiedenen Abschnitten des Thorax das Atemgeräusch wechselt.

■ Normale und pathologische Atemgeräusche

Vesikuläratmen: Im Inspirium eines Gesunden ist das sog. **Vesikuläratemgeräusch (syn. alveoläres Atemgeräusch)** als Crescendo-Decrescendo-Geräusch hörbar, im Exspirium nur als ein kürzeres, leiseres Geräusch. Es hat einen relativ niederfrequenten, hauchenden Charakter (Frequenzgehalt von durchschnittlich 600 Hz). Seine Entstehung wird heute weitgehend folgendermaßen erklärt: Mit der normalen, unbehinderten Atmung und Belüftung der Alveolen strömt Luft durch das Tracheobronchialsystem in die Alveolen. Dabei ist die Strömung in den zentralen Atemwegen bis etwa zu den ersten vier Teilungsstufen der Bronchien **turbulent** und in den weiter peripheren Bronchien und Bronchiolen **laminar**. Die periphere Strömung geht mit einem überwiegend niederfrequenten Geräusch einher, das an der Körperoberfläche mit dem Stethoskop wahrzunehmen ist. Zwischen der Zone laminarer Strömung und den zentralen Bronchien liegt eine Übergangszone mit einer laminaren Strömung, die von Wirbelbildungen unterbrochen ist (Transitionalströmung). Von den infolge der turbulenten Strömung in den zentralen Bronchien entstehenden Schwingungen werden durch das lufthaltige Lungengewebe die hohen Frequenzen geschluckt, sodass nur niedrigere Frequenzen weitergeleitet werden (**Abb. 7.11**).

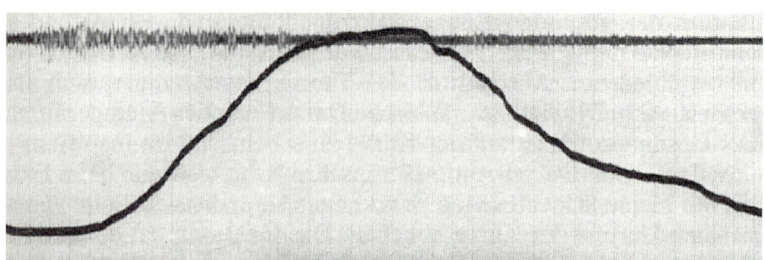

Abb. 7.11 Vesikuläres Atemgeräusch.
obere Kurve = Atemgeräusch.
untere Kurve = Bewegung der Brustwand: Steigen der Kurve – Auswärtsbewegung (Inspirium).
Fallen der Kurve – Einwärtsbewegung (Exspirium) Das initiale Absinken der Atemkurve
entspricht dem Litten-Phänomen (bei tiefer Atmung mit der Zwerchfellbewegung auf- und
abwärts gleitende, zirkuläre Einziehung der Brustwand).

7

> ❗ Das Vesikuläratmen kann über den peripheren Lungenfeldern abgehört
> werden. Es handelt sich um ein leises und tieffrequentes Geräusch, das
> während der Inspiration und zu Beginn der Exspiration gehört werden
> kann.

Bronchialatmen: Das **Bronchialatemgeräusch (syn. zentrales Atemgeräusch)**
ist ein während des In- und ganzen Exspiriums deutlich vernehmbares,
höherfrequentes (500–4000 Hz) Geräusch (**Abb. 7.12**), wobei hier nicht die
Lautstärke sondern die Frequenz das entscheidende Kriterium ist. Bronchialatmen
entsteht durch verbesserte intrapulmonale Schallleitungsbedingungen für höhere
Frequenzen infolge verminderten Luftgehaltes zwischen den Bronchien und der
Thoraxwand. Solche Frequenzen entstehen durch Strömungswirbelbildung an
den Verzweigungen der **mittelgroßen bis größeren Bronchien.** Die Schallleitung
wird dabei durch infiltrative Prozesse in der Lunge, Minderbelüftung kollabierter
Lungenareale (Atelektase) oder durch eine Kompression der Lunge durch einen
Pleuraerguss (Kompressionsatmen über einem Erguss) verbessert.

Ein dem Bronchialatmen ähnliches Atemgeräusch findet sich auch bei Gesunden über der Trachea und den Hauptbronchien, zumal bei forcierter Respiration (Trachealatmen). Es ist am besten über der Trachea, dem Kehlkopf und
über dem Rücken in der Gegend des Dornfortsatzes des 7. Halswirbels wahrzunehmen. Weiter abwärts und seitwärts davon geht es allmählich in das
Vesikuläratemgeräusch über. Entsprechend dem Gehalt an höheren Frequenzen
klingt das Bronchialatmen ähnlich dem Fauchen einer Katze, während das lei-
sere Vesikuläratemgeräusch mit seiner Frequenz von durchschnittlich 600 Hz
weicher, säuselnd oder hauchend klingt.

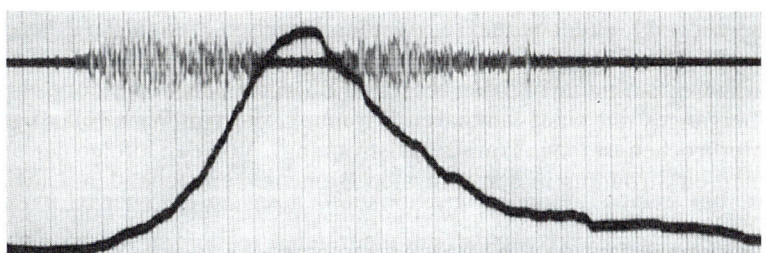

Abb. 7.12 Bronchiales Atemgeräusch. Während des Exspiriums ist das Atemgeräusch mindestens ebenso laut wie während des Inspiriums. Zur Bedeutung der Kurven vgl. **Abb. 7.11**.

> **!** Das Bronchialatmen ist ein lautes, scharfes, mittel- bis hochfrequentes Geräusch, das bei der Auskultation in- und exspiratorisch normalerweise nur über den zentralen Atemwegen hörbar ist.

7

Pueriles Atmen: Bei mageren Individuen mit dünner Thoraxwand, vor allem bei Jugendlichen, findet man über der ganzen Lunge ein deutlich verschärftes Exspirium. Man spricht von puerilem Atmen. Es hat **keine pathologische Bedeutung**. Für die Unterscheidung ist zu beachten, dass eine einseitige Verschärfung für (pathologisches) Bronchialatmen, eine doppelseitige für pueriles Atmen spricht. Einschränkend muss wiederum hervorgehoben werden, dass schon normalerweise geringe Seitenunterschiede vorhanden sein können.

Gemischtes Atemgeräusch: Schon beim Gesunden enthält das reine Vesikuläratmen eine mehr oder weniger stark ausgeprägte höherfrequente Komponente. Bei pathologisch gesteigerter Beimischung spricht man von gemischtem Atemgeräusch und je nach dem dominierenden Anteil von vesikulo-bronchialem oder broncho-vesikulärem Atmen. Es sei nochmals betont, dass die Intensität des Atemgeräusches mit der Frequenz nicht streng parallel geht. Es gibt auch ein abgeschwächtes Bronchialatmen und ein verschärftes Vesikuläratemgeräusch, dieses dann allerdings meist mit bronchialem Beiklang.

Amphorisches Atmen: Über glattwandigen Hohlräumen in der Lunge bekommt das Atemgeräusch einen „musikalischen" Beiklang. Wir nennen diese Erscheinung amphorisches Atemgeräusch. Es tritt über großen Kavernen auf, die nahe der Thoraxwand liegen. Es klingt nicht so scharf wie Bronchialatmen. Es ist klangvoller, ähnlich dem Geräusch, das entsteht, wenn man über einen Flaschenhals bläst.

Sakkadiertes Atmen: Gelegentlich ist das inspiratorische Atemgeräusch auch beim Gesunden nicht kontinuierlich, sondern abgehackt, stakkatoartig. Dieses sakkadierte Atmen hat **meist keine pathologische Bedeutung.** Manchmal wird es bei der Pleuritis sicca hörbar, wenn Rauigkeiten der Pleurablätter den glatten Ablauf der Lungenentfaltung behindern. Bei Bronchitiden können durch Schleim verklebte Bronchien den gleichmäßigen Atemstrom behindern und „zerhacken".

■■ Bronchophonie

Wenn das Atemgeräusch sehr leise ist, sodass regionale Unterschiede nicht sicher beurteilt werden können, kann gelegentlich die Prüfung der Bronchophonie weiterhelfen. Wird durch Prüfung des Stimmfremitus (s. S. 70) die Leitfähigkeit der Thoraxorgane für niederfrequente Schwingungen erfasst, so können wir die Leitfähigkeit für höhere Frequenzen mithilfe der Bronchophonie bestimmen. Hochfrequente Schwingungen entstehen beim Flüstern von Zischlauten, z. B. **„sechsundsechzig",** während der Auskultation. Über Infiltrationen ist die Flüstersprache lauter und schärfer zu hören als über normalem Lungengewebe.

■■ Atemnebengeräusche

Die beschriebenen normalen und pathologischen Atemgeräusche werden unter pathologischen Bedingungen durch Nebengeräusche, die in der Lunge und in den Bronchien entstehen, überlagert. Man unterscheidet trockene und feuchte Rasselgeräusche (RG).

Trockene Rasselgeräusche (syn. trockene Atemnebengeräusche): Trockene RG entstehen durch Schleimmembranen oder Schleimfäden in den Bronchien. Das zähe Sekret füllt das Bronchiallumen dabei nicht vollständig aus. Die Membranen oder Fäden werden durch den Luftstrom in Schwingungen versetzt. Sie klingen wie Brummen (niederfrequent), Schnurren, Pfeifen oder Giemen (hochfrequent) (**Abb. 7.13**) und kommen typischerweise bei chronisch obstruktiver Atemwegserkrankung (COPD) und Asthma bronchiale vor.

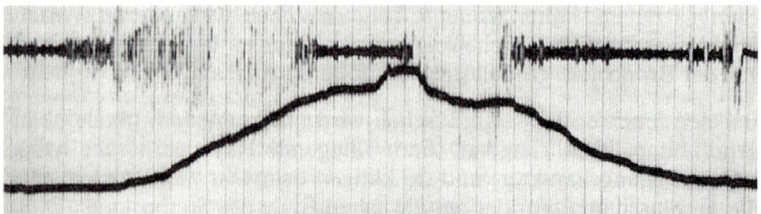

Abb. 7.13 Bronchitische Geräusche im In- und Exspirium. Wegen der großen Amplitude sind nur die Umkehrpunkte zu erkennen. Zur Bedeutung der Kurven vgl. **Abb. 7.11**.

Feuchte Rasselgeräusche (syn. feuchte Atemnebengeräusche): Feuchte RG entstehen, wenn Luft durch einen Bronchus strömt, der mit dünnflüssigem Sekret, entzündlichem Exsudat, Ödemflüssigkeit, Blut oder auch dünnflüssigem Eiter unter Blasenbildung gefüllt ist. Da die Weite und Länge des Rohres für die Schwingung der Luftsäule bestimmend ist, hängt die Frequenz der RG von der Größe der Bronchien ab. Auch die Häufigkeit des Ablösens von Luftblasen wird von der Weite des Rohres bestimmt. Die Viskosität der Flüssigkeit spielt hingegen ebenso wie die Menge der durchströmenden Luft eine verhältnismäßig geringe Rolle. Unter sonst gleichen Bedingungen werden daher, je kleiner der erkrankte Bronchus ist, umso häufiger Bläschen im Luftstrom platzen und höherfrequente Geräusche entstehen.

Feinblasige RG zeigen Erkrankungen der Endverzweigungen der Bronchien, **grobblasige RG** Sekretbildung in den größeren Ästen an.

Feuchte RG werden außerdem unterteilt in **klingende** oder **nicht-klingende RG**. Klingende RG haben helleren Klangcharakter, sie klingen dem Ohr nahe, als entstehe das Geräusch im Ohr oder am ohrnahen Ende des Stethoskops. Diese Klangeigenschaften entstehen dadurch, dass die Leitfähigkeit für hohe Frequenzen durch Infiltrierung des Lungengewebes verbessert wird. Luftgefüllte Lungenareale dämpfen dagegen die höheren Frequenzen. Rasselgeräusche sind daher klingend bei Infiltraten, die bis nahe zur Lungenoberfläche reichen. In solchen Fällen ist auch das Atemgeräusch mehr oder weniger stark in Richtung des Bronchialatmens verändert. Klinische und pathomorphologische Vergleiche zeigen, dass größere Abschnitte der Lunge infiltriert sein müssen, ehe Bronchialatmen entsteht, als bis klingende RG zu hören sind. Es kann also sehr wohl vorkommen, dass in einem Bezirk mit normalem Atemgeräusch klingende RG zu hören sind. Wir wissen dann, dass es sich um kleine, eventuell multiple Infiltrationen handelt.

Knisterrasseln: Eine dritte Art von RG entsteht wahrscheinlich infolge plötzlicher inspiratorischer Eröffnung kleinster Bronchiolen und Blähung subpleuraler Alveolargruppen, die bei flacher Atmung nicht ventiliert werden, sich jedoch bei forcierter Inspiration entfalten (**Entfaltungsknistern**). Häufig entsteht es bei bettlägerigen Patienten, die ihre unteren Lungenpartien bei oberflächlicher Atmung nicht genügend belüften. Werden dann beim Aufsetzen und den vertieften Atemzügen bei der Untersuchung auch diese Partien wieder ventiliert, so entfalten sich die Alveolen dort mit Entfaltungsknistern. Charakteristischerweise verliert sich Knisterrasseln nach einigen tiefen Atemzügen, besonders nach Husten, verhält sich also gerade umgekehrt wie Rasselgeräusche anderer Genese.

In relativ luftarmen Lungenarealen, zumal in Bereichen, zu denen der Luftstrom durch die kleinen Bronchien behindert ist, bleiben periphere Atemwege bis spät ins Inspirium verschlossen. Durch die Dehnung des Brustkorbes werden diese Alveolargruppen nach und nach „explosionsartig" eröffnet. Dieser Vorgang kann mit kurzen, hochfrequenten Schwingungen der Bronchiolen einhergehen. Dadurch wird der Eindruck endinspiratorischen feinblasigen Knisterns erweckt, oft verbunden mit sehr kurzen giemenden Geräuschen. Dieser Befund ist typisch für Lungenfibrosen. Deshalb wird er oft als Fibroseknistern oder Sklerosiphonie bezeichnet.

Pleurareiben: Auf ganz andere Art kommt das Pleurareiben zustande. Bei entzündlicher Sekretion von Fibrin auf den Pleurablättern entstehen knarrende Geräusche: das feine Reiben und das leicht erkennbare **Lederknarren** (nach Hippokrates).

7

> **!** Wichtig zur Unterscheidung ist, dass man Pleurareiben oft mit der flach dem Thorax aufgelegten Hand fühlen kann, während die fein- bis mittelblasigen Rasselgeräusche nicht tastbar sind.

Außerdem ist das Reiben meistens während des In- und Exspiriums gleich gut zu hören, während die Rasselgeräusche, die in der Lunge entstehen, das Inspirium bevorzugen. So spricht eine Verstärkung von Nebengeräuschen nach einem Hustenstoß eher für broncho-pulmonale RG und gegen Pleurareiben.

7.5   Unmittelbare Untersuchung bei Lungen- und Pleuraerkrankungen

7.5.1   Erkrankungen mit Exsudation in das Bronchiallumen

Akute Bronchitis: Bei jeder Exsudation in das Bronchiallumen entstehen giemende, brummende, pfeifende Geräusche, sog. trockene Nebengeräusche. Am besten sind sie z. B. im akuten Asthmaanfall zu hören. Die Geräusche sind teils streng an eine Atemphase gebunden, teils hört man sie sowohl im Inspirium als auch im Exspirium. Das Atemgeräusch ist, solange es nicht zu einer Infiltration des Lungengewebes gekommen ist, unverändert. Bei einer akuten Lungenblähung (Volumen pulmonum auctum), wie im Asthmaanfall, ist es jedoch abgeschwächt und stark durch Nebengeräusche überlagert. Bei akuter Bronchitis ist auch der Klopfschall normal. Die direkte Krankenuntersuchung ergibt also bei der akuten Bronchitis folgende Zeichen:

- **Inspektion:** normale Verhältnisse.
- **Palpation:** normale Verhältnisse, gelegentlich tastbares Giemen, Rasseln und Brummen.
- **Perkussion:** normaler Klopfschall.

- **Auskultation:** normales Atemgeräusch, mehr oder weniger stark ausgeprägt über der ganzen Lunge Giemen, Brummen und häufig grobblasige Rasselgeräusche.

Chronische Bronchitis: Bei der chronischen Bronchitis stellen sich zu den Zeichen der akuten Bronchitis oft zusätzlich solche der Lungenblähung ein. Vor allem wenn die Bronchitis mit starker Schleimsekretion einhergeht, sind brummende oder giemende Geräusche hörbar.

Asthma bronchiale: Neben der Exsudation eines zähen Sekrets ist das Asthma bronchiale durch das anfallsartige Auftreten von Atemnot gekennzeichnet. Inspektorisch lässt sich die erschwerte Atmung daran erkennen, dass der Kranke seine Atemhilfsmuskulatur einsetzt. Bei der Perkussion finden wir einen sonoren, lauten Klopfschall, der mehr oder weniger dem Schachtelton des Emphysematikers ähnelt. Die Lungengrenzen stehen tief und sind vermindert atemverschieblich. Die spastischen Einengungen der kleinen Bronchien führen zur Behinderung des Exspiriums. Das Volumen der Lungen nimmt hierdurch zu. Auskultatorisch sind im Asthmaanfall eine Verlängerung des Exspiriums und die bronchitischen Geräusche, vor allem das hochfrequente Giemen deutlich. Die Zeichen des Volumen pulmonum auctum, die Abschwächung des Atemgeräusches, bilden sich nach dem Anfall wieder völlig zurück, sodass im Intervall bei Asthmakranken oft kein krankhafter Befund zu erheben ist. Erst bei längerem Bestehen des Leidens bildet sich ein sekundäres Emphysem aus. Zusammenfassend also:

- **Inspektion:** beschleunigte Atmung mit sichtbarer Behinderung des Exspiriums.
- **Palpation:** das niederfrequente Brummen lässt sich oft als Vibrieren fühlen.
- **Perkussion:** hypersonorer Klopfschall, tief stehende Lungengrenzen.
- **Auskultation:** Atemgeräusch normal oder abgeschwächt und stark überlagert durch Giemen, Brummen und grobblasige RG.

7.5.2 Erkrankungen mit Infiltration von Lungengewebe

Bei größeren Infiltrationen der Lunge nimmt wegen der verminderten Gasaustauschfläche die Atemfrequenz zu. Die **forcierte Atmung** erkennt man bei Kindern häufig auch am **Nasenflügeln**, d.h. inspiratorisch werden die Nasenlöcher erweitert (bei Erwachsenen selten). Oft sind auch **Asymmetrien bei den Atemexkursionen** festzustellen, nicht nur infolge einer möglichen Pleurabeteiligung, sondern auch wegen der Abnahme der Atmung im infiltrierten Lungenbereich. Lippen und Akren zeigen bei größeren Infiltrationen eine mehr oder weniger starke Zyanose, da das Blut, das durch die infiltrierten Teile der Lunge fließt, nicht mit Sauerstoff versorgt werden kann und sich daher als venöses Blut dem oxidierten Blut beimischt (s. S. 66 ff).

Der Klopfschall ist über größeren infiltrierten Partien gedämpft (kleinere bronchopneumonische Herde verursachen keine Veränderung des Klopfschalls). Bei der Auskultation finden wir **feinblasige Rasselgeräusche** ✎, die je nach der Lage und dem Grad der Infiltration klingend oder nicht klingend sein können. Klingend sind sie, wenn die Infiltration bis zur Thoraxwand reicht. Daneben können auch grobblasige und trockene RG hörbar sein, da bei Erkrankungen mit Lungeninfiltration die Bronchien häufig miterkrankt sind.

Bei der **klassischen Lobärpneumonie** hören wir im frühen Stadium der Infiltration das feine Knistern der **Crepitatio indux** ✎, das meist nur für Stunden hörbar ist und deshalb der Auskultation oft entgeht. Es ist nur so lange zu hören, wie die Alveolen noch nicht vollständig mit Sekret angefüllt sind und dieses Sekret noch nicht geronnen ist. Die **Crepitatio redux**, das Zeichen der „Lösung" der Pneumonie, ist dagegen meist tagelang wahrzunehmen.

Zusammengefasst erkennt man die entzündliche Infiltration der Lunge:

- **Inspektion:** beschleunigte Atmung, Zyanose der Lippen, evtl. einseitig verminderte Atemexkursionen.
- **Palpation:** verstärkter Stimmfremitus.
- **Perkussion:** kleine Infiltrationen entgehen der Perkussion, große verursachen mehr oder weniger vollständige Dämpfung.
- **Auskultation:** Das Atemgeräusch nimmt die höheren Frequenzen des Bronchialatmens an; bei sehr kleinen Infiltrationen ist es jedoch unverändert. Feinblasige RG treten auf; diese sind nur klingend, wenn die Infiltration bis zur Lungenoberfläche reicht. Verstärkte Bronchophonie ist festzustellen.

Bei der **Bronchopneumonie** ist das Atemgeräusch nicht so ausgeprägt bronchial wie bei der Lobärpneumonie. Die feuchten Nebengeräusche sind teilweise mittelblasig, eventuell vermischt mit wenigen grobblasigen Rasselgeräuschen.

Die **Lungenfibrose** wie die **interstitielle Pneumonie** verändern den Perkussionsbefund praktisch nicht, lassen aber das charakteristische sehr hochfrequente Knisterrasseln hören.

7.5.3 Höhlenbildungen in der Lunge

Im Anschluss an pneumonische Prozesse kommt es zuweilen zur Zerstörung von Lungengewebe mit Abszessbildung. Vor allem die Tuberkulose ist Verursacher einer solchen Kavernisierung. Seltener schmelzen Lungentumoren ein. Wenn derartige Einschmelzungen mit Abszessbildung Anschluss an das Bronchialsystem gewinnen, machen sie sich gelegentlich dadurch bemerkbar, dass plötzlich größere Mengen eitrigen, eventuell auch blutigen Sputums ausgehustet werden.

Der Nachweis von Hohlräumen gelingt im Allgemeinen mit den direkten Untersuchungsmethoden erst, wenn sie mindestens pflaumengroß sind. Natürlich hängt auch hier wieder sehr viel von ihrer Lage ab. Oberflächennah können schon mittelgroße **Kavernen** eines Durchmessers von 3 cm nachgewiesen werden, aber selbst über 5 cm große Höhlen können dem direkten Nachweis entgehen, wenn sie tiefer als 5 cm unter der Lungenoberfläche liegen. Die Röntgenuntersuchung einschließlich des Schichtverfahrens oder der Computertomografie ist zur Diagnostik von Höhlenbildungen der Lunge sehr viel ergiebiger.

Mit der Perkussion findet man – je nachdem, ob um die Höhle ein größerer Infiltrationsbezirk vorhanden ist oder nicht – eine Dämpfung mit tympanitischem Beiklang.

Auskultatorisch wird über Hohlräumen der Lungen ein amphorisches Atemgeräusch hörbar; selten ist das **Kavernenjuchzen** 🔊 nachzuweisen: ein quietschendes, juchzendes Geräusch, das durch das Einströmen von Luft durch eine sehr enge Drainage erklärt wird. Das Atemgeräusch und oft vorhandene Rasselgeräusche bekommen zuweilen einen höherfrequenten „metallenen" Beiklang.

7.5.4 Erkrankungen mit abnormem Luftgehalt der Lunge

Vermehrter Luftgehalt der Lunge: Beim **Emphysem** kommt es zu einer chronischen Lungenblähung mit irreversibler Erweiterung des Lungenparenchyms distal der terminalen Bronchiolen und Rarefizierung alveolärer Strukturen. Es kann häufig schon an der Thoraxform (**Fassthorax**)**,** der Stellung der Rippen und am Atemtypus erkannt werden. Die Elastizität des Brustkorbs nimmt ab, dadurch wird die Exspiration, die vorwiegend durch elastische Kräfte erfolgt, immer unvollständiger. Die Atemexkursionen vollziehen sich dann um eine neue Mittellage, die mehr zur Inspirationsseite hin verschoben ist. Die Differenz zwischen in- und exspiratorischem Brustumfang ist vermindert. Die Lungengrenzen treten tiefer, und ihre Verschieblichkeit wird geringer. Der Klopfschall ist laut und niederfrequent (**Schachtelton**).

Der Strukturumbau der Lunge bei Emphysem hat letztlich eine chronische Rechtsherzbelastung zur Folge, die zu Rechtsherzinsuffizienz mit Leberstauung führen kann.

Bei der **Kyphoskoliose** finden wir als Folge der Thoraxdeformierung auf der Seite der Konvexität der Wirbelsäule geblähte Lungenpartien, während die andere Seite eher komprimiert ist. Über den gedehnten Teilen findet man die physikalischen Zeichen des Emphysems.

Auch nach operativer Entfernung von Lungenteilen ohne nachfolgende Plastik muss der Raum vom benachbarten Lungengewebe ausgefüllt werden. Es entsteht dann ein vikariierendes Emphysem. Im Zuge chronischer entzündlicher Gewebsschädigung der Lunge kann die narbige Schrumpfung zu Höhlenbildungen führen (Zugkavernen). Meist erreichen diese nur Kirschgröße; daher fehlen die physikalischen Zeichen der Höhlenbildung.

Zusammengefasst sind die Zeichen des Lungenemphysems:
- **Inspektion:** Fassform des Thorax, eher horizontaler Rippenverlauf, exspiratorische Atembehinderung, verminderte Atemexkursionen.

- **Perkussion:** geringe Verschieblichkeit der tief stehenden Lungengrenzen, lauter, hypersonorer Perkussionsschall (Schachtelton), absolute Herzdämpfung verkleinert oder aufgehoben.
- **Auskultation:** meist leises Atemgeräusch, Exspirium zuweilen verlängert, häufig bronchitische Geräusche, leise Herztöne.

Verminderter Luftgehalt der Lunge (Atelektase): Jede Infiltration des Lungengewebes geht mit einer Herabsetzung des Luftgehalts einher. Das Wesentliche der Atelektase ist jedoch die **mangelhafte Entfaltung der Lunge** infolge Gewebskompression oder regionaler Hypoventilation. Sie entsteht entweder durch Kompression von außen z.B. infolge von Tumoren, durch einen Erguss oder durch einen Bronchusverschluss. Die peripher im Bronchus und seinen Ästen abgeschlossene Luft wird schnell resorbiert, der Lungenteil schrumpft und wird dadurch viel dichter als normales, lufthaltiges Lungengewebe. Solche Bronchialverschlüsse entstehen vor allem durch Tumoren, gelegentlich auch durch Fremdkörper oder Schleimverlegung von Bronchialästen.

Physikalische Anzeichen für eine Atelektase werden nur deutlich, wenn diese eine beträchtliche Größe erreicht hat. Typisch ist dann ein inspiratorisches, meist asymmetrisches **Einsinken der Interkostalräume.** Sitzt die Stenose in den oberen Bronchien, so ist das Einsinken an den Schlüsselbeingruben besonders deutlich zu sehen. Bei der Perkussion wird über den weniger belüfteten Partien der Klopfschall gedämpft sein. Allerdings erreicht auch bei vollständigem Verschluss eines größeren Bronchus die hierdurch verursachte Dämpfung nie einen so intensiven Grad wie bei einer starken Infiltration oder einem Erguss. Das Atemgeräusch ist über dem atelektatischen Bezirk abgeschwächt oder aufgehoben, der Stimmfremitus über größeren Atelektasen ist vermindert.

Kleinere, sog. Streifenatelektasen, die Erkrankungen der Lunge, des Herzens und zuweilen auch der Abdominalorgane begleiten können, können mit der Perkussion und Auskultation nicht entdeckt werden.

Zusammengefasst sind die physikalischen Zeichen der Lungenatelektase:
- **Inspektion:** Asymmetrie der Atmung mit lokaler inspiratorischer Einziehung der Thoraxwand.
- **Palpation:** abgeschwächter Stimmfremitus.
- **Perkussion:** Schallverkürzung mit tympanitischem Beiklang.
- **Auskultation:** abgeschwächtes Atemgeräusch und Bronchophonie.

7.5.5 Pleuraerkrankungen

Als Pleurahöhle bezeichnet man den kapillären Spalt zwischen dem parietalen und viszeralen Blatt der Pleura. Sie enthält normalerweise einen dünnen Flüssigkeitsfilm, der das reibungslose Aufeinandergleiten der beiden Blätter während der Atemexkursionen ermöglicht. Bildung und Resorption der Flüssigkeit sind normalerweise in einem Gleichgewicht. Erst im Rahmen von Erkrankungen der Pleura kommt es zu verstärkter fibrinöser oder seröser Absonderung. Dann kann sich der Spalt zu einem großen Raum entfalten, der unter Umständen mehrere Liter Flüssigkeit enthält. Eine Erhöhung des hydrostatischen Drucks oder eine Verminderung des kolloidosmotischen Drucks in den Gefäßen der Pleura führt zu einer Transsudation einer eiweißarmen Flüssigkeit, eine erhöhte Kapillarpermeabilität (meist infolge von Entzündungen) zur eiweißreicheren Exsudation.

Pleuritis: Die Entzündung der Pleura kann im Rahmen verschiedener Allgemeinerkrankungen, viralen oder bakteriellen Infekten und Autoimmunerkrankungen auftreten. Bei ca. 40 % der bakteriellen Pneumonien kommt es zu einem parapneumonischen Erguss. Auch nach Lungenembolien entzünden sich häufig Pleuraareale über den betroffenen Lungenabschnitten.

Meist geben die Kranken **atmungsabhängige Schmerzen** an. Diese unterscheiden sich von stenokardischen, interkostalneuralgischen und muskelrheumatischen Schmerzen. Die betroffene Seite wird möglichst wenig bewegt. Die Kranken zeigen eine **Schonatmung** mit **verminderten Atemexkursionen** auf der Seite der Pleuritis. Die Lungengrenzen sind hier weniger verschieblich.

Der kennzeichnende Befund der Pleuritis ist das **Pleurareiben,** sofern nicht durch den Erguss die beiden Pleurablätter auseinandergedrängt sind. Das Pleurareiben ist oft sehr flüchtig und nur tage- oder sogar stundenweise wahrnehmbar. Es ist wichtig, bei der Suche nach Pleurareiben den Patienten auch bis hoch unter die Achselhöhlen bei erhobenem Arm zu auskultieren. Das Pleurareiben klingt ähnlich dem Ledersohlenknarren neuer Schuhe. Es kann sehr leise sein und gibt dann Anlass zu Verwechslungen mit fein- bis mittelblasigen Rasselgeräuschen. Ist das Pleurareiben laut, so ist es im Gegensatz zu fein- bis mittelblasigen Rasselgeräuschen häufig als Vibrieren der Brustwand zu fühlen.

Zusammengefasst sind die direkten Zeichen der Pleuritis:
- **Inspektion:** krankheitsseitige konkave Verkrümmung der Wirbelsäule und Verschmälerung der Interkostalräume, eingeschränkte und nachhinkende Atemexkursionen auf der kranken Seite (Schonatmung).
- **Palpation:** evtl. Vibration der Thoraxwand durch Pleurareiben.
- **Perkussion:** verminderte Verschieblichkeit der Lungengrenzen auf der kranken Seite; bei Ergussbildung Dämpfung des Klopfschalls.
- **Auskultation:** Pleurareiben, meist im In- und Exspirium. Atemgeräusch auf der kranken Seite abgeschwächt (infolge von Schonatmung und ggf. Erguss).

Pleuraerguss: Je nach Lokalisation sind freie, interlobäre und abgekapselte Ergüsse, je nach Eiweißgehalt Transsudate und Exsudate, je nach Genese entzündliche, tumoröse und stauungsbedingte Ergüsse zu unterscheiden.

Auch sind seröse von eitrigen, blutigen oder chylösen Ergüssen zu differenzieren.

Mehr als ⅓ der Pleuraergüsse entstehen durch eine kardiale Stauung, gefolgt von Begleitergüssen bei Pneumonie und als Folge von Tumoren. Seltenere Ursachen sind immunologische Erkrankungen, Pankreatitis, abdominale Abszesse, Milzinfarkte, Urämie u. a.

> **!** Mit den unmittelbaren Untersuchungsmethoden sind Pleuraergüsse erst mit einer Größe von 200–500 ml nachzuweisen.

Inspektorisch fällt ein Nachschleppen der unterschiedlich weiten Atemexkursionen der erkrankten Seite auf. Sie sind oft **palpatorisch** mit den symmetrisch aufgelegten Händen besser zu fühlen. Bei der **Perkussion** lässt sich eine starke Dämpfung, über größeren Ergüssen sogar eine absolute Dämpfung nachweisen. Durch die Elastizitätsverhältnisse der sich retrahierenden Lunge bedingt, ist der Erguss nach oben nicht horizontal begrenzt, sondern steigt nach lateral an und bildet gegen den normalen Lungenschall eine Grenzlinie, die **Damoiseau-Ellis[25]-Linie**. Sie fällt nach vorne allmählicher ab als nach hinten (**Abb. 7.14**).

Die Verdrängung der Lunge kann bei großen Exsudaten zu starker Verlagerung des Mediastinums mitsamt dem Herzen führen. Außerdem tritt das Zwerchfell unterhalb des Erguss tiefer.

Über großen Ergüssen hört man nicht selten das sog. **Kompressionsatmen:** Durch die Kompression der Lungen aufgrund des Erguss wird ihr Luftgehalt vermindert. Damit verbessert sich die Leitfähigkeit für hohe Schallfrequenzen, und es kommt – wie bei einer Lungeninfiltration – zum Bronchialatmen. Deshalb kann es zur Verwechslung eines großen Ergusses mit einer Lungenentzündung kommen. Das Kompressionsatmen tritt nur am oberen Rand des Exsudates auf. Weiter unterhalb ist das Atemgeräusch abgeschwächt.

Zusammengefasst sind die folgenden Zeichen typisch für einen Pleuraerguss:
- **Inspektion:** Nachschleppen der erkrankten Seite bei der Atmung. Beim Empyem können Rötung und Schwellung an umschriebener Stelle einen Spontandurchbruch nach außen anzeigen (Empyema necessitatis).
- **Palpation:** Der Stimmfremitus ist über kleinen Ergüssen abgeschwächt, über großen Ergüssen aufgehoben. Die Interkostalräume fühlen sich gespannt an.
- **Perkussion:** absolute Dämpfung. Begrenzung nach lateral ansteigend (Damoiseau-Ellis-Linie).
- **Auskultation:** abgeschwächtes bis aufgehobenes Atemgeräusch. Oberhalb des Ergusses Kompressionsatmen (v. a. bei Jugendlichen), d. h. eine streifenförmige

---

[25] Louis Hyacinthe Damoiseau (1815–1890): Arzt in Paris; Ellis, Calvin (1826–1883): Arzt in Boston

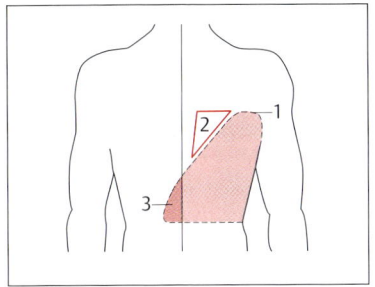

Abb. 7.14 Dämpfungsfigur bei rechtsseitigem Pleuraerguss. 1 Damoiseau-Ellis-Linie, 2 Garland-Dreieck, 3 Grocco-Rauchfuß-Dreieck.

Zone mit Bronchialatmen ist auskultierbar. Die Bronchophonie ist über Ergüssen abgeschwächt, nur an den Stellen mit Kompressionsatmen ist sie verstärkt.

Pleuraschwarte: Die Pleuraschwarte oder -schwiele ist eine narbige Veränderung der Pleura, die auf entzündliche, traumatische, vaskuläre oder degenerative Ursachen zurückgehen kann. Charakteristisch ist die Schrumpfung. Im Gegensatz zur Schonatmung bei Pleuritis sind hier die Atembewegungen aus mechanischen Gründen eingeschränkt. Bei der Perkussion ist allenfalls eine leichte Schallverkürzung zu bemerken. Bei sehr kleinen Schwarten ist vielleicht nur die Verschieblichkeit der Lungengrenze vermindert. Atemgeräusch und Stimmfremitus sind nur wenig abgeschwächt und selbst bei großen Schwarten fast nie völlig aufgehoben.

Eine Damoiseau-Ellis-Linie ist nicht zu perkutieren, Kompressionsatmen ist nicht vorhanden. Oft lässt sich so schon aufgrund der unmittelbaren Untersuchungsbefunde zwischen Schwarte und Erguss unterscheiden. In vereinzelten Fällen kann dies aber große Schwierigkeiten bereiten. Es ist auch daran zu denken, dass beide Befunde gleichzeitig vorhanden sein können.

Zusammengefasst sind die Zeichen der Pleuraschwarte:

- **Inspektion:** eingezogene und verschmälerte Interkostalräume, verminderte Atemexkursionen der betroffenen Seite, öfter konkave Verkrümmung der BWS zur betroffenen Seite.
- **Palpation:** Stimmfremitus mäßig abgeschwächt.
- **Perkussion:** Klopfschall gelegentlich leicht gedämpft. Verminderte Verschieblichkeit der Lungengrenzen.
- **Auskultation:** leicht abgeschwächtes Atemgeräusch. Abgeschwächte Bronchophonie.

7.5.6 Pneumothorax

Befindet sich Luft zwischen den beiden Pleurablättern, so handelt es sich um einen Pneumothorax (**Abb. 7.15**). Er entsteht entweder spontan durch Einrisse

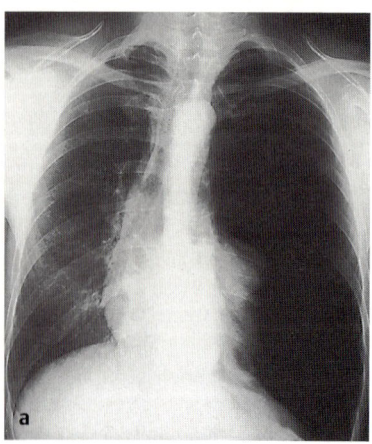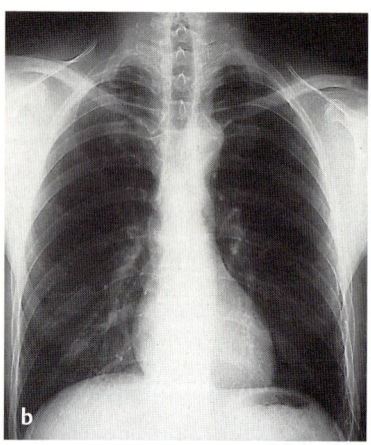

Abb. 7.15 Pneumothorax. **a** Spannungspneumothorax links, **b** Thoraxübersichtsaufnahme nach Drainageneinlage mit vollständiger Entfaltung der Lunge.

meist pathologisch veränderten Lungengewebes (z. B. Emphysemblasen, kleine Tbc-Herde), durch ein perforierendes Trauma (Brustwand-Lungen-Verletzungen) oder bei diagnostischer bzw. therapeutischer Punktion.

Die physikalischen Zeichen eines Pneumothorax sind in jedem Fall die gleichen: Da der normalerweise im Pleuraraum bestehende negative Druck durch die Füllung des Pleuraspalts mit Luft abnimmt oder sogar aufgehoben ist, sind die **Interkostalräume verstrichen**. Die Atemexkursionen sind auf der betroffenen Seite vermindert. Bei stärker ausgeprägtem Pneumothorax ist oft eine **paradoxe Atmung** (s. S. 65) zu beobachten. Der **Klopfschall** ist laut, mit stark **tympanitischem Beiklang**. Das Atemgeräusch ist abgeschwächt oder aufgehoben, ebenso der Stimmfremitus und die Bronchophonie. Bei vollständigem Pneumothorax sind die direkten Zeichen sehr deutlich, und die Diagnose sollte nicht schwer sein. Recht häufig ist aber die Retraktion der Lunge nicht vollständig, da mehr oder weniger ausgedehnte Verwachsungen der Pleurablätter bestehen. In solchen Fällen ist das Atemgeräusch erhalten und nur sehr gering seitendifferent (ebenso der Klopfschall).

Auch beim Pneumothorax besteht das Risiko der **Mediastinalverlagerung** zur gesunden Seite mit der unter Umständen lebensbedrohlichen Gefahr der Abklemmung der großen Hohlvene.

Diese Gefahr ist beim **Spannungspneumothorax** besonders groß. Er kommt durch eine Lungenverletzung zustande, die im Inspirium den Lufteintritt in die Pleurahöhle erlaubt, im Exspirium jedoch kein Entweichen der Luft zulässt. Der sich steigernde Druck im Pneumothorax führt zu immer stärkerer Verdrängung des Mediastinums. Man erkennt sie daran, dass sich die Dämpfung der Herzfigur verschiebt.

Geht der Pneumothorax mit einer serösen oder blutigen Flüssigkeitsansammlung einher, spricht man von einem **Hydro-**, **Sero-** oder **Hämatopneumothorax**. Dabei lässt sich keine Damoiseau-Ellis-Linie perkutieren. Die Flüssigkeit stellt sich in einem horizontalen Spiegel ein, der bei Lageveränderungen des Patienten den Bewegungen folgt.

Nicht selten besteht bei Pneumothorax, vor allem bei traumatischer Ursache, zugleich ein Hautemphysem, das bei der Palpation an einem feinen Knistern erkannt werden kann.

Zusammengefasst sind die Zeichen des Pneumothorax:
- **Inspektion:** erweiterte, verstrichene Interkostalräume und eingeschränkte, gelegentlich paradoxe Atemexkursionen auf der erkrankten Seite.
- **Palpation:** abgeschwächter bzw. aufgehobener Stimmfremitus.
- **Perkussion:** tympanitischer Klopfschall, oft auch Zeichen der Mediastinalverdrängung zur gesunden Seite. Komplizierte Ergüsse stellen sich auch bei Neigung des Oberkörpers horizontal ein.
- **Auskultation:** aufgehobenes oder stark abgeschwächtes Atemgeräusch, aufgehobene Bronchophonie.

Tab. 7.3 stellt die Unterscheidungskriterien bei der Differenzialdiagnose einander gegenüber.

Tab. 7.3 Unterscheidungsmerkmale von Lungeninfiltration, Pleuraerguss, Pleuraschwarte und Pneumothorax

	Infiltration	*Erguss*	*Schwarte*	*Pneumothorax*
Inspektion	seitengleiche Atemexkursionen (bei Infiltration eines ganzen Lappens oder bei Pleurabeteiligung vermindert), Interkostalräume gleich weit auf der kranken und der gesunden Seite	Nachschleppen der erkrankten Seite Interkostalräume verstrichen oder vorgewölbt	Nachschleppen der erkrankten Seite bei der Atmung, Wirbelsäule konkav zur erkrankten Seite, Interkostalräume verschmälert und eingezogen	Nachschleppen der erkrankten Seite bei der Atmung, Interkostalräume verstrichen, bei Spannungspneumothorax vorgewölbt, gelegentlich paradoxe Atmung
Perkussion	geringe bis deutliche Dämpfung	starke Dämpfung Damoiseau-Ellis-Begrenzung	geringe, meist nicht sehr deutliche Dämpfung	lauter, tympanitischer Klopfschall

Tab. 7.3 (Fortsetzung)

	Infiltration	Erguss	Schwarte	Pneumothorax
Auskul-tation	Atemgeräusch zum Bronchial-atmen hin verän-dert, u. U. reines Bronchialatmen; je nach Größe der Infiltration feinblasige, nicht-klingende oder (wenn Infiltration bis zur Thorax-wand reicht) klingende RG	Atemgeräusch abgeschwächt bis aufgehoben, am oberen Rand manchmal Kom-pressionsatmen	manchmal abgeschwächtes Atemgeräusch	abgeschwächtes oder aufgehobenes Atemgeräusch
Broncho-phonie	verstärkt	abgeschwächt oder aufgehoben	abgeschwächt	abgeschwächt
Stimm-fremitus	verstärkt	abgeschwächt oder aufgehoben	abgeschwächt	stark abgeschwächt oder aufgehoben

8 Untersuchung des Herzens

Patienten mit Herzerkrankungen geben in wechselnder Intensität und Kombination und zum Teil unabhängig von der jeweils zugrundeliegenden Krankheit folgende **Kardinalsymptome** an:

- Leistungsminderung infolge verringerten Herzzeitvolumens und verminderter pulmonaler O_2-Aufnahme,
- Luftnot als Belastungs- oder Ruhedyspnoe oder als Orthopnoe (Luftnot im Liegen),
- Zyanose infolge verlängerter Kreislaufzeit mit vermehrter peripherer O_2-Ausschöpfung und verminderter pulmonaler O_2-Aufnahme,
- Ödeme oder Anasarka,
- nächtlichen Harndrang (Nykturie),
- Brustbeklemmungen, -schmerzen, -enge (Angina pectoris),
- „Herzstolpern", Herzrhythmusstörungen, Synkopen.

8.1 Inspektion

Die Inspektion ist üblicherweise für die Untersuchung des Herzens nicht sehr ergiebig. Manchmal kann sie jedoch aufschlussreich sein. Eine Erweiterung (Dilatation) des Herzens ist oft anhand von Lage, Art und Größe des **Herzspitzenstoßes** zu erkennen. Dessen Verlagerung deutet auf eine Dilatation des linken Ventrikels hin. Verbreiterung und hebender Charakter des Spitzenstoßes sind Hinweise für eine Hypertrophie. Eine rechtsventrikuläre Belastung ist selten an verstärkten Pulsationen links parasternal (etwa in Höhe des 3. ICR) oder im epigastrischen Winkel sichtbar. Bei angeborenen Herzfehlern mit Rechtsherzbelastung zeigt sich häufig eine umschriebene Vorwölbung der Rippen, ein **Herzbuckel (Voussure).** Schwere Aorten- oder Mitralinsuffizienzen oder Missbildungen mit großem Links-Rechts-Shunt (z. B. Ductus arteriosus Botalli apertus, s. S. 155 ff) können besonders bei schlanken Personen zu **Schaukelbewegungen des Thorax** führen.

Darüber hinaus sei auf **extrakardiale Inspektions- und Palpationsbefunde** bei kardialen Erkrankungen hingewiesen: verstärkte **Gefäßpulsationen** bei Aorteninsuffizienz oder Ductus arteriosus Botalli apertus oder die konstitutionellen Zeichen angeborener kardiovaskulärer Missbildungen (z. B. Marfan-Syndrom mit Aorteninsuffizienz, Turner-Syndrom mit offenem Ductus Botalli oder Ventrikelseptumdefekt). Akute kardiale Erkrankungen wie die Endokarditis können neben dem kardiologischen Befund auch mit peripheren Stigmata, z. B. Mikroembolien, einhergehen.

Ödeme: Mechanismen, klinische Formen und Lokalisation vermehrter Flüssigkeitseinlagerung im Gewebe (Anasarka, Ödeme) und deren Differenzialdiagnose wurden bereits auf S. 19 ff besprochen. Hier sollen nur **kardial bedingte Ödeme** dargestellt werden. Sie sind in der Regel symmetrisch und bevorzugen die abhängigen Körperpartien, also die Knöchel bei ambulanten, die Kreuzbeingegend bei bettlägerigen Kranken (Anasarka). Die Haut ist glänzend und prall, kühl und leicht zyanotisch über dem ödematösen Gewebe. Ein fester **Fingerdruck** hinterlässt hier eine Delle, die allmählich wieder verstreicht. Am frühesten lassen sich Ödeme durch Fingerdruck an der unteren Schienbeinkante und den Knöcheln nachweisen.

> **!** Zu beachten ist, dass kardiale Ödeme nicht nur bei der Rechtsherzinsuffizienz auftreten. Auch die Linksherzdekompensation kann (infolge verminderter Nierendurchblutung) Ödeme verursachen.

Zyanose: Im Kapitel über die unmittelbaren Untersuchungsmethoden und im Kapitel über die Lungenerkrankungen wurde auf die Zyanose eingegangen (s. S. 15 ff, 66 ff). Hier soll sie speziell unter dem Gesichtspunkt der Beurteilung von Herz- und Gefäßkrankheiten oder -missbildungen dargestellt werden. Bei der kardiovaskulären Zyanose sind drei prinzipielle Mechanismen zu unterscheiden:

- Eine vermehrte periphere O_2-Ausschöpfung bei verlängerter Kreislaufzeit (Ausschöpfungszyanose),
- eine Diffusionsstörung mit verminderter O_2-Aufnahme in der Lunge infolge kardiopulmonaler Stauung (Stauungszyanose) und
- eine Beimischung venösen Blutes zum arteriellen über venös-arterielle Kurzschlussverbindungen bei angeborenen kardiovaskulären Missbildungen. Solch eine Mischungszyanose kann durch O_2-Atmung nicht beseitigt werden.

Die ersten beiden Mechanismen sind bei der **Herzinsuffizienz** oft miteinander kombiniert. Bei den **angeborenen Herzfehlern** hat man die Zyanose zum Leitsymptom ihrer Einteilung gemacht. Die häufigsten Missbildungen mit einer Verbindung zwischen venösem und arteriellem Kreislauf (= Rechts-Links-Shunt) sind die Fallot[26]-Tetralogie, der Truncus und Pseudotruncus arteriosus communis und die Transposition der großen Gefäße.

Zu beachten sind sowohl die **Verteilung der Zyanose** als auch der **Zeitpunkt des Auftretens**, weil anhand dieser Informationen manchmal schon die richtige Diagnose gestellt werden kann.

Bei der Aortenisthmusstenose vom präduktalen Typ findet sich die Zyanose nur in den unteren Körperpartien, weil diese Teile des Körpers durch den unterhalb der Stenose in die Aorta einmündenden Ductus arteriosus Botalli mit Blut

---

[26] Etienne L. A. Fallot (1850–1911), Marseille. Die Erstbeschreibung der nach ihm benannten Missbildung erfolgte bereits durch Sandifort (1777).

aus dem rechten Ventrikel versorgt werden, während die oberen Körperpartien ihr regulär arterialisiertes Blut aus dem linken Ventrikel erhalten (s. S. 157 ff).

Bei der Fallot-Tetralogie entsteht die schwere Zyanose erst dann, wenn sich der Ductus arteriosus Botalli geschlossen hat. Ein zyanosefreies Intervall von wenigen Tagen bis zu einigen Wochen Dauer nach der Geburt ist also typisch für die Fallot-Tetralogie (s. S. 159 ff).

Bei der Eisenmenger-Reaktion, d. h. bei der Entwicklung einer pulmonalen Hypertonie infolge chronischer Hyperzirkulation der Lunge, tritt die Zyanose erst mit den sekundären Lungengefäßveränderungen auf, also nach der Pubertät bis etwa zur Mitte der 3. Lebensdekade (s. S. 161 ff).

Andere Missbildungen, wie z. B. die Transposition der großen Gefäße, können schon eine deutliche Zyanose gleich bei der Geburt zur Folge haben.

Über die Störungen der Atmung, die bei Herzerkrankungen zu den wichtigen Symptomen gehören, wurde schon auf S. 64 ff gesprochen.

8.2 Palpation

Der Inspektion folgt die palpatorische Untersuchung des Patienten. Sie ist informativer als die Perkussion. Fünf Fragen sind bei der Palpation zu beantworten:

- Wo ist (bei Rückenlage des Kranken) der Herzspitzenstoß tastbar: innerhalb oder außerhalb der Medioklavikularlinie (vgl. S. 73)?
- Ist er verbreitert (> 10-Cent-Stück)?
- Ist er hebend, d. h. verstärkt?
- Lassen sich abnorme Pulsationen tasten: eine verlängerte systolische Auswärtsbewegung (engl. bulging), eine akzentuierte diastolische Pulsation (A-Welle) oder eine systolische Einwärtsbewegung?
- Ist über die Pulsation hinaus ein Schwirren tastbar (vgl. S. 98)?

Der normalerweise innerhalb oder in der MCL im 5. ICR tastbare **Herzspitzenstoß** entspricht der isometrischen Umformung des linken Ventrikels in der frühen Systole. Ein nach außerhalb der MCL verlagerter Spitzenstoß spricht für eine linksventrikuläre Dilatation, der hebende Charakter für eine Hypertrophie.

Nicht selten lässt sich bei diesen Zeichen linkskardialer Belastung auch eine **präsystolische (A-)Welle**, ein leichter, dumpfer Anstoß, korrelierend mit dem 4. Herzton, tasten. Ähnlich kann eine verstärkte **schnelle Füllungswelle** (z. B. bei Mitralinsuffizienz) oder ein **3. Ton** palpabel werden.

Eine **verlängerte systolische Pulsation** kann auf eine abnorme Ventrikelkontraktion, ein Aneurysma oder eine Druckbelastung hinweisen. Auch die Druckbelastung des rechten Herzens ist häufig links-parasternal bis zum 3. ICR als verstärkte Pulsation tastbar. **Präkordiale systolische Einziehungen** weisen auf eine Pericarditis constrictiva bzw. adhaesiva hin.

Zuweilen können auch nieder- und mittelfrequente Geräusche als **Vibrationen** wahrgenommen werden, z. B. das Rumpeln bei der Mitralstenose (s. S. 132 ff) oder ein deutliches systolisches Schwirren bei Aortenstenose (s. S. 146 ff) bzw. Ventrikelseptumdefekt (s. S. 162 ff).

8.3   Perkussion

Die Perkussion des Herzens ist wegen der Ungenauigkeit der Abgrenzung des Herzens gegenüber der Lunge wenig informativ (s. S. 76 ff). Teilweise sind mithilfe der Perkussion Formveränderungen des Herzens nachweisbar. Hierbei ist zu beachten, dass der rechte Herzrand nicht etwa vom rechten Ventrikel, sondern vom rechten Vorhof, selten auch vom linken Vorhof gebildet wird. Weiter kranial ist die obere Hohlvene randbildend (**Abb. 8.1**)

Eine **Vergrößerung der Herzfigur** spricht für eine Dilatation. Am leichtesten lässt sich die Erweiterung des linken Ventrikels (nicht aber seine Hypertrophie!) nachweisen. Das aortal konfigurierte „Schuhherz" (**Abb. 8.2 a**) spricht für eine Dilatation des linken Ventrikels. Auch die Erweiterung des rechten Ventrikels kann zur Vergrößerung der Herzfigur nach links führen.

Eine Erweiterung des linken Vorhofes zeigt sich manchmal in einer **verstrichenen Herztaille** (mitralkonfiguriertes Herz, **Abb. 8.2 b**). Dies ist besonders ausgeprägt, wenn zugleich die Ausflussbahn des rechten Ventrikels erweitert ist.

Das **Fehlen der Herztaille** kann durch eine Verbreiterung der Dämpfungsfigur des oberen Mediastinums vorgetäuscht werden, z. B. bei Aortenaneurysma, Struma retrosternalis oder Tumoren im vorderen Mediastinum.

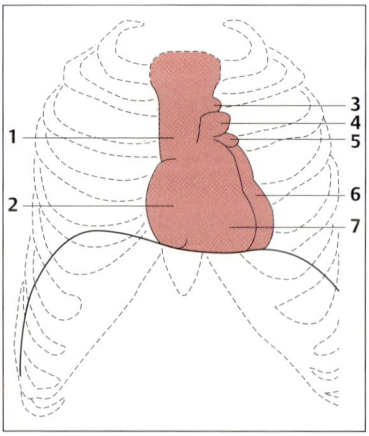

Abb. 8.1 Randbildende Teile des Herzens. 1 V. cava superior, 2 rechter Vorhof, 3 Aortenknopf, 4 A. pulmonalis, 5 linkes Herzohr, 6 linker Ventrikel, 7 rechter Ventrikel.

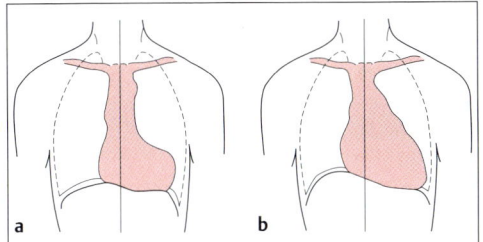

Abb. 8.2 Vergrößerung der Herzfigur. **a** aortal konfiguriertes Herz, **b** mitral konfiguriertes Herz bei überwiegender Mitralinsuffizienz.

8.4 Auskultation des Herzens

8.4.1 Allgemeines

Die Herzauskultation hat seit ihrer Einführung durch Laënnec[27] zu Beginn des 19. Jahrhunderts nicht an Bedeutung verloren. Auch heute noch ist sie eine unverändert wichtige Untersuchungsmethode für die **Primärdiagnostik** wie für die **Verlaufsbeobachtung kardialer Erkrankungen**. Im Vorfeld der speziellen Herzuntersuchung fällt dem praktischen Arzt, der in der Regel die erste Untersuchung ausführt, die wichtige Aufgabe zu, durch eine adäquate Auskultation mindestens den Verdacht auf eine Herzerkrankung zu gewinnen, um eine gezielte Diagnostik mittels apparativer Verfahren (Elektro- und Echokardiografie, Röntgendiagnostik, Herzkatheteruntersuchung und andere) in die Wege leiten zu können. Ihm obliegt auch in vielen Fällen die Verlaufsbeobachtung und ggf. die Veranlassung zu weiterführenden Maßnahmen, wenn die spontane oder medikamentös beeinflusste Entwicklung der Erkrankung neue Entscheidungen erfordert.

Vergleichende Untersuchungen mittels Echokardiografie und Herzkatheter haben in den letzten 30 Jahren die Interpretation akustischer Phänomene bestätigt und dadurch die Lehre von der Auskultation weiter untermauert. Die hämodynamischen und kinetischen Vorgänge des Klappenspiels und der Pumpfunktion des Herzens lassen sich als die Ursachen akustischer Erscheinungen erkennen. Auch der umgekehrte Weg der Interpretation vom Auskultationsbefund zu Bewegungsvorgängen und den strömungsdynamischen Prozessen wurde so möglich. Schließlich vermittelt die Herzauskultation auch die Vorstellbarkeit des Ablaufs der Herztätigkeit.

Grob und nicht im Sinne strenger physikalischer Definitionen unterscheiden wir bei der Herzaktion **Herztöne und Herzgeräusche**. Dabei sind **Herztöne**

---

[27] Théophile René Laënnec (1781–1826), frz. Arzt. Erfindung des Stethoskops und Einführung der Auskultation in die klinische Untersuchung 1819.

definiert als kurzzeitige Schwingungen bis zu 0,1 sec. Sie entstehen grundsätzlich durch Vibrationen schwingungsfähiger Strukturen bei deren plötzlicher Akzeleration oder Dezeleration. Hingegen sind **Herzgeräusche** länger anhaltende, 0,1 sec überdauernde Schwingungsphänomene infolge von Turbulenzen des strömenden Blutes, die sich auf schwingungsfähige Strukturen des Herzens, der dort entspringenden Gefäße und der Brustwand übertragen.

> ❗ Herztöne: kurzzeitige Schwingungen
> Herzgeräusche: länger anhaltende Schwingungen

8.4.2 Herztöne

Das gesunde Herz erzeugt bei jedem Schlag zwei Töne:
- Der **1. Ton** hängt mit dem Beginn der Ventrikelkontraktion und dem Schließungsvorgang der AV-Klappen,
- der **2. Ton** mit dem Schließungsvorgang der Taschenklappen der Aorta und der A. pulmonalis früh nach Beginn der Ventrikelerschlaffung zusammen.

Deswegen wird der 1. Ton oft als systolischer, der 2. als diastolischer Ton bezeichnet. Bei normaler Herzfrequenz unter 120/min sind der 1. und 2. Ton durch ein kürzeres Intervall getrennt als der 2. vom nachfolgenden 1. Ton. Oft ist nur so die Unterscheidung möglich.

Hinsichtlich der **Lautstärke und des Klangcharakters** sind die beiden Töne meist verschieden, der 1. Ton ist dumpfer und weniger scharf begrenzt als der hellere 2. Ton mit höherer Frequenz. Unter pathologischen Bedingungen können die Herztöne jedoch stark verändert sein, sodass es zuweilen schwer wird, beide zu unterscheiden. Der 1. Ton ist normalerweise über der Herzspitze lauter, der 2. über dem mittleren linken Sternalrand, über der Herzbasis lauter.

Der Ort der Entstehung der Schallphänomene entspricht nicht streng dem ihrer besten Hörbarkeit. Das zeigt der Vergleich der Projektion der Herzklappen auf die vordere Brustwand bzw. auf den empirisch günstigsten Auskultationsbereich für die Erkennung der Schallphänomene (**Abb. 8.3**).

Aus dem Ort der größten Lautstärke von Auskultationsbefunden, dem **punctum maximum**, lässt sich unter Vorbehalt auf den Entstehungsort der Töne und Geräusche rückschließen. An folgenden Punkten sollen die durch die Klappen und ihren Schwingungsapparat ausgelösten Schallphänomene am besten wahrzunehmen sein (**Abb. 8.3**):
- **Aortenklappe:** rechter mittlerer und oberer Sternalrand, 2. Interkostalraum (ICR) rechts und linker Sternalrand, Ansatz der 4. linken Rippe am Sternum mit Fortleitung in der Richtung des Verlaufs der Aorta
- **Pulmonalklappe:** linker Sternalrand im 2. ICR mit Fortleitung in Richtung zur linken Infraklavikularregion

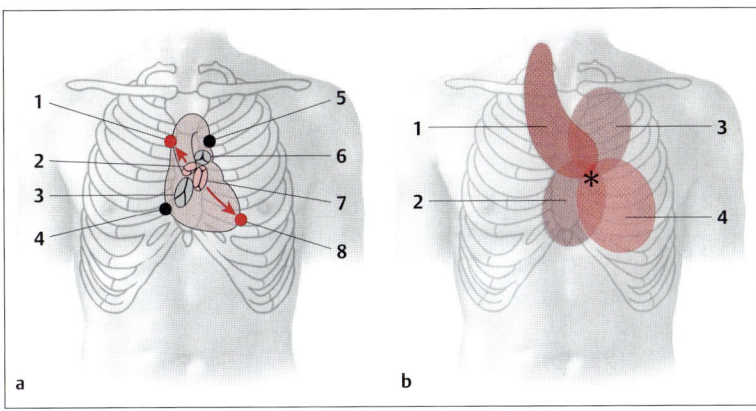

Abb. 8.3 Auskultation des Herzens.
a Auskultation der Herzklappen. 1 Auskultationsstelle Aortenklappe, 2 Aortenklappe, 3 Trikuspidalklappe, 4 Auskultationsstelle Trikuspidalklappe, 5 Auskultationsstelle Pulmonalklappe, Pulmonalklappe, Mitralklappe, Auskultationsstelle Mitralklappe.
b anatomische Projektion der Klappen auf den Thorax. 1 Geräuschfortleitung Aortenklappe, 2 Geräuschfortleitung Trikuspidalklappe, 3 Geräuschfortleitung Pulmonalklappe, 4 Geräuschfortleitung Mitralklappe.
* Erb-Punkt: 3. ICR li-parasternal

- **Trikuspidalklappe und rechtsventrikuläre Schallphänomene:** linker unterer Sternalrand, Ansatz der 5. linken Rippe am Sternum und Xiphoidregion
- **Mitralklappe und linksventrikuläre Schallphänomene:** Herzspitzenregion.

> **!** Die Fortleitung der durch die Herzbewegung und die Blutströmung entstehenden Schwingungen bestimmt den Ort der besten Hörbarkeit.

Abb. 8.4 zeigt die Aktionsphasen des Herzens.

▬ Der 1. Herzton

Es hat viele Diskussionen über den **Entstehungsmechanismus** der Herztöne gegeben. Die Töne sind nicht einheitlicher Natur, sie sind nicht selten auch auskultatorisch wahrnehmbar gespalten. Heute erklärt man sie im Wesentlichen folgendermaßen:

Der **1. Ton** beginnt mit einem **Vorsegment** mit Schwingungen niedriger Frequenz. Dann folgen das Haupt- und das Nachsegment mit großer Amplitude und höherer bzw. wieder niedrigerer Frequenz. Das Vorsegment beginnt ca. 0,01–0,02 sec nach dem Beginn des Kammerkomplexes des EKG. Auslöser sind die ersten systolischen Bewegungen der Ventrikel.

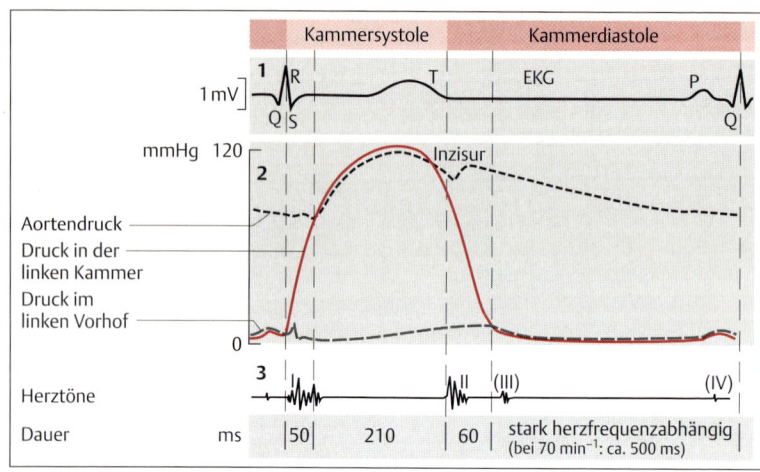

Abb. 8.4 Aktionsphasen des Herzens.

Die Zeit von Q oder R im EKG bis zum Beginn dieser niederfrequenten Schwingungen entspricht der elektromechanischen Latenz. Das **Hauptsegment** des 1. Tons entspricht der plötzlichen Anspannung der Herzwand einschließlich AV-Klappenapparat mit Papillarmuskeln, Sehnenfäden, Klappensegeln und -ring, wenn sich der Ventrikel um seinen inkompressiblen Blutinhalt anspannt.

Die Zeit vom Beginn des QRS-Komplexes bis zum Beginn dieses Tonsegmentes wird **Umformungszeit** genannt, weil erst nachdem der Ventrikel sich so umgeformt hat, dass er mit kleinstmöglicher Oberfläche sein enddiastolisches Volumen umschließt, der Druckanstieg im Ventrikel beginnt, d. h. die isometrische Kontraktionsphase (Druckanstiegszeit) schließt sich der Umformungszeit an.

Die **isometrische Kontraktion** geschieht ohne Verkürzung der Muskulatur. Es werden nur die Wandspannung und damit der Druck in der Kammer erhöht. Ehe das Blut den Ventrikel verlassen kann, muss der Druck im linken Ventrikel höher werden als der diastolische Druck in der Aorta. Entsprechend verhält es sich im rechten Ventrikel und der A. pulmonalis. Die Zeit der Druckerhöhung dauert also vom Beginn des Hauptsegmentes des 1. Herztons bis zum Druckanstieg in der Aorta bzw. der A. pulmonalis. Diese **Anspannungszeit** addiert sich aus Umformungs- und Druckanstiegszeit.

Die **Austreibungszeit** (unter weiterem auxotonischem Druckanstieg) beginnt mit dem Ende der Anspannungszeit, wenn also die Gefäßklappen durch den Ventrikeldruck eröffnet worden sind. Die Austreibungszeit endet mit der Schließung der Aorten- bzw. Pulmonalklappen, die durch das aortale und das pulmonale Segment vom 2. Herzton markiert wird.

Der 1. Ton entsteht also durch die **plötzliche Anspannung der Kammerwand um ihren inkompressiblen Inhalt** und die dadurch entstehenden Schwingungen des Ventrikels und des Klappenapparates.

> **!** Die Herztöne werden nicht durch das Auf- oder Zuschlagen der Klappen ausgelöst. Akustisch wahrnehmbare Schwingungen des 1. Herztons werden durch die Anspannung der Kammerwand und des Mitralapparates erzeugt.

Zu Beginn der Kontraktion des Hohlmuskels haben sich normalerweise die AV-Klappen bereits lautlos aneinander gelegt.

Intensität des 1. Herztons: Die Intensität des 1. Tons wird von den Eigenschaften und der Stellung der AV-Klappen zu Beginn der Kammerkontraktion wesentlich beeinflusst. Dies wird deutlich beim kompletten AV-Block auskultierbar. Hierbei kommt es zur vollständigen Unterbrechung der atrioventrikulären Erregungsleitung, Vorhöfe und Kammern schlagen jeweils in ihrem Eigenrhythmus. So kommt es zu unterschiedlichen Intervallen zwischen Vorhof- und Kammerkontraktion. Der 1. Ton ist bei den Kammeraktionen leise, denen keine Vorhofkontraktion vorausgeht, kontrahieren aber die Vorhöfe kurz vor der Kammerkontraktion, so hören wir plötzlich einen lauten 1. Ton (**Abb. 8.6**). Dieses als **Kanonenschlag** (frz. bruit de canon) bekannte Phänomen beweist bei Bradykardien den totalen AV-Block ganz ohne EKG. Oft gelingt die Diagnose des totalen AV-Blockes auch schon aus der Beobachtung von Vorhofwellen an der V. jugularis, die dann nicht im selben Rhythmus auftreten wie die Herztöne (s. S. 52).

8

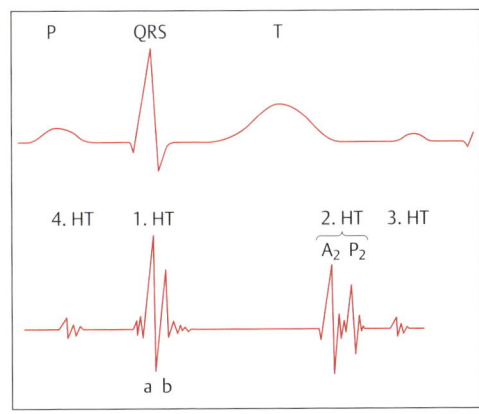

Abb. 8.5 Schematische Darstellung der normalen Herztöne und ihre Beziehung zum EKG. HT = Herzton, a + b sind Haupt- und Nachsegment des 1. Herztons.

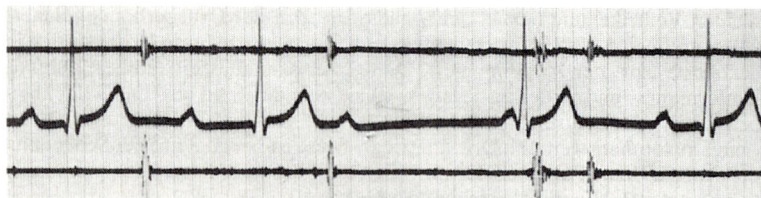

Abb. 8.6 Schallkurve bei komplettem AV-Block.
oben: Schallkurve über der Mitte des Sternums, Mitte: EKG-Abltg. II. unten: Schallkurve über der Herzspitze.
1. Schlag P-Q = 0,24 s, leiser 1. Ton.
2. Schlag P-Q 0,40 s, 1. Ton fehlt fast völlig.
3. Isolierte P-Zacke ohne Schallerscheinung.
4. P zum Teil im QRS-Komplex gelegen, lauter 1. Ton

Der Intensitätswechsel des 1. Tons bei komplettem AV-Block scheint durch die unterschiedliche Apposition der AV-Segel zu Beginn der Ventrikelkontraktion und die damit verbundene unterschiedliche aktuelle Druckanstiegsgeschwindigkeit (dP/dt) zum Zeitpunkt der Klappen-/Ventrikelanspannung bedingt zu sein.

Ähnliche Einflüsse der Stellung der Klappen auf den 1. Ton finden wir bei Extrasystolen. Bei absoluter Arrhythmie im Rahmen des Vorhofflimmerns ist die Intensität des 1. Tons meist ziemlich konstant. Jedoch ist auch hier ein Wechsel der Intensität möglich, da es zu Unterschieden der Ventrikelfüllung kommt, die die Systolendauer und Inotropie beeinflussen.

Lautstärke des 1. Herztons: Die aktuelle **Druckanstiegsgeschwindigkeit** (dP/dt) zum Zeitpunkt der Klappenanspannung gilt als maßgebliche Determinante für die Lautstärke des 1. Tons. So hat auch die Geschwindigkeit des Kontraktionsvorgangs einen Einfluss auf dessen Lautstärke. Positiv inotrop wirkende Medikamente (z. B. Sympathikomimetika) verstärken den 1. Ton, andererseits führen Herzmuskelerkrankungen mit verminderter Kontraktionskraft unter Umständen zu dessen Abschwächung. Trotzdem kann man leise Herztöne nicht mit Herzschwäche gleichsetzen. Die vielen intra- und extrakardialen Faktoren, die die Intensität des 1. Tons beeinflussen (z. B. das Lungenemphysem), müssen immer in Betracht gezogen werden.

> ❗ Die Lautstärke des 1. Herztons wird maßgeblich von der ventrikulären Druckanstiegsgeschwindigkeit (dP/dt) bestimmt.

Vier Komponenten des 1. Herztons: Was auskultatorisch als mehr oder weniger einheitlicher 1. Ton imponiert, zeigt sich bei Registrierung des Herzschalls im Phonokardiogramm als aus vier Komponenten zusammengesetzt. Über das niederfrequente und niederamplitudige Vorsegment und das 1. Hauptsegment wurde bereits gesprochen (s. S. 101 ff). Letzteres entspricht der Anspannung des Mitralklappenapparates und der linksventrikulären Wand. Eine zweite höherfrequente Schwingungsgruppe entsteht nach heutiger Auffassung durch die Anspannung der rechtsventrikulären Wand einschließlich des Trikuspidalapparates. Möglicherweise sind die initiale Blutaustreibung in die großen Gefäße bzw. die abrupte Akzeleration der Blutbewegung mit Öffnung der Taschenklappen ebenfalls beteiligt.

Für das auskultierende Ohr verschmelzen die Tonsegmente weitgehend. Auch übertönt die linkskardiale Komponente des 1. Tons das 2. Hauptsegment, da die Kräfte, die den Trikuspidalapparat anspannen, nur ca. $\frac{1}{3}$ so groß sind wie die Anspannungsenergie des linken Ventrikels. Unter pathologischen Verhältnissen, d. h. bei Druckanstieg im kleinen Kreislauf, kann die Trikuspidalanspannung deutlicher hörbar werden. Dies entspricht dann einer **Spaltung des 1. Herztons** i. e. S. Eine wahrnehmbare Spaltung der beiden Hauptsegmente des Herztons entsteht auch bei einem Rechtsschenkelblock mit verstärkter Asynchronie des Kontraktionsbeginns der beiden Ventrikel.

Dehnungstöne: Das bisher Gesagte bezieht sich auf den Anspannungsteil des 1. Tons. Die akustischen Verhältnisse des 1. Tons sind noch komplizierter, wenn auch die sog. Austreibungs- oder Aortendehnungs- und Pulmonaldehnungstöne mit zum 1. Ton gerechnet werden. Die Dehnungstöne entstehen durch die Schwingungen der Gefäßwand, wenn diese durch den frühsystolischen Bluteinstrom gedehnt wird. Sie können sehr dicht am Anspannungstonsegment liegen und sind dann akustisch von diesem kaum zu trennen. Bei Erweiterung des Abgangs der Gefäße, bei Druckerhöhungen in Aorta oder A. pulmonalis sowie bei größerer Volumendehnbarkeit der Gefäßwurzeln rücken sie vom Anspannungsteil des 1. Tons weiter ab und können dann als eine Spaltung des 1. Tons auch auskultatorisch wahrgenommen werden.

Eine **Akzentuierung** der mit dem Austreibungsbeginn zusammenhängenden Töne kommt auf zweierlei Weise zustande:

1. Bei einer Behinderung der vollständigen Öffnung der sonst zarten Aortentaschenklappen werden diese frühsystolisch in einer **Domstellung** (**Abb. 8.7**) festgehalten. Das führt zu einer plötzlichen Bewegungsunterbrechung. Diese Dezeleration geht mit einem **Klick** einher, der auf eine bikuspide Aortenklappe hinweisen kann. Der Klick folgt dem Beginn der linksventrikulären Kontraktion um ca. 0,12 sec. Derartige Klappenanspannungstöne sind an der Pulmonalklappe seltener.

2. Bei Auswurf des Schlagvolumens in die Wurzel der großen Arterien kommt es zur plötzlichen Anspannung der Gefäßwände, also zu einer Aufdehnung des Windkessels. Die Spannung ist dabei abhängig vom Schlagvolumen und von der

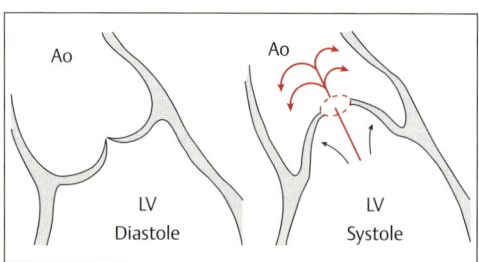

Abb. 8.7 Domstellung der an den Rändern narbig verwachsenen Aortenklappentaschen mit Wirbelstraßen in der Blutströmung.

Dehnbarkeit der Gefäßwurzel. Die **größere Volumendehnbarkeit der Pulmonaliswurzel** trägt zur Verspätung des Pulmonaldehnungstons gegenüber dem Aortendehnungston bei. Die Anspannungstöne kennzeichnen den frühen Blutauswurf und werden deshalb auch **Austreibungstöne** (engl. ejection sounds) genannt.

Aortendehnungstöne 🔊 kommen besonders bei Hochdruck, auch bei der Aortenisthmusstenose oder Aorteninsuffizienz mit großem Schlagvolumen vor. Der **Pulmonaldehnungston** wird dagegen bei großen Septumdefekten, bei pulmonaler Hypertonie oder bei starker Erweiterung der A. pulmonalis (Pulmonalisektasie) gefunden. Er ist vor allem im Auskultationsgebiet der A. pulmonalis wahrnehmbar, während der Aortendehnungston manchmal bis fast zur Herzspitze gehört werden kann.

▬ Der 2. Herzton

Der 2. Herzton ist Ausdruck des Aorten- und Pulmonalklappenschlusses (A_2, P_2), Er entsteht durch die **plötzliche Anspannung der Gefäßwurzel einschließlich der Semilunarklappen** beim Unterschreiten des Ventrikeldrucks unter den Druck in den Gefäßwurzeln. Infolge der Asynchronie und der unterschiedlichen Länge des Aorten- und Pulmonaldehnungsintervalls geht die Anspannung der Aortenwurzel der der Pulmonalis voraus (**Abb. 8.8**). Im Inspirium wird das Spaltungsintervall zwischen den beiden Anteilen des 2. Tons länger. Durch den inspiratorisch erniedrigten intrathorakalen Druck und das infolgedessen gesteigerte venöse Rückstromvolumen wird das Schlagvolumen des rechten Ventrikels größer als das des linken. Im Exspirium, wenn sich die Füllungsunterschiede ausgleichen, nähern sich beide Anteile wieder oder verschmelzen. Im Vergleich zu Erwachsenen ist bei Kindern und Jugendlichen die Volumendehnbarkeit der Pulmonaliswurzel noch größer als die der Aorta. Deswegen erfolgt hier die frühsystolische Gefäßanspannung der A. pulmonalis später, dementsprechend ist auch die frühdiastolische Rückstellzeit des Gefäßes länger, daher die Zeitdifferenz zwischen Aorten- und Pulmonalanteil größer als beim Erwachsenen. Mit dem Alter nimmt die Compliance der Pulmonalarterie ab, die Spaltung der Segmente des

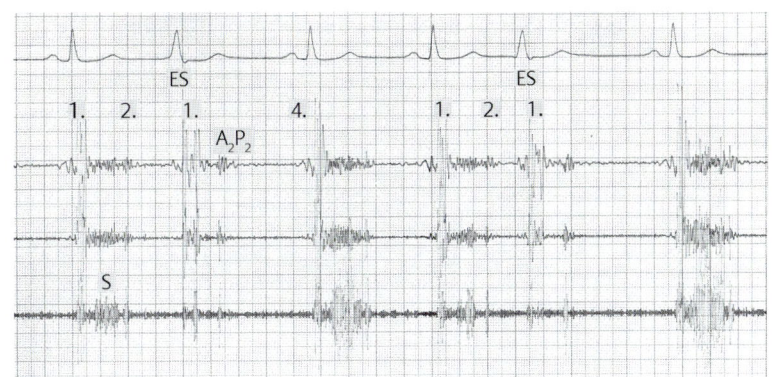

Abb. 8.8 Gespaltener 1. und 2. Herzton. Besonders deutlich bei den rechtsschenkelblockartigen Extrasystolen (ES). Das Austreibungssystolikum ist leise bei den ES und laut bei den Normalaktionen.

8

2. Tons verringert sich, sodass sie nicht mehr getrennt wahrnehmbar sind. Dazu trägt auch der verspätete Aortenklappenschluss bei. Auch bei schlechten Schallleitungsbedingungen, wie beim Lungenemphysem oder adipösen präkordialen Brustweichteilen, ist der Pulmonalton oft nicht zu hören.

> ❗ Beim 2. Herzton kann man eine physiologische atemabhängige Spaltung auskultieren, die mit zunehmendem Alter verschwindet.

Die **Atemvariabilität der Spaltung des 2. Tons fehlt** oder ist mindestens stark reduziert, wenn sich das rechtsventrikuläre Schlagvolumen respiratorisch nicht ändert:

Am häufigsten ist das bei Kindern und jungen Erwachsenen mit **Vorhofseptumdefekt** der Fall, da hier inspiratorisch zwar mehr venöses Blut über die Hohlvenen dem rechten Herzen zufließt, aber weniger Blut vom linken Vorhof über den Septumdefekt in das rechte Herz strömt; exspiratorisch ist der venöse Rückfluss aus den Hohlvenen geringer und entsprechend ist der Links-Rechts-Shunt stärker. Der allenfalls geringe Wechsel des Schlagvolumens des rechten Ventrikels lässt das Spaltungsintervall des 2. Tons nahezu konstant (**fixierte Spaltung**).

Auch bei der **rechtsventrikulären Insuffizienz** findet sich eine nahezu konstante Spaltung des 2. Tons, da der inspiratorisch gesteigerte venöse Rückstrom vom rechten Ventrikel nicht bewältigt wird und sein Schlagvolumen in- und exspiratorisch also etwa konstant bleibt.

Beträgt das **normale Spaltungsintervall** inspiratorisch maximal 0,07 sec, so kann es infolge einer elektrischen Verzögerung der rechtsventrikulären Systole wie z. B. beim Rechtsschenkelblock selten auf 0,12 sec verlängert sein (**Abb. 8.9 b**). Beim Linksschenkelblock wird infolge der späteren Erregung des linken Ventrikels die normale Reihenfolge der Aorten- und Pulmonalanteile umgekehrt – zu erkennen an der inspiratorischen Abnahme und exspiratorischen Zunahme des Spaltungsintervalls (**inverse oder paradoxe Spaltung des 2. Tons**) (**Abb. 8.9 c**).

Abb. 8.9 Spaltung des 2. Herztons. oben: Herzschall über der Basis, Mitte: EKG-Abltg. II, unten: Karotispulskurve

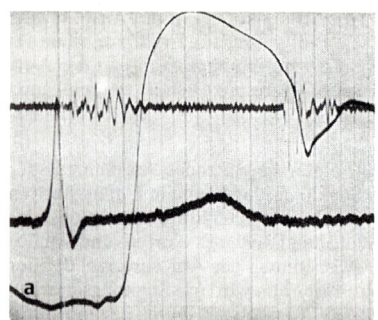

a Spaltung des 2. Tons bei herzgesundem Jugendlichen. Hochfrequenter Aortenanteil mit großer Amplitude. Niederfrequenter Pulmonalanteil mit kleiner Amplitude.

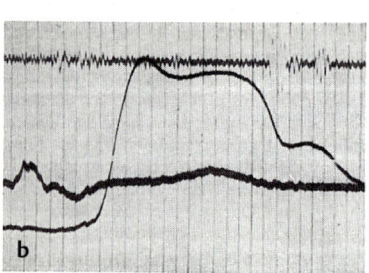

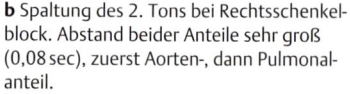

b Spaltung des 2. Tons bei Rechtsschenkelblock. Abstand beider Anteile sehr groß (0,08 sec), zuerst Aorten-, dann Pulmonalanteil.

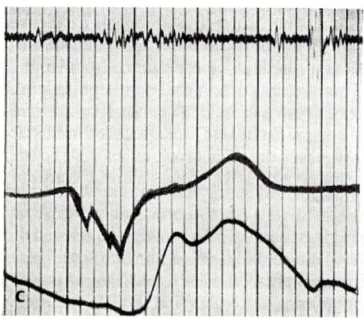

c Spaltung des 2. Tons bei Linksschenkelblock. Der kleinere Pulmonalanteil geht dem größeren Aortenanteil voran.

Bei schwerer Aortenstenose und gelegentlich bei offenem Ductus arteriosus Botalli kommt die inverse Spaltung des 2. Tons auch ohne Störung der Erregungsausbreitung zum linken Ventrikel vor.

Die relative Lautstärke des Aorten- und des Pulmonalanteils des 2. Tons verdient ebenfalls Beachtung. Die **Intensität des 2. Herztons** hängt unter anderem von der Höhe des Blutdrucks im betreffenden Gefäß ab, d. h. vom aortalen bzw. pulmonalen Druck zu Beginn der Diastole. So wird bei pulmonaler Hypertonie das Pulmonalsegment, bei arterieller Hypertonie das aortale Segment verstärkt. Die unter normalen Drucken jedoch niedrigere Schallintensität des Pulmonalklappenschlusstons (P_2) wird durch die lauteren Schwingungen des Aortenklappenschlusses übertönt, sodass dieser auch über dem Pulmonalauskultationsareal (2. ICR links-parasternal, s. **Abb. 8.3**) dominiert. Mit dem Alter nimmt die Schwingungsfähigkeit der Pulmonalwand ab, auch wird die Schallleitung zum Stethoskop evtl. durch ein Emphysem oder durch dickere Thoraxweichteile verschlechtert. Dadurch wird P_2 immer schlechter hörbar. Bei Aortenstenose ist der Aortenklappenschlusston (A_2) sehr häufig abgeschwächt wegen der geringeren frühsystolischen Windkesseldehnung (s. S. 148).

Für die Praxis ergibt sich zusammenfassend:

- Zur Unterscheidung des 1. und 2. HT ist die zeitliche Koinzidenz des 1. HT mit dem Herzspitzenstoß und der Karotispulswelle, dessen größere Lautstärke über der Herzspitze und sein dumpferer Klang im Vergleich zum 2. HT zu beachten. Hingegen klingt der 2. HT über dem Erb-Punkt lauter und heller als der 1. Bei einer Herzfrequenz < 100/min ist auch die Systole kürzer als die Diastole, das Intervall vom 1. zum 2. HT kürzer als vom 2. zum 1. Herzton
- Zur Unterscheidung von Systole und Diastole sind die Herztöne zu beachten. Normalerweise ist der zeitliche Abstand zwischen 1. und 2. Ton kürzer als der zwischen 2. und 1. Ton. Bei Tachykardien kann sich dies ändern. Dann ist der Abstand oft gleich lang. Eine Hilfe ist die größere Lautstärke des 1. Tons über der Herzspitze.
- Die Beurteilung der Lautstärke des 2. Herztons rechts und links vom Sternum in Höhe des Ansatzes der 2. Rippe gibt nur mit Vorbehalt einen Hinweis auf Druckerhöhungen im kleinen oder großen Kreislauf.
- Bei Jugendlichen und Erwachsenen bis etwa zum 30. Lebensjahr ist die Intensität des 2. Tons physiologischerweise links vom Sternum lauter ist als rechts. Man hört auf der linken Seite des Sternums keineswegs nur den Pulmonal-, sondern auch den Aortenklappenschluss.

Klingende Herztöne

Manchmal haben die Herztöne einen „musikalischen" Klangcharakter (**Abb. 8.10**). Dies gilt sowohl für den 1. als auch für den 2. Ton. Der klingende 1. Ton wird meistens nicht durch Vorgänge am Herzen selbst verursacht, sondern es han-

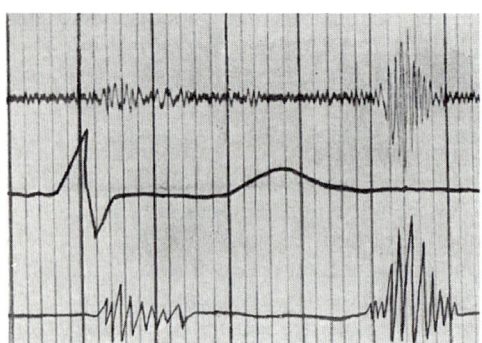

Abb. 8.10 Klingender 2. Herzton. oben: Herzschall über der Basis, Mitte: EKG-Abltg. II, unten: Herzschall über der Spitze. Der 2. Ton besteht aus fast reinen sinusförmigen Schwingungen.

delt sich um Resonanzerscheinungen bei veränderten Schallleitungsbedingungen. Der klingende 2. Ton entsteht dagegen durch Verhärtung der Aortenklappen oder der ganzen Aortenwurzel durch sklerotische Prozesse.

■ Systolische Extratöne

Außer der Spaltung des 1. Tons und den mit dem Austreibungsbeginn zusammenhängenden Klappen- und Gefäßdehnungstönen können im Laufe der Systole deutlich vom 1. HT abgesetzte Extratöne auftreten (**Tab. 8.1**). Sie werden als **Non Ejection Sounds** bezeichnet.

Vom 1. Herzton abgesetzte kurzdauernde Extratöne aus hohen Frequenzen nennt man **Klicks** (**Abb. 8.11**, **Abb. 8.12**). Sie entstehen durch sehr unterschiedliche Mechanismen. Extrakardiale Ursachen sind z. B. perikardiale oder pleuroperikardiale Verklebungen. Durch die Anspannung von Verwachsungen zwischen den Perikardblättern oder Perikard und Pleura, oder durch Ablösung an Rauhigkeiten, die sich zwischen den serösen Häuten gebildet haben, können **Perikardklicks** auftreten, die unter Umständen mit systolischen oder auch diastolischen Geräuschen einhergehen. Sie werden manchmal im Verlauf einer Perikarditis deutlich. Das perikarditische Reiben verliert sich dann allmählich und ein oder zuweilen auch zwei bis drei kurze Extratöne bleiben übrig. Beim Pneumothorax wurden ähnliche klickende Schallphänomene beobachtet, selten sind sie bei postinfarziellen Ventrikelaneurysmen zu hören.

Gelegentlich sind bei totalem AV-Block die von der Vorhofaktion abhängigen (4.) Töne systolisch als dumpfe, d.h. niederfrequente und leise Schallphänomene hörbar. Die seltenen intraatrialen oder intraventrikulären Tumoren verursachen ebenfalls systolische Extratöne. Hin und wieder geht auch die hypertrophisch-obstruktive Kardiomyopathie (idiopathische hypertrophische Subaortenstenose) mit einem frühsystolischen Extraton einher, der aber erst später als der Aortendehnungston einfällt. Er ist wahrscheinlich bedingt durch

Tab. 8.1 Extratöne im Verlauf der Herzaktion

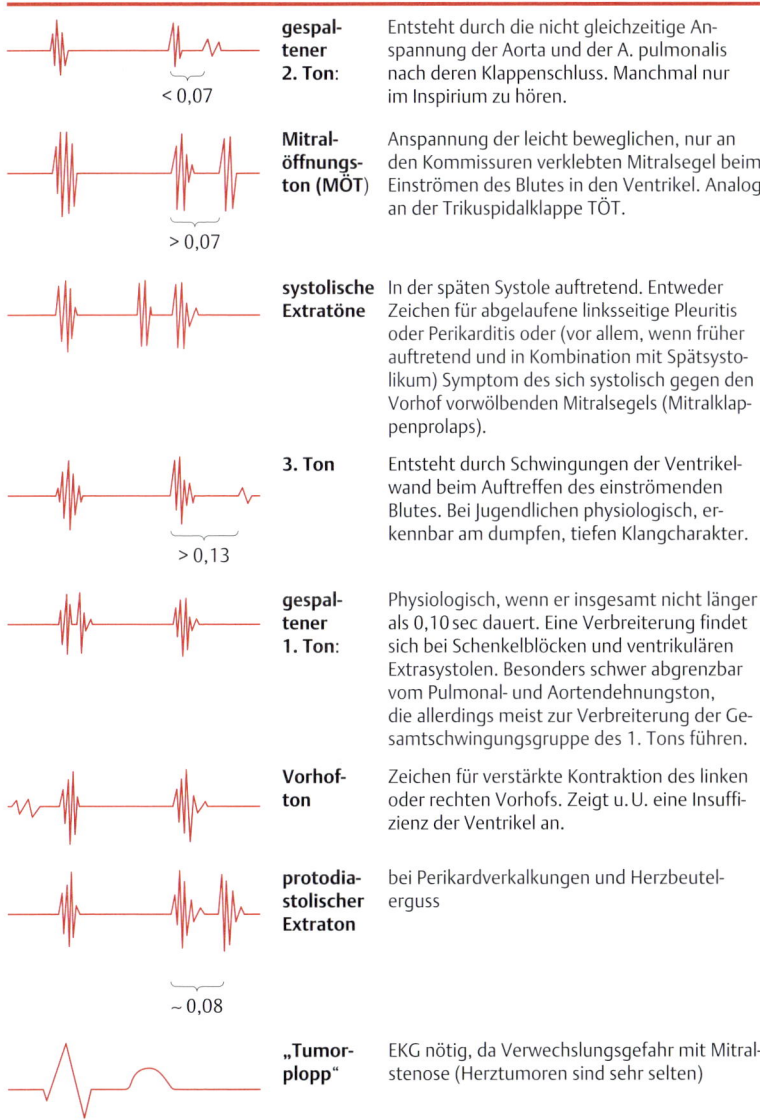

< 0,07	**gespaltener 2. Ton**:	Entsteht durch die nicht gleichzeitige Anspannung der Aorta und der A. pulmonalis nach deren Klappenschluss. Manchmal nur im Inspirium zu hören.
> 0,07	**Mitralöffnungston (MÖT)**	Anspannung der leicht beweglichen, nur an den Kommissuren verklebten Mitralsegel beim Einströmen des Blutes in den Ventrikel. Analog an der Trikuspidalklappe TÖT.
	systolische Extratöne	In der späten Systole auftretend. Entweder Zeichen für abgelaufene linksseitige Pleuritis oder Perikarditis oder (vor allem, wenn früher auftretend und in Kombination mit Spätsystolikum) Symptom des sich systolisch gegen den Vorhof vorwölbenden Mitralsegels (Mitralklappenprolaps).
> 0,13	**3. Ton**	Entsteht durch Schwingungen der Ventrikelwand beim Auftreffen des einströmenden Blutes. Bei Jugendlichen physiologisch, erkennbar am dumpfen, tiefen Klangcharakter.
	gespaltener 1. Ton:	Physiologisch, wenn er insgesamt nicht länger als 0,10 sec dauert. Eine Verbreiterung findet sich bei Schenkelblöcken und ventrikulären Extrasystolen. Besonders schwer abgrenzbar vom Pulmonal- und Aortendehnungston, die allerdings meist zur Verbreiterung der Gesamtschwingungsgruppe des 1. Tons führen.
	Vorhofton	Zeichen für verstärkte Kontraktion des linken oder rechten Vorhofs. Zeigt u. U. eine Insuffizienz der Ventrikel an.
~ 0,08	**protodiastolischer Extraton**	bei Perikardverkalkungen und Herzbeutelerguss
	„Tumorplopp"	EKG nötig, da Verwechslungsgefahr mit Mitralstenose (Herztumoren sind sehr selten)

8

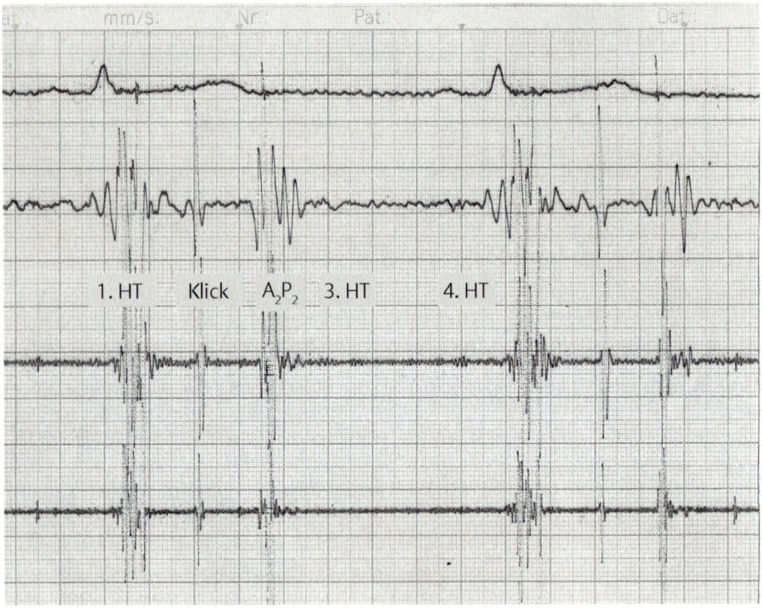

8

1. HT   Klick A_2P_2 3. HT   4. HT

Abb. 8.11 Systolischer Extraton (Klick) nach Perikarditis. 1., 3. und 4. HT = Herzton, A2P2 = aortaler/pulmonaler Anteil am 2. Herzton.

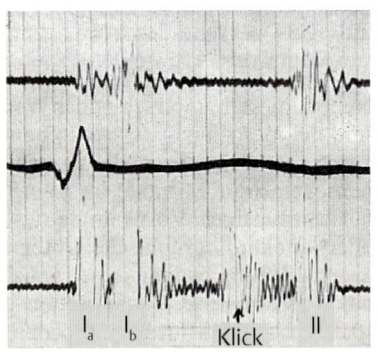

I_a I_b Klick   II

Abb. 8.12 Systolischer Extraton (Klick) mit anschließendem spätsystolischem Geräusch und Spaltung des 1. Tons (1a und 1b). Oben: Herzschall über der Basis, Mitte: EKG-Abltg. II, unten: Herzschall über der Spitze

die plötzliche Flussverminderung oder den kurzen Druckabfall in der zentralen Aorta. Auch die abrupte Vorwärtsbewegung des anterioren Mitralsegels während der früh- bis mesosystolischen Kontraktion des linken Ventrikels kann eine Ursache sein.

Häufig kommen **meso- bis spätsystolische Klicks** vor. Sie entstehen durch plötzliche Anspannung von Chordae tendineae oder AV-Klappensegeln der Mitralklappe im Laufe der Systole mit einer **ballon- oder fallschirmartigen Vorwölbung des Mitralsegels** in den Vorhof. Echokardiografische Untersuchungen bestätigen diesen Mechanismus. Häufig bedingt diese angeborene oder erworbene Missbildung oder myxomatöse Degeneration eines oder beider Mitralsegel eine spätsystolische Mitralinsuffizienz, die im Anschluss an den Klick ein spätsystolisches Geräusch verursacht (**Mitralklappenprolaps**, s. S. 139 ff).

■ Diastolische Extratöne

Über die Spaltung des 2. Tons, d. h. die Asynchronie von Aorten- und Pulmonalklappenschluss, wurde bereits gesprochen (s. S. 106 ff). Eine weite Spaltung, z. B. bei Rechtsschenkelblock, gibt nicht selten Anlass zur Fehlinterpretation eines 2. Tons mit folgendem frühdiastolischem Extraton. Die respiratorische Variabilität und das punctum maximum des gespaltenen Tons helfen bei der Klärung. **Echte diastolische Extratöne** sind nach ihrer zeitlichen Reihenfolge der Mitral- und Trikuspidalöffnungston, der perikardiale Klick, der sog. „Tumorplopp" und 3. und 4. Herzton.

Mitralöffnungston (MÖT): Zweifellos hat der MÖT von allen Extratönen die größte diagnostische Bedeutung als Hinweis auf eine **Mitralklappenstenose** (s. S. 131 ff). Oft ist er besser zu hören als das diastolische Geräusch. Er ist meistens am linken Sternalrand in Höhe des Ansatzes der 5. Rippe am besten hörbar, zuweilen auch noch weiter nach links in Richtung auf die Herzspitze. In vielen Fällen erkennt man schon bei der Auskultation den **atemunabhängig** weiten Abstand vom 2. Ton (ca. 0,05–0,12 sec nach dessen Beginn) (**Abb. 8.13**).

> ! Wie die meisten Töne und Geräusche ist auch der MÖT im Inspirium leiser als im tiefen Exspirium.

Der MÖT entsteht folgendermaßen: Die an den Schließungsrändern bis in die Kommissuren **entzündlich veränderten, verklebten Mitralsegel** bilden eine Art Trichter (**Abb. 8.14**). Sie umgeben die verengte Einstromöffnung mit einem dicken Wulst. Die Segel*flächen* bleiben in vielen Fällen vom Entzündungsvorgang weitgehend verschont und sind daher zart und beweglich. Dies ist eine Voraussetzung für die Entstehung des Öffnungstons. Wie **Abb. 8.14** zeigt, sind am Ende der Systole die Trichterwände kuppelförmig gegen den linken Vorhof hin gewölbt. Erschlafft nun der linke Ventrikel, so werden die systolisch gegen den Vorhof gewölbten Mitralsegel frühdiastolisch ventrikelwärts konvex „umschlagen", d. h. plötzlich angespannt, da sie durch die Verklebung der Kommissuren an der vollständigen Öffnung gehindert werden. Diese Anspannung verursacht

8

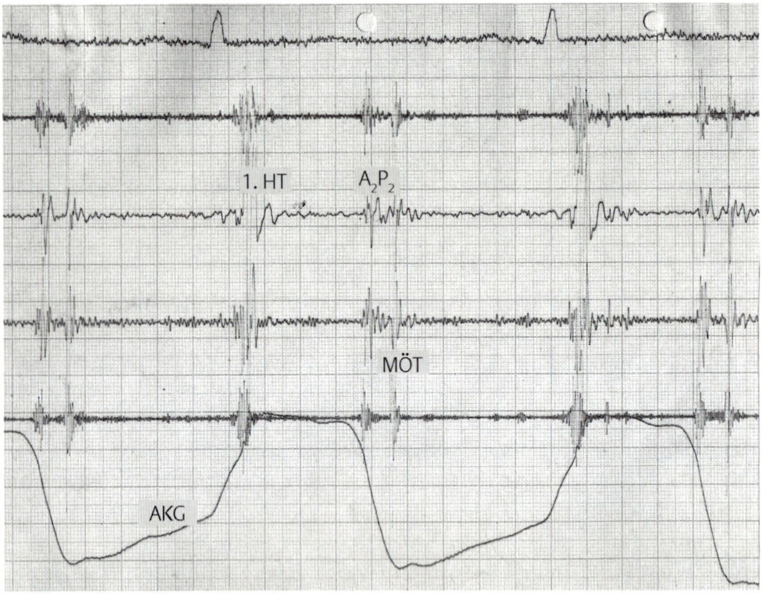

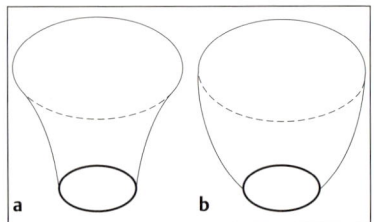

Abb. 8.13 Mitralöffnungston. Lauter 1. Herzton (HT), nach dem gespaltenen 2. Herzton (A_2P_2) hochfrequenter Mitralöffnungston (MÖT) 0,08 sec nach Beginn von A_2 simultan mit dem tiefsten Punkt des Apexkardiogramms (AKG).

Abb. 8.14 Wandstellungen des Mitraltrichters bei der Mitralstenose.
a Systolenstellung, **b** Diastolenstellung.

ebenso wie das **Anspannen eines Segels im Wind** einen knallenden Ton, den wir als **Öffnungston** hören. Die **Verstärkung des 1. Herztons** ist möglicherweise z.T. auch durch die vorhofkonvexe Segelanspannung in der frühen Systole bedingt. Stärkeren Anteil hat jedoch die größere Druckanstiegsgeschwindigkeit (dP/dt) im linken Ventrikel im Augenblick der Mitralklappenanspannung bei erhöhtem intraatrialen Druck. Ist jedoch die Schwingungsfähigkeit der Segelflächen durch

Narbengewebe, Schrumpfung und Verkalkung vermindert, so ist der 1. Herzton eher abgeschwächt. Es kann nicht verwundern, dass bei diesen Fällen von Mitralstenosen mit der ausgeprägten Klappenschrumpfung häufiger neben der Stenose auch eine Klappeninsuffizienz angetroffen wird.

Da der Umschlag von der systolischen in die diastolische Stellung unter anderem vom Druck im linken Vorhof abhängt (hoher Druck = schneller Umschlag), weist ein kurzes Mitralöffnungsintervall auf eine Druckerhöhung im linken Vorhof hin.

Auch hämodynamisch bedeutungslose Stenosen können einen MÖT haben.

> ❗ Der meist leicht wahrnehmbare MÖT macht auf eine Mitralstenose aufmerksam und weist auf den Grad der Schrumpfung und Verkalkung der Klappensegel hin.

Trikuspidalöffnungston (TÖT): Der Trikuspidalklappenöffnungston kommt durch einen ähnlichen Mechanismus wie der MÖT zustande. Allerdings unterscheidet er sich vom MÖT insofern, als er auch ohne Stenosierung, also ohne Verklebung der Klappenschließungsränder, allein durch vermehrten Füllungsdruck zustande kommen kann.

Protodiastolischer Perikardton: Bei Verkalkungen des Perikards findet sich zuweilen ein dem MÖT hinsichtlich zeitlichen Auftretens und Klangcharakters gleicher Extraton. Da sich solche Verkalkungen röntgenologisch nachweisen lassen und das klinische Bild der Concretio bzw. Accretio pericardii (s. S. 173) einerseits und der Mitralstenose andererseits sehr verschieden ist, ist die Differenzialdiagnose meist nicht schwer. Außerdem ist der MÖT häufig, der perikardiale Extraton dagegen selten. Auch bei Perikardergüssen ist manchmal ein diastolischer Extraton wahrzunehmen, da bei einer Flüssigkeitsansammlung im Herzbeutel die diastolische Entspannung (Relaxation) des Herzens durch das Perikard plötzlich abgebremst (dezeleriert) wird. Die Anspannung des Herzbeutels am Ende der „Phase der raschen Füllung" verursacht den protodiastolischen Extraton.

„Tumorplopp": Ein frühdiastolischer niederfrequenter Extraton tritt oft bei links- oder rechtsatrialen Tumoren auf (ca. 0,08 bis 0,13 sec nach dem 2. Ton). Er ist über der **Herzspitze** am besten hörbar. Wahrscheinlich entsteht er durch die plötzliche Unterbrechung der Pendelbewegung, die ein gestielter Tumor von der Vorhofwand in die AV- (meist Mitral-) Klappe durchführt. Da diese Pendelbewegung als Ventilmechanismus wirken kann (wegen Verlegung der AV-Öffnung durch den Tumor), ähnelt das klinische Bild auch auskultatorisch dem einer Mitralstenose und kann mit ihr verwechselt werden (vgl. S. 136). Echokardiografisch ist die Differenzialdiagnose eindeutig zu klären.

8

3. Herzton: Vor allem bei **Jugendlichen** kann durch einen 3. Ton ein auskultatorischer Dreierrhythmus hervorgerufen werden. Man spricht vereinfachend von einem **protodiastolischen Galopprhythmus** (**Abb. 8.15**). Er ist am besten über der Herzspitze zu hören, besonders in Linksseitenlage, und ist häufig ein flüchtiges Phänomen, das nur **nach körperlicher Anstrengung** auftritt. Er hat einen niederfrequenten, dumpfen Klangcharakter, durch den er sich vom 1., 2. und vor allem vom MÖT deutlich unterscheidet. Phonokardiografisch lässt sich der stets niederfrequente Ton 0,12 bis 0,20 sec, im Mittel 0,15 sec nach dem Beginn des 2. Tons registrieren. Auskultatorisch erscheint dieses Intervall weit. Dadurch ist es von einer Spaltung des 2. Tons gut zu unterscheiden. Es entsteht folgender Rhythmus: „dumm-da-do" (1.–2.–3. Ton). Auch der MÖT liegt enger am 2. Ton (0,05–0,12 sec). Dagegen ist die zeitliche Unterscheidung von einem Perikardton gelegentlich schwierig, wenn dieser spät (0,09–0,12, sogar bis 0,15 sec) nach dem Aortenanteil des 2. Tons einfällt. Allerdings ist der Perikardton sehr selten.

Als Entstehungsmechanismus für den 3. Ton wird die plötzliche Vibration der Ventrikelwand zur Zeit des maximalen frühdiastolischen Bluteinstroms aus dem Vorhof angesehen. Die plötzliche Dezeleration der Wandbewegung führt bei Kindern und Jugendlichen fast regelhaft zu einem 3. Ton. Bei **älteren Personen** ist ein 3. Ton meist ein Zeichen einer **gestörten Ventrikelfunktion.** Drei Mechanismen begünstigen in diesem Fall die Entstehung:

1. Durch ein endsystolisch-frühdiastolisch erhöhtes Restvolumen im Ventrikel (z. B. bei Herzinsuffizienz) bringt der maximale frühdiastolische Blutzustrom die Ventrikelwand leichter an die Grenze ihrer passiven Dehnbarkeit und versetzt sie in eine Dezelerationsvibration.
2. Eine Steigerung des frühdiastolisch passiven Bluteinstroms (bei Mitralinsuffizienz oder bei Zuständen mit gesteigertem Herzzeit- oder Schlagvolumen, z. B. Hyperthyreose oder offenem Ductus arteriosus Botalli) wird die Ventrikelwand ebenfalls verstärkt zu Dezelerationsschwingungen veranlasst.

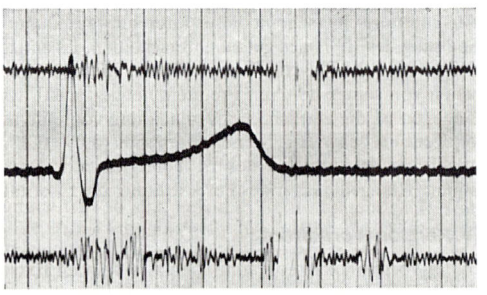

Abb. 8.15 3. Herzton. oben: Herzschall über der Basis, Mitte: EKG-Abltg. II, unten: Herzschall über der Spitze
Der 3. Ton tritt hier etwa 0,15 sec nach dem Beginn des 2. Tons auf. Deutlich ist seine niedrige Frequenz zu erkennen.

3. Schließlich kann bei einer Hypertrophie des Ventrikels die Dehnbarkeit abnehmen und infolgedessen die Dezeleration der passiven Ventrikelfüllung abrupter werden (z. B. bei arterieller Hypertonie).

> ❗ Ein 3. Herzton bei älteren Patienten muss die Suche nach einer Ursache für einen der drei genannten Mechanismen veranlassen: eine (beginnende) Herzinsuffizienz, eine Mitralinsuffizienz, eine Ventrikelhypertrophie!

4. Herzton (Vorhofton): Der 4. Ton wird auch Vorhofton oder **präsystolischer Galopp** genannt. Er entsteht, wenn die Druckwelle der Vorhofkontraktion bzw. der spätdiastolische Volumenzuwachs die Ventrikelwand verstärkt anspannt. Der Vorhofton ist also durch die **Kontraktion der Vorhöfe** verursacht, er entsteht aber nicht allein dort. Er enthält ein erstes (= atriales) und ein zweites (= ventrikuläres) Hauptsegment. Das erste Hauptsegment ist gelegentlich bei totalem AV-Block während der Ventrikelsystole phonokardiographisch zu registrieren, also zu einer Zeit, zu der er sicher nicht durch einen Volumenzuwachs im Ventrikel und Anspannung seiner Wand erklärt werden kann (**Abb. 8.16**, **Abb. 8.17**). Der 4. Ton tritt 0,10 bis 0,15 s nach dem Beginn der P-Welle des EKG auf. Die Vorhoftöne können am besten bei totalem AV-Block oder langer PQ-Zeit wahrgenommen werden. Bei Jugendlichen sind sie häufiger hörbar. Sie imponieren als Auftakt, ähnlich dem Rhythmus: do-dumm-da (4.–1.–2. Ton).

Ist die enddiastolische Ventrikeldehnbarkeit durch eine Erhöhung des enddiastolischen Volumens oder Druckes (z. B. Herzinsuffizienz) oder durch eine Hypertrophie (z. B. Hypertonus, Aortenstenose, hypertrophische Kardiomyopathie) vermindert, so erfolgt die Vorhofkontraktion mit gesteigertem Druck gegen eine stärkere Ventrikelwandspannung. Wir hören demnach bei älteren Personen einen Vorhof- oder 4. Ton unter Umständen als **erstes Zeichen einer beginnenden Dekompensation des linken Ventrikels.** Bei koronargeschädigtem linkem Ventrikel kann auch eine leichte Aortenstenose schon zum 4. Ton führen.

8

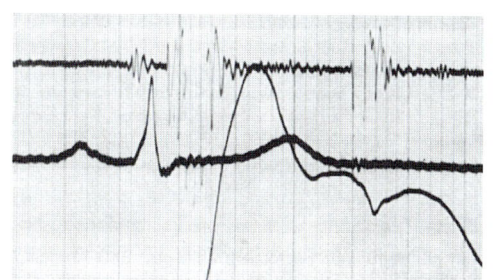

Abb. 8.16 4. Herzton (Vorhofton). oben: Herzschall über der Mitte des Sternums, Mitte: EKG-Abltg. II, unten: Karotispulskurve, Vorhofton und außerdem 3. Ton kleiner Amplitude.

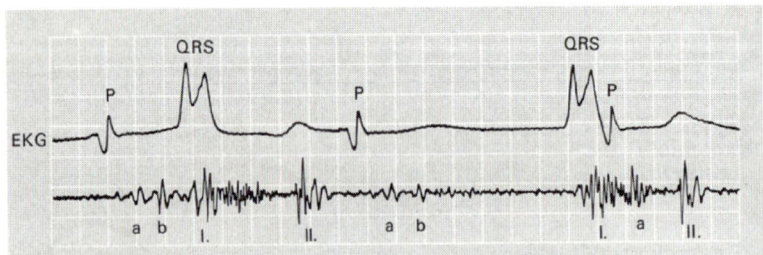

Abb. 8.17 4. Herzton bei totalem AV-Block. EKG-Ableitung über Ösophaguselektrode.
P = Vorhoferregung, QRS = Kammerkomplex, a und b = zwei Hauptschwingungen des 4. Tons,
I und II = 1. und 2. Ton.

Bei **schwerer kardialer Dekompensation** wird der 3. Ton lauter und der 4. eher leiser und kann sogar ganz verschwinden. Rücken bei Tachykardie oder bei einer Verlängerung des PQ-Intervalles der 3. und 4. Ton eng zusammen oder überlagern sie sich sogar, spricht man von einem **Summationsgalopp.** Rechtskardiale Belastungen können analog zu einem 4. Ton führen, der meist inspiratorisch akzentuiert wird wie die meisten rechtskardialen Schallphänomene.

Extratöne nach Herzschrittmacherimplantation: Herzschrittmacher können – gleichgültig, ob sie transvenös oder transthorakal-epikardial angelegt wurden – durch Stimulation von Interkostalmuskeln oder Zwerchfell extrakardiale Töne verursachen. Möglich ist auch eine sekundäre Verlagerung mit allmählicher Penetration einer primär intrakardial gelegenen Schrittmachersonde durch das rechtsventrikuläre Myokard. Dann kann der Schrittmacher die anliegende Thoraxmuskulatur stimulieren. Als Folge treten sehr kurze, hochfrequente Schwingungsgruppen synchron mit dem Schrittmacherimpuls im EKG auf. Solange die Schrittmacherimpulse zur myokardialen Stimulation führen, gehen die Extratöne der Herzaktion um ca. 80 bis 120 msec voraus. Im Gegensatz dazu sind die Extratöne von der Kammeraktion dissoziiert, wenn die Herzaktion spontan, d. h. unabhängig von der Schrittmacheraktivität abläuft. Meist sind die Schrittmachertöne exspiratorisch lauter als inspiratorisch. Da intravenös angelegte Schrittmacher rechtsventrikulär stimulieren, wird die linksventrikuläre Kontraktion im Sinne eines Linksschenkelblocks verzögert mit einer inversen Spaltung des 2. Herztons.

Selten verursacht eine transtrikuspidal eingeführte Elektrode eine Trikuspidalinsuffizienz mit dem typischen, inspiratorisch lauter werdenden Systolikum. Auch wurden meso- bis telesystolische Klicks und Geräusche beschrieben.

8.4.3 Herzgeräusche

Als Herzgeräusche werden alle **Schallphänomene** bezeichnet, die **länger als 0,1 sec** andauern. Stets sind es Gemische sehr unterschiedlicher Frequenzen mit unterschiedlichen Amplituden. Gelegentlich herrschen auch regelmäßigere Sinusschwingungen vor, diese Geräusche werden als musikalisch bezeichnet.

Herzgeräusche entstehen am häufigsten durch **Turbulenzen in der Blutströmung**, die sich auf schwingungsfähige Strukturen als Vibrationen übertragen und bis zur Thoraxwand fortgeleitet werden können. Aber auch andere Ursachen können Geräusche auslösen.

■ Extrakardiale Geräusche

Nicht alle Geräusche, die über dem Herzen gehört werden und im Herzrhythmus auftreten, entstehen intrakardial.

Perikardiales Reibegeräusch: Wie die Pleura kann auch das Perikard entzündlich erkranken mit einer mehr oder weniger ausgeprägten Flüssigkeitsexsudation in den Herzbeutel als „trockene" oder „feuchte" Perikarditis, die mit einem **herzsynchronen perikardialen Reibegeräusch** verbunden ist. Das Geräusch tritt häufig sowohl systolisch als auch diastolisch auf: während der schnellen, passiven Ventrikelfüllung oder während der Vorhofkontraktion. Dann entsteht ein Dreierrhythmus eines „ohrnahen" und oft rauen Geräuschs. Hauptmerkmal zur Unterscheidung von endokardialen Geräuschen ist neben diesem Klangcharakter das **Auftreten in beiden Phasen des Herzzyklus** (nicht immer zu beobachten). Die Geräusche können sehr flüchtig sein. Sie verschwinden, wenn ein größerer Erguss Epi- und Perikard auseinander drängt.

Kardiopulmonale Geräusche: Kardiopulmonale oder kardiorespiratorische Geräusche entstehen vermutlich extrakardial durch Adhäsion von Perikard und Pleura mit einer Behinderung des respiratorischen Volumenwechsels eines angrenzenden Lungensegmentes. Charakteristisch für die kardiopulmonalen Geräusche sind der **starke Intensitätswechsel bei der Atmung**, ihre Variabilität und ihre kurze meso- bis spätdiastolische Dauer. Sie sind am deutlichsten während tiefer Inspiration und verschwinden endexspiratorisch oder bei angehaltener Einatmung. Zuweilen treten sie nur bei einer ganz bestimmten Atemstellung auf.

Gefäßgeräusche: Sie werden im Kapitel über die Untersuchung des Gefäßsystems (s. S. 179 ff) besprochen.

■ Intrakardial entstehende Herzgeräusche

Es ist üblich, Herzgeräusche als organische, funktionelle und akzidentelle Herzgeräusche zu unterscheiden. Diese Unterscheidung ist in mancherlei Hinsicht nicht streng durchführbar, sie wird dementsprechend auch nicht einheitlich benutzt. Im angloamerikanischen Schrifttum werden keine analogen Bezeichnungen verwendet. Vielmehr wird der dem Geräusch zugrunde liegende Mechanismus (z. B. functional mitral regurgitation) oder die klinische Wertigkeit (z. B. innocent murmur) genannt.

Organische Geräusche entstehen durch Strömungsturbulenzen an stenosierten oder insuffizienten Klappen, an Missbildungen des Herzens (z. B. Ventrikelseptumdefekt) oder der Gefäße (z. B. Ductus arteriosus Botalli apertus oder Aortenisthmusstenose).

Funktionelle Geräusche entstehen durch ein vergrößertes Schlagvolumen (z. B. rechtsventrikulär bei Vorhofseptumdefekt bzw. linksventrikulär bei offenem Ductus arteriosus, Hyperthyreose oder Anämie) mit erhöhter Flussgeschwindigkeit durch ein relativ stenosierendes Ostium oder veränderte Fließeigenschaften des Blutes.

Akzidentelle Geräusche entstehen bei Kindern und Jugendlichen ohne strukturelle Herzveränderungen. Sie sind begrenzt auf die frühe Systole, klingen weich und sind abhängig von der Körperlage und von Belastungen. Sie haben keine pathognomonische Bedeutung.

Bei der Entstehung organischer Herzgeräusch sind folgende Mechanismen relevant:

- Eine Einengung einer oder mehrerer Herzklappen: **Stenose.**
- Eine Undichtigkeit einer oder mehrerer Klappen mit Rückfluss entgegen der normalen Blutströmung: **Insuffizienz.**
- Eine abnorme Verbindung von Herz- oder Gefäßabschnitten, die normalerweise voneinander getrennt sind: z. B. durch Wanddefekte oder Perforationen, die zu einem **Kurzschluss** (**Shunt**) zwischen dem arteriellen und venösen Blutkreislauf führen.
- Ein gesteigertes antegrades (Vorwärts-) Flussvolumen über eine Herzklappe.

Die **Abb. 8.18** zeigt die zeitliche Beziehung der Geräusche zu den Herztönen.

■ Lautstärke

Die Turbulenzentwicklung und damit die **Lautstärke der Geräusche** ist abhängig von der Geschwindigkeit des Blutstroms, der Viskosität, der Schwingungsfähigkeit der Wandung, der Weite der Austrittsöffnung und des Aufnahmegefäßes. Die Lautstärke eines Geräusches kann dabei nicht unbedingt als Maß für die Schwere eines Klappenfehlers herhalten. Dem entspricht die klinische Beobachtung, dass es laute Geräusche bei leichten Klappenfehlern und schwere Vitien mit leisen

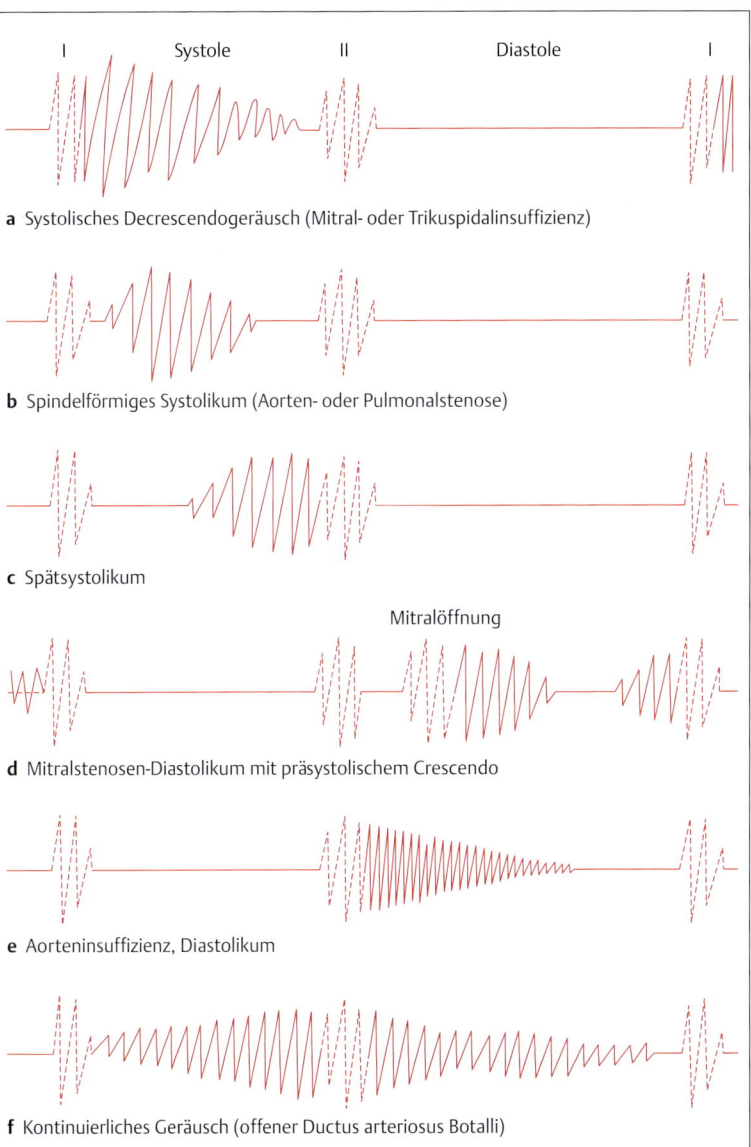

a Systolisches Decrescendogeräusch (Mitral- oder Trikuspidalinsuffizienz)

b Spindelförmiges Systolikum (Aorten- oder Pulmonalstenose)

c Spätsystolikum

d Mitralstenosen-Diastolikum mit präsystolischem Crescendo

e Aorteninsuffizienz, Diastolikum

f Kontinuierliches Geräusch (offener Ductus arteriosus Botalli)

Abb. 8.18 Zeitliche Lage der Herzgeräusche.

Geräuschen gibt. Sehr schwere Klappenveränderungen bleiben unter Umständen sogar völlig stumm.

■ Klangcharakter

Auch der **Klangcharakter** ist zu beachten. Auskultatorisch zu unterscheiden sind „weiche", hauchende, eher hochfrequente Geräusche von rauen, „rumpelnden", niederfrequenten Geräuschen. Grob gesagt entsprechen die höherfrequenten Geräusche den Klappeninsuffizienzen, die „raueren" Geräusche den Klappenstenosen. Zu beachten ist die **Abhängigkeit** der Lautstärke und des Klangcharakters der Geräusche **von der Körperlage.**

Manchmal haben Herzgeräusche einen mehr oder weniger **musikalischen Beiklang**. Dies trifft für systolische, diastolische und selten für kontinuierliche Herzgeräusche zu. Häufig sind diese Geräusche funktioneller Art (z.B. durch Schwingungen von Sehnenfäden). Sie sind variabel und manchmal nur intermittierend zu hören, können sehr laut sein und sind zuweilen ohne Stethoskop schon bei Annäherung des Ohres an den Thorax ohne direkten Kontakt mit der Oberfläche zu hören (**Distanzgeräusche**). Die musikalischen Geräusche setzen sich ganz überwiegend aus reinen Sinusschwingungen verschiedener Frequenzen zusammen. Meistens ist die Frequenz hoch, aber auch niederfrequente musikalische Geräusche mit mehr brummendem Klangcharakter werden beobachtet. **Abb. 8.19** zeigt ein kontinuierliches Geräusch.

■ Punctum maximum

Wie die Herztöne so haben auch die Herzgeräusche je nach Entstehungsort und Fortleitung der Strömungsturbulenzen ein **Punctum maximum,** d.h. einen Ort bester Hörbarkeit. Diese typischen Orte werden später bei den jeweils zugrundeliegenden Ursachen besprochen.

Zu beachten ist auch eine mögliche **Fortleitung der Geräusche:**

- An der Pulmonalklappe entstehende systolische Geräusche werden in die linke Infraklavikularregion fortgeleitet.
- An der Aortenklappe entstehende Geräusche sind zur rechten Infraklavikularregion, bis zum Jugulum und in die Karotiden zu verfolgen.
- Bei Insuffizienzen dieser Klappen lassen sich die begleitenden diastolischen Geräusche zum linken unteren Sternalrand bzw. zur Herzspitze hin hören. Die Ausbreitung der Stenosegeräusche an den AV-Klappen ist enger umschrieben.
- Das Mitralinsuffizienzgeräusch kann gelegentlich über die dorsale Vorhofwand sogar gegen die Wirbelsäule fortgeleitet und dann bis zur Hals- oder Lendenwirbelsäule wahrgenommen werden.

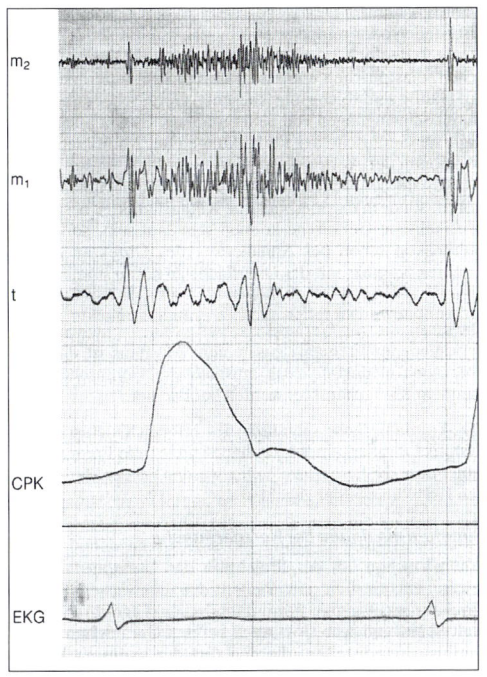

Abb. 8.19 Kontinuierliches Geräusch. Kurven: Die verschiedenen Herzschallkurven werden von unten nach oben durch zunehmend stärkere Aussiebung der niedrigen Frequenzen gewonnen, sodass sich in der obersten Kurve überwiegend hochfrequente Schwingungen aufzeichnen. Herzschall m_2 (Mikrofon über der Herzbasis), Herzschall m_1, Herzschall t, CPK = Karotispulskurve, EKG

Das kontinuierliche Geräusch schließt sich unmittelbar an den 1. Ton an, hat zur Zeit des 2. Tons sein Maximum und endet vor allem in m_1 kurz vor Beginn des 1. Tons.

8

■ Intensität und Intensitätsänderung

Die **Intensität und Intensitätsänderung der Geräusche** wird heute weithin durch eine Einteilung in 6 Grade nach Freeman und Levine charakterisiert (**Abb. 8.20**). Weniger nuanciert, aber schärfer definierbar ist die Einteilung in 4 Grade, die häufig in England verwendet wird. Für die klinische Bewertung und Klärung des Entstehungsmechanismus eines Geräusches ist die Graduierung von fraglichem Wert, für die Dokumentation und Verlaufsbeobachtung aber sehr hilfreich.

Die **Geräuschintensität** wird in hohem Maße durch hämodynamische Einflüsse (Druckdifferenzen, Strömungsvolumen und -geschwindigkeit, Blutviskosität) bestimmt. Besonders deutlich ist dies bei Turbulenzen an den Semilunarklappen von Aorta und A. pulmonalis. Bei **Extrasystolen** beobachten wir eine starke Intensitätsabnahme der systolischen Geräusche, dagegen mit dem postextrasystolischen Schlag mit seinem vergrößerten Schlagvolumen eine Intensitätszunahme. Das systolische Geräusch der Mitralinsuffizienz wird dagegen weniger durch Arrhythmien beeinflusst.

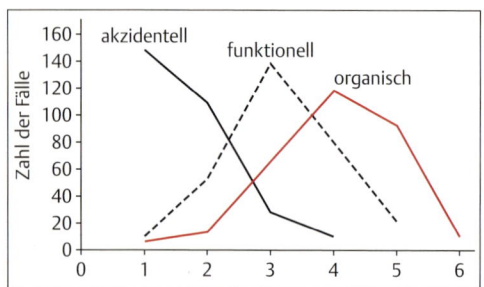

Abb. 8.20 Lautstärke der organischen, funktionellen und akzidentellen Geräusche. Zur Lautstärkecharakterisierung sind hier die Intensitätsgrade nach Freeman und Levine verwendet (Abszisse), die in den anglo-amerikanischen Ländern häufig benutzt werden.
Grad 1: sehr leises Geräusch, das nur bei konzentriertester Aufmerksamkeit wahrgenommen werden kann
Grad 2: leises Geräusch, das sofort gehört werden kann
Grad 3: mittellautes Geräusch
Grad 4: sehr lautes Geräusch
Grad 5: das lauteste Geräusch, das aber nicht mehr nach Abheben des Stethoskops wahrgenommen werden kann
Grad 6: Distanzgeräusch

Die **Intensitätsänderung durch die Atmung** hat ebenfalls klinische Bedeutung. Normalerweise überwiegen dabei extrakardiale Einflüsse. Durch die Inspiration werden die Schallleitungsbedingungen für akustische Phänomene am linken Herzen beeinträchtigt und infolgedessen Herzgeräusche und -töne leiser. Das Systolikum der Trikuspidalinsuffizienz und das Austreibungsgeräusch der Pulmonalstenose werden hingegen – wegen der inspiratorischen Zunahme des Füllungsvolumens des rechten Herzens und des dadurch vergrößerten Schlagvolumens – verstärkt. Auch das Diastolikum bei einer Trikuspidalstenose wird lauter.

> **!** Die inspiratorische Verstärkung kardialer Geräusche spricht für deren rechtskardialen Ursprung (Rivero-Carvalho-Zeichen).

■ Systolische Geräusche

Insuffizienzen der Atrioventrikularklappen: Bei einer AV-Klappeninsuffizienz strömt das Blut mit der Ventrikelkontraktion beginnend in den Vorhof zurück, also bereits während der Anspannungszeit des Herzens. Die Geräusche werden daher mit dem 1. Ton beginnen und unter Umständen von diesem auskultatorisch nicht abgrenzbar sein. Im weiteren Verlauf der Systole verengt sich durch die Ventrikelkontraktion die insuffiziente Öffnung, sodass in manchen Fällen am

Ende der Systole der Klappenschluss quasi wieder suffizient geworden ist. Das Geräusch kann daher an Intensität abnehmen und mehr oder weniger lange Zeit vor dem 2. Ton enden.

Es gilt: je höhergradig die Klappeninsuffizienz, desto länger hält das Geräusch an (bis hin zum Holosystolikum) und umso flacher ist das Decrescendo. Bei schweren AV-Klappeninsuffizienzen kann das Systolikum sogar ohne Intensitätsverminderung bis zum 2. Ton anhalten.

Stenosen am Abgang der großen Arterien vom Herzen: Diese Geräusche beginnen **deutlich abgesetzt vom 1. Ton**, da erst nach der isometrischen Kontraktionszeit mit Überschreiten des enddiastolischen Aorten- bzw. Pulmonalisdrucks durch den Ventrikeldruck Blut in das nachgeschaltete Gefäß ausgetrieben wird (Ejektion). Bis die Auswurfgeschwindigkeit des Blutes ihr Maximum erreicht hat, nimmt die Intensität des Geräuschs zu. Steigen im Verlauf der Austreibungszeit intraventrikulärer und arterieller Druck an, so nehmen die Druckdifferenz zwischen Ventrikel und Gefäß und die Auswurfgeschwindigkeit ab, das Geräusch wird leiser. Schon vor Beginn des 2. Tons ist die Strömungsgeschwindigkeit so gering geworden, dass hörbare Schwingungen nicht mehr verursacht werden. So erklärt sich die **spindelförmige Gestalt** der Stenosegeräusche an Aorten- und Pulmonalklappe (s. S. 146 ff, 152 ff).

Die dritte Form organischer systolischer Geräusche tritt bei **Kurzschlussverbindungen** zwischen den Ventrikeln auf (Ventrikelseptumdefekt, s. S. 162). Beim systolischen Blutübertritt aus dem linken in den rechten Ventrikel ist die für Gefäßklappenstenosen typische Spindelform nicht ausgeprägt. Es handelt sich vielmehr um **bandförmige Geräusche**, die schon während der Anspannungszeit beginnen und über die ganze Systole andauern. Form und Intensität der Geräusche geben dabei gut den Druckgradienten zwischen den benachbarten Herzhöhlen wieder.

Manchmal kann es schwierig sein, systolische Geräusche mit Ursprung an der Mitral- und Trikuspidalklappe von systolischen Geräuschen über der Aorten- oder der Pulmonalklappe zu unterscheiden:

- Das Punctum maximum der Mitralinsuffizienz liegt meist im Bereich der Herzspitze mit Ausbreitung gegen die Axilla.
- Das Punctum maximum der Trikuspidalinsuffizienz befindet sich über dem unteren linken Sternalrand.
- Geräusche, die durch eine Trikuspidalinsuffizienz oder Pulmonalstenose verursacht sind, werden meist – solange keine Rechtsdekompensation vorliegt – inspiratorisch verstärkt (s. S. 150 ff und 152 ff).
- Das Systolikum der Aortenstenose wird fast regelmäßig ins Jugulum und zu den Karotiden fortgeleitet.

8

Auf die praktisch wichtige Differenzierung eines akzidentellen systolischen Geräusches gegenüber einer Mitralinsuffizienz oder einer Aortenstenose wird im Zusammenhang mit den jeweiligen Herzklappenfehlern eingegangen (**Tab. 8.2**). Die Abgrenzung von Systolika an der Aortenklappe gegenüber denen an der Pulmonalklappe ist in einigen Fällen durch das Geräuschverhalten bei tiefer Inspiration möglich.

Viel schwieriger und oft nicht zuverlässig möglich ist die Unterscheidung zwischen akzidentellen Systolika und organischen Austreibungsgeräuschen an Klappenstenosen. Zu beachten ist die kurze frühsystolische Spindelform akzidenteller und funktioneller Geräusche. Bei organischen Geräuschen wandert das Geräuschmaximum mit zunehmendem Schweregrad der Stenose aus der frühen in die mittlere und in die späte Systole. Eine Fortleitung in die Karotiden spricht für eine organische Aortenstenose, ebenso ein begleitendes Protodiastolikum, das eine Aorteninsuffizienz verrät und damit die Wahrscheinlichkeit eines organischen Klappenfehlers erhöht. Auch ein frühsystolischer Austreibungsklick (s. S. 105 ff), verbunden mit einem Intervallsystolikum, spricht für eine bivalvulär angelegte und mehr oder weniger stenosierte Aortenklappe. Darauf ist auch bei vermeintlich akzidentellen Geräuschen Jugendlicher zu achten.

Die durch sklerotische Aortenklappen- und -wandveränderungen bedingten (Sklerose-)Systolika älterer Menschen gehen nicht mit einem frühsystolischen Klick einher.

■ Diastolische Geräusche

Die Entstehungsbedingungen diastolischer Geräusche unterscheiden sich ebenfalls je nachdem, ob sie an den Atrioventrikular- oder Semilunarklappen entstehen.

Tab. 8.2 Auskultatorische Unterscheidung zwischen akzidentellen Systolika und Mitralinsuffizienz

	akzidentelles Systolikum	*Mitralinsuffizienzgeräusch*
Punctum maximum	Basis	Spitze
Geräuschgestalt	proto- oder mesosystolisch	meistens holosystolisch
Geräuschbeginn	freies Intervall nach dem 1. Ton	kein freies Intervall
Klangcharakter	weich, manchmal musikalisches Geräusch, mittelfrequent	gießend, niemals musikalisch
Lageveränderlichkeit	beim Aufrichten leiser werdend	kein Einfluss bei Lageänderung
Intensität am postextrasystolischen Schlag	Zunahme	keine Änderung oder leichte Abnahme

Stenosierungen an den AV-Klappen: Beim Einströmen des Blutes aus dem Vorhof bilden sich diastolische Turbulenzen. Das dabei entstehende niederfrequente Geräusch ist deutlich abgesetzt vom 2. Herzton, da die passive Ventrikelfüllung erst nach dem Unterschreiten des Ventrikeldrucks unter den Vorhofdruck beginnt. Mit der Abnahme der schnellen Füllungsphase klingt das **früh- bis mesodiastolische Geräusch** ab. Am Ende der Diastole, also präsystolisch wird die Auffüllung des Ventrikels noch einmal durch die Vorhofkontraktion gefördert. Dadurch entsteht das **präsystolische Crescendo**. Es fehlt nur bei absoluter Arrhythmie, da eine Kontraktion der Vorhöfe bei Vorhofflimmern nicht mehr stattfindet. Bei der Mitralstenose hört man, wie in **Abb. 8.18 d** gezeigt, ein diastolisches Geräusch, das relativ spät (oft > 0,1 sec) nach dem 2. Ton beginnt und ein frühdiastolisches Decrescendo und ein präsystolisches Crescendo aufweist.

Insuffizienzen an Pulmonal- und Aortenklappe: Die diastolischen Geräusche bei einer **Aortenklappeninsuffizienz** entstehen frühzeitig nach dem Ende der Systole. Da die Druckdifferenz zwischen Gefäß und erschlaffender Herzkammer relativ hoch ist, tritt der Rückstrom sehr schnell ein. Das Geräusch beginnt daher unmittelbar im Anschluss an den 2. Ton. Das Geräusch bei der **Pulmonalklappeninsuffizienz** setzt oft etwas verspätet nach dem 2. Ton ein. Hierauf wird bei Besprechung der relativen Pulmonalinsuffizienz und der funktionellen Diastolika noch einmal eingegangen (s. S. 133). Da sich die Druckdifferenz zwischen Aorta und Ventrikel durch Abfall des diastolischen Druckes im Gefäß ständig vermindert, hat auch dieses Geräusch Decrescendocharakter (s. **Abb. 8.18 e**).

An den vier Herzklappen kann jede der genannten Störungen, Stenose oder Insuffizienz, isoliert oder kombiniert vorkommen. Sind mehrere Klappen gleichzeitig erkrankt, so handelt es sich um einen kombinierten Klappenfehler. Bei den erworbenen Klappenfehlern handelt es sich in 90 % der Fälle um die Klappen des linken Herzens, also um Mitral- und Aortenklappe.

> ❗ Maßgeblich für die Diagnose ist die Feststellung, in welcher Phase der Herzaktion – Systole oder Diastole – das Geräusch zu hören ist. An den AV-Klappen verursachen Stenosen diastolische, Insuffizienzen systolische Geräusche. An den Taschenklappen ist es gerade umgekehrt.

Zur Unterscheidung von Systole und Diastole muss man die Herztöne beachten. Normalerweise ist der zeitliche Abstand zwischen 1. und 2. Ton kürzer als der zwischen 2. und 1. Ton (Ausnahme: Tachykardie). Es wird die vergleichende Palpation der A. carotis empfohlen, wobei zu beachten ist, dass es hier zu einer leichten Verspätung der Pulswelle kommt. An der A. radialis ist diese Verspätung so groß, dass sich die Palpation nicht zur Erkennung von Systole und Diastole eignet.

Die auskultatorische Trennung von zwei Schallphänomenen setzt selbst für höhere Frequenzen und sehr kurz dauernde Töne ein Spaltungsintervall von mindestens 0,02 sec voraus. Niedrigerfrequente und länger anhaltende Töne verschmelzen miteinander und sind auskultatorisch nicht voneinander zu unterscheiden.

■ Kontinuierliche Geräusche

Es gibt auch Geräusche, die sich nicht nur an eine Phase des Herzzyklus halten. Solche Geräusche gehen kontinuierlich aus der Systole direkt in die Diastole über (s. **Abb. 8.19**). Ursache ist eine Verbindung zwischen Arterien und Venen oder Gefäßen des großen und kleinen Kreislaufes, eine arteriovenöse Anastomose. Hierzu zählt beispielsiwese der offene Ductus arteriosus Botalli, über den in der Systole und in der Diastole Blut aus der Aorta in die A. pulmonalis fließt. Einen normalen Blutdruck im Lungenkreislauf vorausgesetzt, ist der Blutdruck in der Aorta auch diastolisch höher als in der A. pulmonalis. Da die Druckdifferenz zwischen den beiden großen Gefäßen in der späten Systole am größten ist, befindet sich das Maximum des Geräusches meistens um den 2. Ton. Kontinuierliche Geräusche kommen auch bei der aortopulmonalen Fenestration (breite Verbindung zwischen Aorta und A. pulmonalis) oder bei Perforation eines Sinus aortae in den rechten Ventrikel bzw. den rechten oder linken Vorhof vor (s. S. 133). Selten sind Verletzungen mit arteriovenösen Fisteln Ursache kontinuierlicher Geräusche.

■ Funktionelle und akzidentelle Herzgeräusche

Nicht jedes über dem Herzen wahrnehmbare Geräusch ist ein Zeichen für einen Klappenfehler oder eine Fehlbildung am Herzen. Auch eine **Steigerung des Schlagvolumens** mit erhöhter Flussgeschwindigkeit kann die normale laminare Randströmung des Blutes in eine turbulente verwandeln, die als Vibration auf die Gefäßwand im proximalen, herznahen Abschnitt der Aorta übertragen und so mit dem Stethoskop hörbar wird. So können körperliche Belastung, Fieber, Anämie, Hyperthyreose und andere Zustände mit gesteigertem Herzzeitvolumen zu funktionellen Geräuschen führen. Auch ohne gesteigertes Schlagvolumen oder erhöhte Flussgeschwindigkeit lässt sich bei Personen mit sehr flachem Thorax oft ein Systolikum hören, das an der Pulmonalklappe entsteht.

> **!** Es muss davor gewarnt werden, einzig aus der Feststellung eines Herzgeräusches die Diagnose eines „Herzfehlers" zu stellen.

Akzidentelle Herzgeräusche sind harmlose systolische, nie diastolische Geräusche. Sie entstehen im rechts- bzw. linksventrikulären Ausflusstrakt, sind vorwiegend frühsystolisch auskultierbar und enden immer vor dem 2. HT. In der

Regel sind sie leise (< 3/6) und werden nicht in die Karotiden oder die Axilla fortgeleitet. Sie variieren abhängig vom Aktivitätszustand und Körperlage.

Systolische akzidentelle Geräusche hört man bei den meisten **Kindern und Jugendlichen.** Ihre Häufigkeit nimmt mit zunehmendem Alter bis etwa zur vierten Lebensdekade ab. Dann verursachen progredient arteriosklerotische Gefäßwand- und Klappenunebenheiten immer häufiger ähnlich klingende Sklerosesystolika, die früh- oder mesosystolisch auftreten und zu den funktionellen Geräuschen gerechnet werden. Am häufigsten sind sie über der Basis des Herzens zu hören, meistens links vom Sternum lauter als rechts. Es gibt auch akzidentelle Geräusche über der Mitte des Sternums oder über der Herzspitze. Die Lokalisation trägt nicht viel zur Unterscheidung gegenüber organischen und funktionellen Geräuschen bei. Sie können gelegentlich laut sein, üblicherweise hält sich die Lautstärke jedoch in Grenzen.

Bei Kindern wird nicht selten ein niederfrequentes systolisches musikalisches Geräusch (**Still-Geräusch**) beobachtet, das an seinem brummenden oder schwirrenden Klangcharakter als akzidentelles Geräusch erkannt werden kann. Dieses pulmonale systolische Geräusch hat spindelförmige Gestalt und fällt phonokardiografisch durch seine regelmäßigen sinusförmigen Schwingungen auf. Es ist am besten im 2. oder 3. ICR links zu auskultieren, es ist leise, und hat keinen Austreibungsklick oder Schwirren und kommt wahrscheinlich durch Vibrationen der Pulmonalklappe zustande.

Funktionelle Herzgeräusche entstehen z. B., wenn ein normales Klappenostium relativ zu eng für ein erhöhtes Schlagvolumen ist, z. B. bei hyperzirkulatorischen Zuständen. Sie sind meist systolisch, selten kommen Diastolika infolge eines vermehrten passiven Bluteinstroms in den linken Ventrikel vor. Echokardiographisch sind nicht selten minimale Insuffizienzen an der Aorten- oder an der Pulmonalklappe nachweisbar, die gelegentlich mit dem geübten Ohr als Sofort-Diastolika wahrgenommen werden können. Leise, gießende Diastolika kommen auch bei schweren Anämien und Thyreotoxikosen vor. Das punctum maximum liegt meist am linken Sternalrand in Höhe des 2. ICR (**Abb. 8.21**). Auch jugendliche Personen mit flachem Thorax haben zuweilen solche meist recht leisen Geräusche. Man hört sie oft nur im tiefsten exspiratorischen Atemstillstand. Durch Sympathikomimetika lassen sie sich verstärken oder gar erst erzeugen.

Hier sei – die Kapitel über Entstehungsmechanismen von Herztönen und Herzgeräuschen und deren Charakterisierung abschließend – ein praktischer Vorschlag zur **Dokumentation der Auskultationsbefunde** gemacht. Die veränderliche Melodie von Tönen und Geräuschen soll auf diese Weise für Verlaufsbeobachtungen dokumentierbar sein.

Die Skizzen in **Abb. 8.22** gehen von dem „Grundgerüst" eines ganzen Herzzyklus aus. Vom 1. über den 2. zum nächsten 1. Ton wird damit eine Information über die relative Systolen- und Diastolendauer angegeben; ist doch im Groben bei

8

8

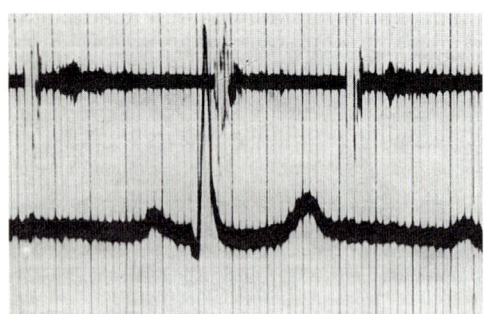

Abb. 8.21 Funktionelles Diastolikum. oben: Herzschall über der Basis am linken Sternalrand, unten: EKG-Abltg. II. Man erkennt ein diastolisches Decrescendogeräusch, das etwa 0,15 sec nach dem 2. Ton beginnt.

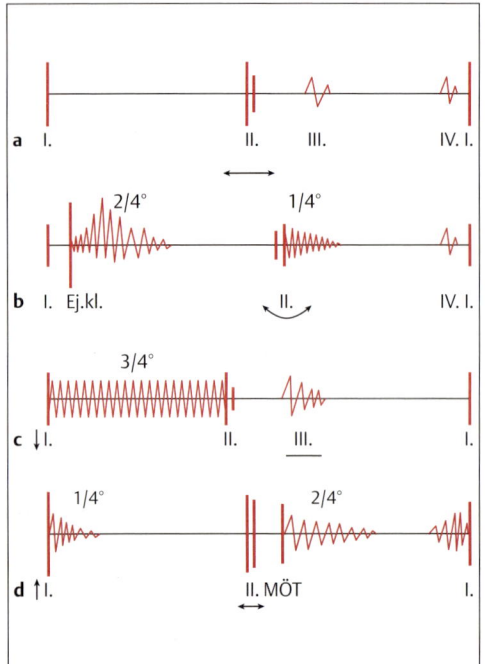

Abb. 8.22 Dokumentation des Auskultationsbefundes.
a Geräuschfreier Herzzyklus mit atemvariabel gespaltenem 2., einem 3. und einem 4. Ton.
b Abgeschwächter 1. Ton, Austreibungsklick, spindelförmiges Austreibungsgeräusch, invers gespalteter 2. Ton, kurzes frühdiastolisches Decrescendo, 4. Ton; Auskultationsbefund bei höherer Herzfrequenz als in (a), wie aus dem Systolen-/Diastolen-Verhältnis zu schließen.
c Abgeschwächter 1. Ton, nahezu bandförmiges hochfrequentes Holosystolikum, normaler 2. Ton, betonter 3. Ton.
d Betonter 1. Ton, kurzes hochfrequentes Decrescendosystolikum, normal gespaltener 2. Ton mit betontem Pulmonalsegment, Mitralöffnungston mit anschließendem niederfrequentem Diastolikum, Präsystolikum.

einer Herzfrequenz < 100/min die Systole kürzer als die Diastole, die mit steigender Frequenz relativ kürzer wird. Akzentuierung, Abschwächung oder Spaltung von Tönen – ob variabel oder fixiert – können ebenso wie Extratöne markiert werden. Geräusche können entsprechend dem vorwiegenden Gehöreindruck als hoch- oder niederfrequent, früh oder spät in eine Herzphase eingezeichnet und mit dem Lautstärkegrad (s.o.) versehen werden. Auf diese Weise können auch lokalisatorische Unterschiede der „Melodie" über der Herzspitze und der Basis wie auch die Fortleitung von Geräuschen dokumentiert werden. Auch können Schalländerungen unter verschiedenen physiologischen oder pharmakologischen Einflüssen (z.B. Respiration oder Inhalation von Amylnitrit) notiert werden.

Eine derartige Dokumentation der Auskultationsbefunde dient nicht allein der Möglichkeit einer Mitteilung unter Kollegen oder der Verlaufsbeobachtung. Vielmehr hilft sie auch gerade dem Anfänger, in der Kunst der kardialen Auskultation die eigene Fähigkeit zu schulen und Melodien immer besser zu hören und zu interpretieren.

8.5 Direkte Untersuchungsbefunde bei Herzerkrankungen

Die direkten Untersuchungsmethoden (Inspektion, Palpation, Perkussion und Auskultation) haben eine besonders große Bedeutung bei der Diagnostik der Klappenfehler. Herzklappenfehler sind meist Folgezustände von Entzündungsprozessen am Endokard. Mit dem Alter kommen degenerative Prozesse hinzu, die zu Ventilfunktionsstörungen führen können, ebenso sind angeborene Fehlbildungen als Ursache möglich.

8.5.1 Erworbene Herzklappenfehler

Mitralstenose ✆

Die angeborene Mitralstenose infolge Verschmelzung der Kommissuren und Retraktion von Sehnenfäden des Mitralapparates oder durch Fehlansatz von Sehnenfäden an nur einem Papillarmuskel ist selten. Bei der erworbenen Mitralstenose entsteht die Verklebung der Kommissuren durch chronisch-entzündliche Prozesse. Die Geschlechterrelation Frauen : Männer beträgt 2 : 1. Oft ist die Mitralstenose mit einer mehr oder weniger stark ausgeprägten Mitralinsuffizienz kombiniert.

Hämodynamisch ist die Mitralstenose durch die erschwerte Füllung des linken Ventrikels, bedingt durch das verengte Ostium, charakterisiert. Infolgedessen steigt der mittlere linksatriale Druck an mit einer konsekutiven **Dilatation und Hypertrophie des linken Vorhofs**. Als Folge wird der überwiegend passive atrio-ventrikuläre Blutfluss verzögert. Solange die Vorhofkontraktion bei Sinusrhythmus gewährleistet ist, ist die spät-diastolische Ventrikelfüllung über die stenosierte Klappe verstärkt. Eine Verkürzung der Diastole bei Tachykardie erschwert die Vorhofentleerung in den Ventrikel. Dilatation und Hypertrophie wie auch entzündliche oder degenerative Veränderungen der Vorhofmuskulatur begünstigen die **Entstehung von Vorhofflimmern,** das unter Umständen abrupt eine Steigerung des Vorhofdrucks auslösen kann. Folge der linksatrialen Drucksteigerung ist ein Anstieg des pulmonal-venösen und (reflektorisch) des pulmonal-arteriellen Druckes mit zunehmender Rechtsherzbelastung bei pulmonaler Hypertonie.

Die Druck- und Widerstandserhöhung im kleinen Kreislauf, die verminderte Anpassungsfähigkeit der diastolischen Ventrikelfüllung und damit des Schlagvolumens und des Herzzeitvolumens an Belastungen sind verantwortlich für viele Symptome der Mitralstenose. Nicht nur die Dyspnoe, sondern auch die anfänglich häufigen Lungenödeme und Hämoptysen sind so zu erklären.

Bei der **Inspektion** zeigen die Patienten oft ein typisches bläulichrotes Gesicht („Mitralbäckchen", Facies mitralis). In fortgeschrittenen Stadien mit Leberstauung kommt eine subikterische Verfärbung der Haut und der Skleren hinzu. In der Herzgegend ist inspektorisch meist nichts Auffälliges zu entdecken. Bei lange bestehenden Fällen mit Hypertrophie des rechten Ventrikels werden vermehrte Pulsationen im epigastrischen Winkel sichtbar, die auch tastbar sind. Die Leber ist bei Rechtsherzinsuffizienz vergrößert und druckempfindlich.

Die **Perkussion** ergibt anfänglich eine normale Herzgrenze nach links. Die Herztaille ist verstrichen. Bei sehr großem linken Vorhof ist die rechte Herzgrenze nach rechts lateral vom Brustbein verlagert. Im Spätstadium findet man bei den kombinierten Mitralvitien sehr große Herzen.

Der Herzspitzenstoß ist meistens innerhalb der Medioklavikularlinie (MCL) zu tasten. Mit zunehmender Rechtsherzbelastung werden **Pulsationen** linksparasternal, vielleicht auch der betonte Pulmonalton tastbar. Häufig ist sogar der akzentuierte 1. Ton palpabel. Oft kann besonders in Linksseitenlage das diastolische rumpelnde Geräusch als niederfrequentes Vibrieren, evtl. sogar der Mitralöffnungston gefühlt werden.

Der **typische Auskultationsbefund** erlaubt die Diagnose (s. **Abb. 8.18 d**). Hierzu gehört das **diastolische Geräusch** beim passiven und – solange ein Sinusrhythmus besteht – spätdiastolisch vorhofaktiven Bluteinstrom über die eingeengte Mitralöffnung in den linken Ventrikel. Diesem Blutfluss entspricht das vom 2. Herzton abgesetzte früh- und meso- sowie das spätdiastolische Geräusch. Die Intensität hängt u. a. von der Einströmungsgeschwindigkeit ab. Sie ist am höchsten zu Beginn der schnellen atrioventrikulären Einstromphase und am Ende der Diastole, allerdings nur, wenn eine hämodynamisch wirksame Vorhofaktion stattfindet. Das präsystolische Crescendo fehlt daher bei absoluter Arrhythmie.

Da zunächst die isovolumetrische Relaxationsperiode zwischen Aortenklappenschluss und dem Unterschreiten des Druckes im Ventrikel unter den im linken Vorhof verstreichen und die Öffnungsbewegung der Mitralklappen in den Ventrikel begonnen haben muss, bedarf es einiger Zeit, bis der Durchfluss durch das Mitralostium so stark ist, dass ein Geräusch entstehen kann (oft > 0,1 sec).

Das typische **niederfrequente, raue und rumpelnde Geräusch** der Mitralstenose ist oft nur nach Belastung für einige Schläge zu hören. Man auskultiert am besten in der Spitzenregion in Linksseitenlage (**Abb. 8.23**). Ehe man eine Mitralstenose ausschließt, sollte man die Patienten nach kurzer Belastung in dieser Lage untersuchen.

> ❗ Die Auskultation bei V. a. Mitralstenose sollte in der Herzspitzenregion in Linksseitenlage nach kurzer Belastung erfolgen.

Manchmal findet man bei Patienten mit Mitralstenose auch ein gießendes diastolisches Geräusch über der Herzbasis am linken Sternalrand, das **Graham-Steell-Geräusch**. Es entsteht durch eine funktionelle Pulmonalklappeninsuffizienz infolge Erweiterung der A. pulmonalis bei starker Druckerhöhung im Lungenkreislauf. Differenzialdiagnostisch muss es vom Diastolikum einer zusätzlichen Aorteninsuffizienz abgegrenzt werden. Das klinische Bild und die Art des Geräusches sind hier wegweisend. Laute Diastolika, die sehr ausgedehnt auch über dem rechten Sternalrand hörbar sind, sprechen für eine begleitende Aorteninsuffizienz (**Abb. 8.24**, **Abb. 8.25**). Ein größerer Zeitabstand zwischen dem 2. Ton und dem Beginn des Diastolikums ist verdächtig auf eine relative Pulmonalinsuffizienz bzw. ein Graham-Steell-Geräusch.

In **Tab. 8.3** sind die Untersuchungsbefunde der Kombination einer Mitralstenose mit einer Aorten- oder Pulmonalinsuffizienz gegenübergestellt.

Der **1. Herzton** hat bei der Mitralstenose einen typischen, **paukenden Klang**. Dies ist vor allem darauf zurückzuführen, dass die frühsystolische Anspannung des Mitralapparates einschließlich der Segel verspätet, d. h. zum Zeitpunkt eines steileren ventrikulären Druckanstieges erfolgt (entsprechend einem höheren dP/dt, s. S. 103). Zur Erinnerung: wir hatten die aktuelle Druckanstiegsgeschwindigkeit zum Zeitpunkt der AV-Klappenanspannung (dP/dt) als wichtigste Determinante der Lautstärke des 1. Tons kennengelernt.

Der **2. Herzton** ist infolge der Akzentuierung des Pulmonalklappenschlusstons (P_2) meistens am linken Sternalrand lauter als rechts parasternal. Auch die

8

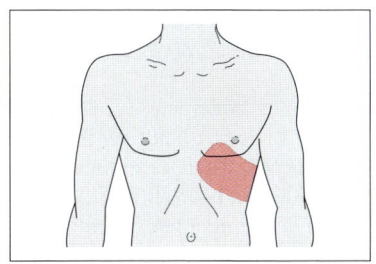

Abb. 8.23 Ausbreitung des Diastolikums der Mitralstenose.

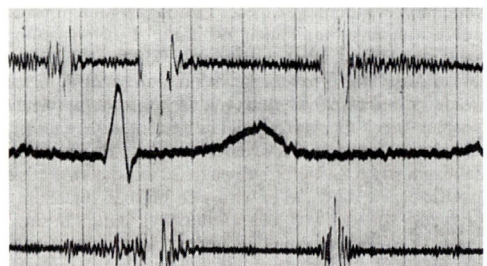

Abb. 8.24 Schallkurve einer Mitralstenose ohne Öffnungston.
oben: Herzschall über der Basis, Mitte: EKG-Abltg. II, unten: Herzschall über der Spitze.
Es handelt sich um ein kombiniertes Vitium, Mitralstenose und Aorteninsuffizienz. Über der Basis findet sich daher ein Aorteninsuffizienzgeräusch im Anschluss an den 2. Ton. Über der Spitze erkennt man ein Präsystolikum, das deutlich vor dem QRS-Komplex beginnt. Kein Mitralöffnungston.

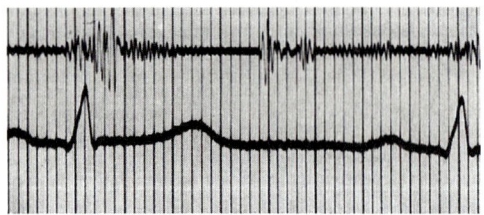

Abb. 8.25 Mitralstenose mit allen akustischen Zeichen.
oben: Herzschall über der Spitze, unten: EKG-Abltg. II.
An den lauten 1. Ton schließt sich ein kurzes systolisches Decrescendogeräusch an. 0,08 sec nach dem 2. Ton folgt der Mitralöffnungston. Nach einer Pause von 0,05 sec beginnt ein diastolisches Geräusch, das vor dem 1. Ton ein deutliches Crescendo zeigt.

Hypertrophie des rechten Ventrikels, die als Folge einer länger andauernden Rückstauung in den kleinen Kreislauf entsteht, trägt durch die Drehung des Herzens im Thorax im Uhrzeigersinn (von apikal gesehen) hierzu bei. Die Drehung kommt dadurch zustande, dass der ventral gelegene, vergrößerte rechte Ventrikel das Herz nach hinten drängt.

Wichtig für die Erkennung der Mitralstenose ist außerdem der **Mitralöffnungston** (MÖT, s. S. 113 ff). Ein auskultatorischer Dreierrhythmus der Herztöne sollte immer dazu veranlassen, nach Zeichen einer Mitralstenose zu suchen. Der MÖT ist unabhängig davon, ob der Patient länger geruht hat oder nicht. Bei fehlenden Beschwerden kann der MÖT oder besser gesagt ein Dreierrhythmus der einzige Hinweis auf diesen Klappenfehler sein (**Abb. 8.13**). Andererseits haben

Tab. 8.3 Symptome von Mitralstenose mit relativer Pulmonalinsuffizienz vs. Kombination von Aorteninsuffizienz und Mitralstenose

	Mitralstenose und funktionelle Pulmonalinsuffizienz	*Kombination Mitralstenose und Aorteninsuffizienz*
Geräusch	leises, gießendes, hauchendes Diastolikum im 2. ICR am linken Sternalrand, meistens nicht lauter im Exspirium (Graham-Steell-Geräusch)	leises bis lautes, gießendes Diastolikum mit größerem Ausbreitungsbezirk am rechten Sternalrand, punctum maximum meistens am Erb-Punkt, evtl. bis zur Herzspitze, Verstärkung im exspiratorischen Atemstillstand
Phono-kardiografie	hochfrequentes Basisdiastolikum ca. 0,1 sec nach dem 2. Ton	hochfrequentes Basisdiastolikum direkt nach dem 2. Ton (A_2)
Blutdruck	normale, manchmal gering verminderte Blutdruckamplitude	vergrößerte Blutdruckamplitude (nicht so stark wie bei reiner Aorten-insuffizienz)
Herzgröße und Form	linker Ventrikel nicht vergrößert, verstärkte Pulsationen über der Aus-flussbahn des rechten Ventrikels	Vergrößerung des linken Ventrikels
EKG	meist deutliche Zeichen der Rechts-belastung; meist Vorhofflimmern; bei Sinusrhythmus „P mitrale" (P sinistro-atriale)	Zeichen der Linksbelastung

nur etwa ⅔ aller Patienten mit Mitralstenose einen hörbaren MÖT. Er verschwindet, wenn die Schwingungsfähigkeit der Mitralsegel und der Sehnenfäden durch Verdickung, Verwachsung, Schrumpfung und Verkalkung aufgehoben ist.

> **!** • Bei einem „Dreierrhythmus" sollte an eine Mitralstenose gedacht werden.
> • Lässt die Schwingungsfähigkeit der Klappen durch zunehmende Verhärtung, Vernarbung und Verkalkung nach, dann nimmt auch die Lautstärke des 1. Herztons ab.

Der typische Auskultationsbefund der Mitralstenose verschwindet (s. **Abb. 8.18 d**, **Abb. 8.25**), wenn sich eine absolute Arrhythmie einstellt. Dies kommt im Verlauf der Mitralstenose häufig vor. Dann wird die Diagnose schwierig. Kompliziert wird das Schallbild noch dadurch, dass in diesen Fällen das Vitium nicht rein ist, da eine begleitende Mitralinsuffizienz bestehen kann. Die Unterscheidung eines systolischen von einem diastolischen Geräusch ist bei der wechselnden Diastolendauer besonders schwierig. Auch die Erkennung des Dreierrhythmus ist erschwert, wenn die Töne kurz aufeinander folgen und in ihrem Abstand und ihrer Intensität stark variieren. Ventrikuläre Extrasystolen mit einer Spaltung des 2. Herztons können ebenfalls einen Mitralöffnungston vortäuschen. Die zeitliche Bestimmung des Beginns des Diastolikums gelingt nur mithilfe der Schallschreibung einigermaßen genau.

Zusammenfassung

- **Inspektion:** bläulich rote Gesichtsfarbe der Wangen (Mitralbäckchen, Facies mitralis), häufig leichte Akrozyanose
- **Palpation:** nicht verlagerter Herzspitzenstoß (sofern reine Mitralstenose), evtl. Rechtsherzbelastung mit linksparasternal und epigastrisch verstärkten Pulsationen; gelegentlich paukender 1. Ton und MÖT und diastolische Vibration tastbar
- **Perkussion:** verstrichene Herztaille, anfänglich normale Herzgrenzen. In späten Stadien, besonders bei kombiniertem Vitium, Herzvergrößerung.
- **Auskultation:** paukender 1. Ton, solange die Mitralklappe noch schwingungsfähig ist, 2. Ton über der Basis linksparasternal lauter als rechts (Akzentuierung des Pulmonalistons), Dreierrhythmus durch MÖT, Mitralöffnungsintervall umgekehrt proportional zum Druck im linken Vorhof; rumpelndes Diastolikum apikal, besonders nach Belastung und in Linksseitenlage; solange Sinusrhythmus, auch präsystolisches Crescendo.

Neben der Mitralstenose kann selten auch ein Vorhoftumor mit Einengung des AV-Ostiums einen diastolischen Extraton (s. S. 115) und ein niederfrequentes Diastolikum verursachen. Wegen der akustischen und zeitlichen Ähnlichkeit eines Perikardtons mit einem MÖT ist die Fehldiagnose einer Pericarditis constrictiva als Mitralstenose möglich. Zur Differenzialdiagnose der Mitral- gegenüber der Trikuspidalstenose, die sehr ähnliche Schallmelodien haben können, ist das Geräuschverhalten bei der Atmung und die andere Lage des punctum maximum zu berücksichtigen (s. S. 151 ff).

Mitralinsuffizienz

Die Schließfunktion der Mitralklappe hängt vom Zusammenspiel der Papillarmuskeln, Sehnenfäden, Klappensegel und dem Mitralring ab. Jede dieser Strukturen kann für sich alleine oder in unterschiedlicher Kombination in ihrer Funktion gestört sein, sodass die Klappensegel nicht vollständig oder nicht über die ganze Dauer der Systole anhaltend aneinanderliegen. Infolgedessen kommt es zu einem Rückfluss von Blut aus dem Ventrikel in den linken Vorhof während eines Teils oder der ganzen Systole. **Tab. 8.4** fasst die häufigsten Ursachen einer Mitralinsuffizienz zusammen.

Infolge des unvollständigen Schlusses der Mitralklappen fließt während der Systole ein Teil des linksventrikulären Schlagvolumens wieder stromaufwärts in den Vorhof. Es wird daher ein zusätzliches (**Pendel-**) **Blutvolumen** vom linken Ventrikel gefördert, ohne kreislaufwirksam zu sein. Der linke Ventrikel wird hierdurch erweitert und seine Muskulatur hypertrophisch. Der linke Vorhof wird passiv von dem zurückströmenden Blut erweitert. Jedoch ist die Druckerhöhung im Vorhof und im Lungenkreislauf nicht so stark wie bei der Mitralstenose. Im Vordergrund der Beschwerden solcher Patienten steht deshalb auch nicht so sehr die Dyspnoe, sondern die wegen der ungenügenden Blutversorgung der Peripherie verminderte Leistungsfähigkeit und leichte Ermüdbarkeit.

Bei der **Auskultation** ist ein **systolisches Geräusch** im Anschluss an den 1. Herzton typisch; oft lässt es sich von diesem gar nicht trennen. Es hat einen gießenden oder hauchenden, mehr oder weniger ausgeprägten Decrescendocharakter, da sich während der Kontraktion der Kammer auch das Leck zum Vorhof hin verkleinert. Ist das Leck klein, so kann es im Laufe der Systole ganz verschlossen werden (s. **Abb. 8.18 a**). Nur bei schweren Insuffizienzen hält das Geräusch durch die ganze Systole bis zum 2. Ton an, in schweren Fällen sogar ohne ein Decrescendo zu zeigen (**Abb. 8.27**, **Abb. 8.28**). Man hört es meist am besten in der Spitzenregion, häufiger auch auf halbem Weg zwischen Herzspitze und linkem Sternalrand, oft ziemlich weit lateral bis zur vorderen oder sogar hinteren Axillarlinie (**Abb. 8.26**).

8

Tab. 8.4 Ursachen der Mitralinsuffizienz

Struktur	mögliche Ursachen
Klappenschädigung	rheumatisch oder infektiös entzündlich sytemischer Lupus erythematodes stumpfes oder offenes Thoraxtrauma Anlagemissbildungen Bindegewebstexturstörungen (z. B. Marfan-, Ehlers-Danlos-Syndrom u. a.) myxomatöse Degeneration mit Mitralklappenprolaps
Anomalien des Mitralringes	degenerative Verkalkungen Marfan-Syndrom entzündliche Destruktion (z. B. Abszess, rheumatoide Arthritis) Dilatation des Anulus fibrosus
Schädigung der Chordae tendineae	Sehnenfadenruptur (entzündlich, traumatisch) Anomalien des Sehnenfadenapparates abnorm ansetzende Sehnenfäden
Funktionsstörungen der Papillarmuskeln	ischämisch-degenerativ entzündlich (funktionelle) Fehlinsertion von Sehnenfäden angeborene Anomalien

8

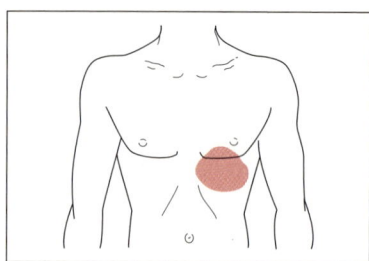

Abb. 8.26 Ausbreitung des systolischen Geräusches bei der Mitralinsuffizienz.

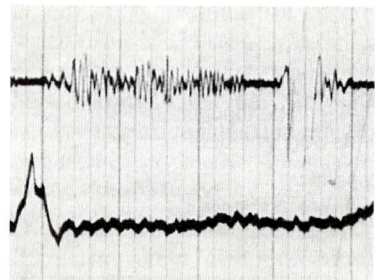

Abb. 8.27 Schallkurve bei leichter Mitralinsuffizienz. Zwischen 1. Ton und systolischem Decrescendogeräusch herrscht niemals Ruhe in der Kurve. Das Geräusch endet 0,05 sec vor dem 2. Ton. oben: Herzschall über Spitze, unten: EKG-Abltg. II.

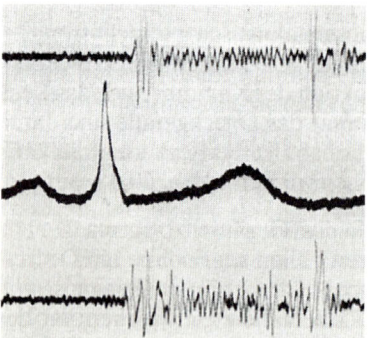

Abb. 8.28 Schallkurve bei schwerer Mitralinsuffizienz. oben: Herzschall über der Basismitte; EKG-Abltg. II; unten: Herzschall über der Spitze. Das Geräusch füllt die ganze Systole aus und zeigt kein Decrescendo.

Der **1. Herzton** ist bei der Mitralinsuffizienz häufig **abgeschwächt.** Grund ist die Herabsetzung der Schwingungsfähigkeit der Klappen durch entzündliche Veränderungen und Verkalkung. Ein weiterer Mechanismus ist die geringere Anspannungsenergie der insuffizienten Klappe, durch die hindurch ein Teil des Ventrikelvolumens bereits mit dem Kontraktionsbeginn in den Vorhof entweicht. Bei den funktionellen, nicht primär valvulär bedingten Insuffizienzen ist dies dagegen in der Regel nicht der Fall, es sei denn, dass eine hochgradige Schädigung der Muskulatur mit Verringerung der Kontraktionskraft zu einer Abschwächung des 1. Tons führt.

Der **2. Herzton** ist meist deutlich **gespalten** infolge der Vorverlagerung des Aortenklappenschlusses (A_2). Grund ist das verminderte „Vorwärts-Schlagvolumen" des linken Ventrikels. Die Akzentuierung des P_2 ist wegen der meist erst späten pulmonalen Druckerhöhung erst im Spätstadium der Erkrankung akzentuiert (betonter Pulmonalklappenschlusston P_2).

Mit dem Pendelblut geht der frühdiastolische transmitrale Einstrom in den linken Ventrikel zusammen mit einer verstärkten frühdiastolischen schnellen Füllung einher. Deshalb gehört zu einer hämodynamisch relevanten Mitralinsuffizienz ein **akzentuierter 3. Herzton**. Nur bei älteren Personen ist er manchmal trotz relevanter Klappeninsuffizienz nicht zu hören. Dagegen geht bei Kindern und Jugendlichen eine Mitralinsuffizienz stets mit einem 3. Herzton einher.

Bei sehr großem Pendelblutvolumen und erhöhter Geschwindigkeit des frühdiastolischen Einstromes kann der 3. Ton ein kurzes, niederfrequentes funktionelles Diastolikum einleiten, ähnlich dem **Carey-Coombs-Geräusch**[28] (kurzes, meso- bis spätdiastolisches Geräusch über der Herzspitze bei akuter Endokarditis).

Die Diagnose und hämodynamische Einschätzung der Mitralinsuffizienz ist zweifellos schwierig. Sie kann aus den direkten Krankheitszeichen allein nicht gestellt werden, da das systolische Geräusch zu vieldeutig ist. Die Drucksteigerung im linken Vorhof und im Lungenkreislauf und die dadurch bedingte Dyspnoe sind nicht nur vom Grad des Reflux, sondern auch von der Dehnbarkeit (Compliance) des Vorhofes und der Dauer der Erkrankung abhängig.

Zusammenfassung
- **Inspektion:** ♂ > ♀. Herzspitzenstoß nach links außen verlagert und verbreitert.
- **Palpation:** deutlich hebender und verlagerter Spitzenstoß, selten systolisches Schwirren; nicht selten 3. Herzton entsprechend der schnellen Füllungswelle tastbar.
- **Perkussion:** Verbreiterung der Herzdämpfung nach links.
- **Auskultation:** meist abgeschwächter 1. Ton, gießendes Sofort-Systolikum, gelegentlich gespaltener 2. Ton (Vorverlagerung von A_2), dumpfer 3. Ton.

Neben der oft valvulären Mitralinsuffizienz verdienen **andere Formen** der Funktionsstörung des Mitralschließmechanismus Beachtung:

Der **Mitralklappenprolaps**, das „Klick-Geräuschsyndrom" (syn. midsystolic click-murmur syndrome, ballooning mitral cusp syndrome, floppy valve syndrome und andere Synonyma morphologisch nicht einheitlicher Mitralklappenveränderungen) ist eine teils genetisch veranlagte, teils erworbene Störung der

8

---

[28] Carey F. Coombs (1879–1932), englischer Arzt

systolischen „Zügelung" eines oder beider Mitralsegel in der AV-Klappenebene. Nach einem normalen frühsystolischen Klappenschluss schlägt ein oder schlagen beide Mitralsegel in der mittleren oder späteren Systole fallschirmartig gegen den Vorhof durch und werden dabei zuweilen insuffizient. Der dadurch entstehende Rückfluss ist meist gering, kann aber auch erheblich sein und zur pulmonalen Stauung führen. Der besondere Mechanismus erklärt die Schallmelodie (**Abb. 8.29**) des normalen oder sogar akzentuierten 1. Tons, eines freien Intervalls bis zu einem meso- bis spätsystolischen Klick (nicht selten auch mehrere Klicks), dem sich ein spätsystolisches Geräusch anschließt. Je nach Ausmaß des Rückflusses ist ein 3. Ton hörbar.

Der Mitralklappenprolaps ist die häufigste Klappenanomalie, etwa 5 % der Bevölkerung sind betroffen. Häufig wird die Veränderung als Zufallsbefund diagnostiziert und verursacht keine Symptome. Sie kann jedoch zu kardialen Arrhythmien prädisponieren, ebenso kommen „pseudo-pektanginöse" Beschwerden vor. Bei zusätzlicher Mitralinsuffizienz besteht die Gefahr einer infektiösen Endokarditis. Eine entsprechende Prophylaxe ist angezeigt.

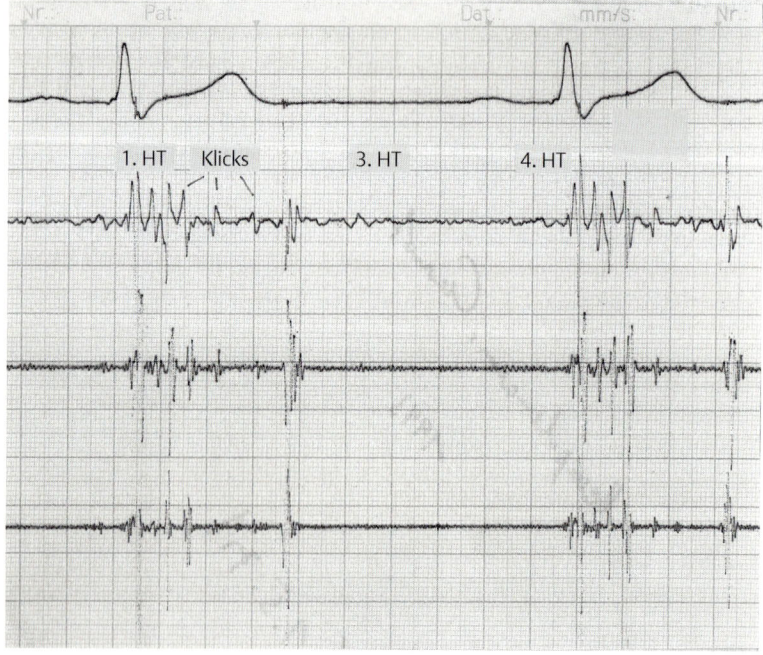

Abb. 8.29 Mitralklappenprolaps mit mehreren systolischen Klicks.

Anuläre und papillarmuskuläre Funktionsstörungen führen zur **funktionellen Mitralinsuffizienz**. Auch die akut ischämische Mitralinsuffizienz, z.B. nach Myokardinfarkt, ist funktionell bedingt. **Abb. 8.30** zeigt, wie durch eine Dilatation des linken Ventrikels und des Mitralklappenringes die Papillarmuskeln die Mitralsegel systolisch nicht mehr konvergent in der Schließungsebene halten können, die Segel werden vielmehr auseinandergezogen. Dabei ist es weniger das Missverhältnis zwischen vergrößerter Klappenöffnung und zu kleiner Segelfläche (relative Insuffizienz), als vielmehr die divergierende Zugrichtung der auseinander gerückten Papillarmuskeln, die zur Schlussunfähigkeit der Klappen führt.

Wird bei einer Koronarinsuffizienz ein Papillarmuskel minderdurchblutet, so kann er nicht über die ganze Systole die Mitralklappen angespannt halten. Es kommt zu einer passageren **ischämischen Mitralinsuffizienz**. Infolgedessen fließt spätsystolisch Blut aus dem Ventrikel in den Vorhof zurück. Der Reflux geht mit einem spätsystolischen Crescendogeräusch einher (**Abb. 8.31**). Derartige passagere ischämische Mitralinsuffizienzen begegnen dem aufmerksamen Arzt bei der Auskultation von Patienten mit Angina pectoris nicht selten.

■ Aorteninsuffizienz ✿

Die Insuffizienz der Aortenklappe führt während der Diastole zu einem Rückfluss von Blut in den linken Ventrikel. Für die periphere Versorgung muss dann mit jeder Systole ein vergrößertes Schlagvolumen ausgeworfen werden. Die ständige Förderung eines vergrößerten Schlagvolumens führt zu einer Dilatation und **Hypertrophie der linken Kammer.** Der linke Vorhof und das rechte Herz bleiben im Zustand der Suffizienz des Herzens unbeeinträchtigt. Versagt jedoch der linke Ventrikel, kommt es zur Mitralisation, d.h. durch die Dilatation des Ventrikels entsteht eine funktionelle Mitralinsuffizienz mit Vorhoferweiterung und Rückstau in den kleinen Kreislauf.

Ursächlich kommen neben entzündlichen Prozessen auch Anlagemissbildungen, degenerative Aortenringdilatationen, bis in die Gefäßwurzel reichen-

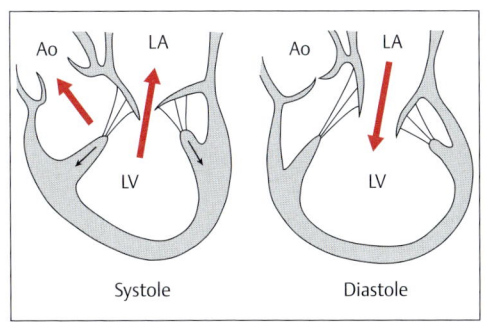

Abb. 8.30 Mechanismus der funktionellen Mitralinsuffizienz bei Dilatation des linken Ventrikels. Infolge des Auseinanderweichens der Papillarmuskeln ist der systolische Zug auf die Mitralsegel divergent.

Systole Diastole

8

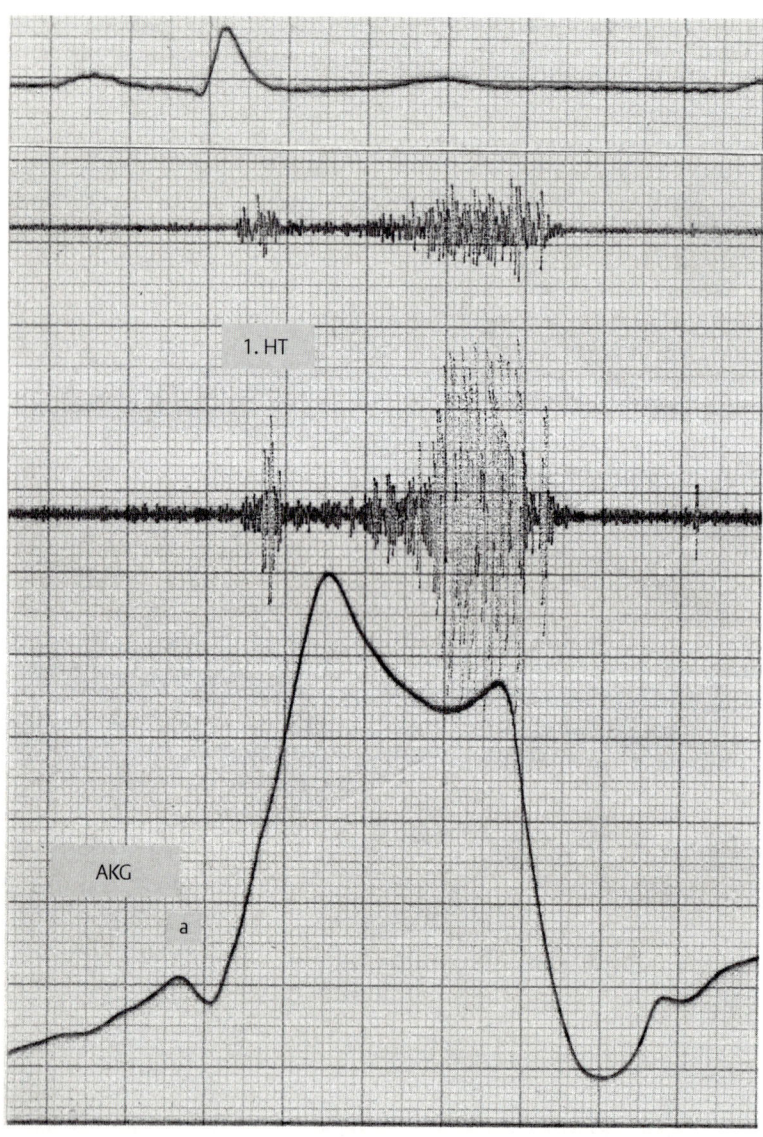

Abb. 8.31 Mitralklappenprolaps mit spätsystolischer Mitralinsuffizienz. Kein systolischer Klick.
AKG = Apexkardiogramm (entsprechend dem tastbaren doppelgipfligen Spitzenstoß),
a = enddiastolische a-Welle, 1. HT = 1. Herzton.

de Aortendissektionen und Bindegewebsstörungen (z. B. Marfan-Syndrom) infrage.

Die Patienten sind meist auffällig **blass**. Bei schwerer Aorteninsuffizienz sieht man das heftige Pulsieren der Karotiden und bemerkt manchmal, wie hierdurch am stillsitzenden Patienten ein Rückwärtsnicken des Kopfes im Pulsrhythmus (**Musset-Zeichen**[29]) auftritt. Am entkleideten Patienten sieht man vor allem die starke Verlagerung des Spitzenstoßes nach unten außen, manchmal bis in den 6. Interkostalraum außerhalb der Medioklavikularlinie. Infolge der starken Hypertrophie und Dilatation des linken Ventrikels ist er auch verbreitert und „hebend". Zuweilen erkennt man am Nagelbett eine pulssynchrone Kapillarfüllung, ebenfalls ein Zeichen des großen Schlagvolumens (**Quincke**[30]**-Kapillarpuls**).

Die **Palpation des Pulses** bei der Aorteninsuffizienz lässt das starke, schnelle Ansteigen der Pulswelle mit der vergrößerten systolisch-diastolischen Amplitude erkennen. Der **Pulsus celer et altus**, der schnellende Puls mit großer Amplitude (Wasserhammerpuls, Corrigan-Puls) ist für die chronische Aorteninsuffizienz charakteristisch. Bei sorgfältiger Gefäßpalpation der Aa. brachiales oder femorales tastet man oft den **Bisferiens-Puls**, eine systolisch doppelgipflige Pulswelle. Am Herzen selbst kann der verbreiterte, hebende Spitzenstoß meist leicht gefühlt werden, gelegentlich auch ein systolisches Schwirren über dem Aortenareal, das einer funktionellen Aortenstenose bei vergrößertem Schlagvolumen entspricht.

Die **Perkussion** zeigt die starke Verbreiterung des Herzens nach links. In den oberen Abschnitten der Herzdämpfung kann die tiefe Herztaille perkutiert werden.

Bei der **Auskultation** hört man meist einen normal lauten oder eher leisen 1. und 2. Herzton. Mit zunehmendem Schweregrad schwächen sich die Herztöne ab, da bei der schweren Aorteninsuffizienz die Mitralklappe bereits in der späten Diastole geschlossen, durch einen ventrikuloatrialen Druckgradienten angespannt und dadurch die Intensität des 1. Tons vermindert wird. Für die Lautstärke des 2. Tons spielt die herabgesetzte Schwingungsfähigkeit von Aortenwand und -klappe eine Rolle. Ein betonter Aortenton (**Tamburin-Ton**), entsteht bei der luetischen Aortenwandentzündung (Mesaortitis) mit Dilatation der Aortenwurzel ohne wesentliche Veränderung an den Taschenklappen.

Der Rückfluss des Blutes durch die insuffiziente Klappe während der Diastole erklärt das **diastolische, gießende Decrescendogeräusch** (s. **Abb. 8.18 e**). Man hört es am besten rechts parasternal im 2. ICR oder am Erb-Punkt im 3. und 4. ICR links vom Sternum (punctum maximum), oft sogar bis zur Mitte zwischen Herzspitze und unterem Sternalrand (**Abb. 8.32**). Dann ist zur Unterscheidung

---

[29] Von Delpeuch beim frz. Dichter Alfred de Musset beobachtetes pulssynchrones Kopfnicken als Zeichen der schwerden Aorteninsuffizienz.
[30] Heinrich Irenäus Quincke (1842–1922), Internist in Kiel und Frankfurt/M. Quincke-Zeichen 1868

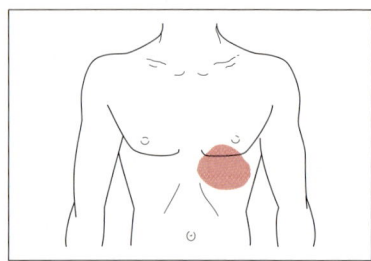

Abb. 8.32 Ausbreitung des Diastolikums bei der Aorteninsuffizienz.

gegenüber einem Mitralstenose-Diastolikum der höherfrequente gießende Klangcharakter zu beachten im Gegensatz zum rumpelnden Geräuschcharakter der Mitralstenose.

Bei nur leichter Aorteninsuffizienz ist das hochfrequente Diastolikum nur am sitzenden Patienten mit vornüber geneigtem Oberkörper zu hören. Das Geräusch beginnt unmittelbar im Anschluss an den 2. Ton (protodiastolisches Geräusch, Sofort-Diastolikum) (**Abb. 8.33**, **Abb. 8.36 d**).

Neben dem Rückfluss-Diastolikum hört man bei der Aorteninsuffizienz fast immer auch ein **Systolikum.** Es kann durch eine gleichzeitig bestehende organische Stenose oder als Begleit-Systolikum durch das vergrößerte Schlagvolumen verursacht werden.

Manchmal ist bei Aorteninsuffizienz ein tiefes, spätdiastolisches oder präsystolisches Herzgeräusch mit Maximum über der Herzspitze zu hören. Es entsteht infolge der funktionellen Mitralstenose durch die Schwingung des anterioren, seltener auch des posterioren Mitralsegels zwischen dem aortoventrikulären Rückfluss und dem früh- und spätdiastolischen atrioventrikulären Blutfluss (**Austin-Flint-Geräusch**[31]).

Häufig besteht eine Kombination von Aorteninsuffizienz und Mitralstenose. Die Unterscheidung zwischen Austin-Flint-Geräusch oder dem Geräusch bei echter Mitralstenose gelingt durch den MÖT, der bei der funktionellen Stenosierung, die zum Flint-Geräusch führt, nie zu hören ist.

Bei der **schweren Aorteninsuffizienz** lässt sich über den großen Extremitätenarterien oft ein Doppelton wahrnehmen, hervorgerufen durch die brüske Gefäßdehnung durch das große Schlagvolumen (**Traube**[32]**-Doppelton**). Über der A. femoralis ist meist ein einfacher lauter Ton zu hören, das Pistolenschussphänomen. Drückt man das Stethoskop fester auf die Arterie, ohne es vollständig zu komprimieren, wird das o. g. Doppelgeräusch hörbar. Durch den schnellen diastolischen Druckabfall proximal der Kompressionsstelle wird bei der Aorteninsuffizienz das

[31] Austin Flint (1812–1886), Internist in New York
[32] Ludwig Traube (1818–1876), Internist in Berlin

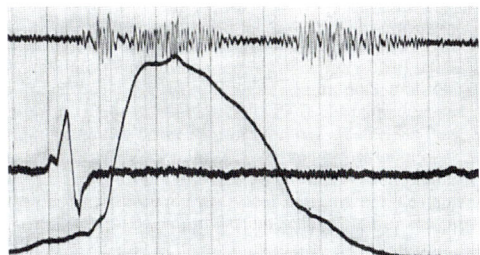

Abb. 8.33 Schallkurve bei Aorteninsuffizienz.
oben: Herzschall über dem Erb-Punkt, Mitte: EKG-Abltg. II, unten: Karotispulskurve.
Es findet sich bei dieser schweren Aorteninsuffizienz ein systolisches Begleitgeräusch.
Die Töne haben neben den lauten Geräuschen eine kleine Amplitude (v. a. der 2. Herzton).
In der Karotispulskurve findet sich keine deutliche Inzisur. Das Diastolikum hat den typischen
Decrescendocharakter.

8

distal vom Stethoskop befindliche Blut für einen kurzen Augenblick zurückflie-
ßen. Hierbei entsteht das systolisch-diastolische **Duroziez[33]-Doppelgeräusch**.

Zusammenfassung
- **Inspektion:** blasse Gesichtsfarbe, starke Pulsation der Karotiden. Musset-
Zeichen, Aus- und Abwärtsverlagerung des verbreiterten Spitzenstoßes, ggf.
Quincke-Kapillarpuls.
- **Palpation:** Pulsus celer et altus (et frequens). Hebender, verlagerter und ver-
breiterter Spitzenstoß.
- **Perkussion:** starke Linksverbreiterung, Schuhform des Herzens.
- **Auskultation:** meist abgeschwächter 1. und 2. Ton, gießendes Sofort-Diastoli-
kum mit Decrescendocharakter, punctum maximum über dem Erb-Punkt und
2. ICR rechts-parasternal. Raues Begleitsystolikum über Erb hinaus bis zu den
Karotiden. Traube-Doppelton, Duroziez-Doppelgeräusch und evtl. Pistolenschussphänomen.

Eine **akute Aorteninsuffizienz** infolge rasch progredienter endokarditischer
Klappendestruktion oder infolge proximaler Aortendissektion mit Beteiligung
der Aortenklappenbasis führt zunächst meist nicht zu einer Erweiterung des linken Ventrikels, der durch das relativ große Rückflussvolumen rasch gefüllt wird.
Daher ist das Diastolikum oft nur kurz und der 1. Ton abgeschwächt. Auch ist die
Blutdruckamplitude nicht vergrößert, sie kann sogar durch eine Erhöhung des
peripheren Widerstandes auffallend eng sein. Diese klinischen Zeichen werden

---

[33] Paul L. D. Duroziez (1826–1897), Arzt in Paris

allzu leicht als Ausdruck einer nur leichten Aorteninsuffizienz missdeutet, wenn nicht die Beschwerden des Patienten, die klinischen und die labormedizinischen Befunde der Entzündung an die Möglichkeit der infektösen Endokarditis bzw. einer Aortendissektion denken lassen.

■ Aortenstenose ✆

Im Unterschied zu anderen Klappenfehlern entsteht die Aortenstenose nicht nur durch entzündliche sondern häufiger durch degenerative Prozesse (Männer>Frauen, gilt nicht für die angeborenen Aortenstenosen). Bei der kongenitalen Aortenstenose gibt es unterschiedliche Morphologien und hämodynamische Auswirkungen (uni-, bi- oder trikuspide Formen), auf die sich später entzündliche oder degenerative Prozesse aufpfropfen können. Die Verengung der Ausflussöffnung bei der Aortenstenose führt zu einer starken **Hypertrophie des linken Ventrikels.** Die Dilatation fehlt lange Zeit, solange die linke Herzkammer kompensiert ist.

Die Patienten sind oft auffällig **blass.** Im Laufe der Entwicklung der Stenose im Erwachsenenalter klagen die Patienten über pektanginöse Beschwerden, Leistungseinbuße, Atemnot oder plötzliche **Synkopen.** Diese können durch eine kurzfristige periphere Muskelgefäßdilatation zu Beginn einer Belastung mit Hirnminderdurchblutung bedingt sein. Nicht selten sind auch Herzrhythmusstörungen.

> ❗ Synkopen, die wiederholt nach Beginn einer plötzlichen körperlichen Anstrengung auftreten, sind immer verdächtig auf eine Aortenstenose

Palpatorisch finden wir einen verbreiterten, hebenden Spitzenstoß, der meist wenig verlagert ist. Der Puls steigt träge mit kleiner Amplitude an, die Frequenz ist oft bradykard (**Pulsus tardus, parvus et rarus**). Über den Karotiden, nicht selten auch über dem Aortenareal ist bei mittelschweren bis schweren Stenosen ein **systolisches Schwirren** palpabel, dem das Hahnenkammphänomen in der Karotispulskurve entspricht (**Abb. 8.34**). Besonderer Beachtung bedarf der **Pulsus alternans**, d. h. der von Schlag zu Schlag wechselnd kräftige Puls bei regelmäßigem Herzrhythmus, der ein Vorzeichen der drohenden kardialen Dekompensation sein kann. Er ist gelegentlich im Sitzen oder postextrasystolisch deutlicher zu tasten als im Liegen.

Bei der **Perkussion** ist eine Erweiterung der Herzgrenzen oft nicht nachweisbar, da nicht schon die Hypertrophie, sondern erst die Dilatation zu einer Linksverbreiterung führt. Die typische Aortenkonfiguration ist deshalb meist schwerer zu erkennen als bei der Aorteninsuffizienz (s. S. 143).

Das meist **laute spindelförmige systolische Geräusch** ist bei der **Auskultation** kaum überhörbar (s. **Abb. 8.18 b**). Es hat einen Crescendo-Decrescendo-Charak-

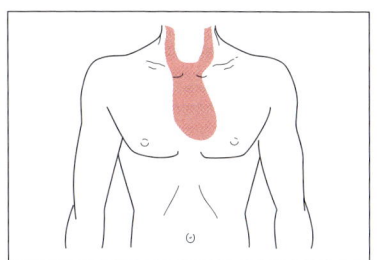

Abb. 8.34 Ausbreitung des Geräuschs bei der Aortenstenose.

ter. Im Stadium der schweren kardialen Dekompensation mit kleinem Schlag-volumen kann es leiser werden oder ganz verschwinden. Das Punctum maxi-mum liegt meistens über dem Erb-Punkt und am rechten Sternalrand in Höhe des 2. Interkostalraums. Fast regelmäßig wird es **in die Karotiden fortgeleitet** (**Abb. 8.18 b**, **Abb. 8.34**, **Abb. 8.36 d**).

Das Systolikum entsteht durch Turbulenz in der Austreibungsperiode der Systole. Hierin unterscheidet es sich vom Systolikum der Mitralinsuffizienz (s. S. 137 ff). Es beginnt abgesetzt vom 1. Ton und steigt abhängig vom Schweregrad der Einengung und vom Schlagvolumen zu einem Maximum an, das ungefähr in der Mitte der Systole, bei schwereren Stenosen im letzten Drittel der Systole liegt (**Abb. 8.35**). Es nimmt dann ab und endet meistens kurz vor dem 2. Ton.

8

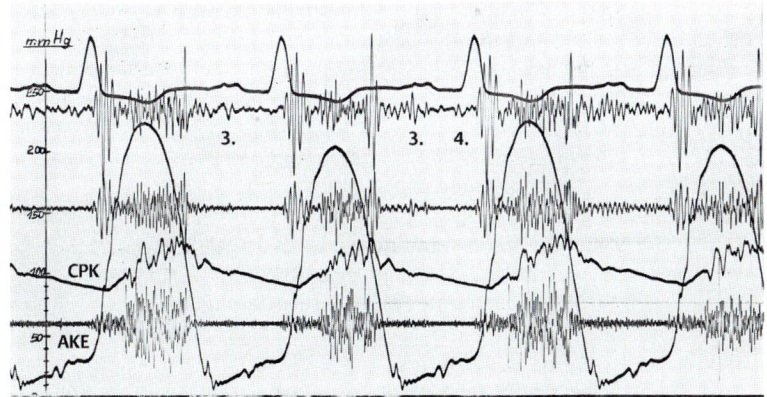

Abb. 8.35 Herzschallkurve bei schwerer Aortenklappenstenose mit mechanischem Alternans-Phänomen (besonders deutlich im AKG). CPK = Karotispulskurve mit Hahnenkamm-Phäno-men. AKG = Apexkardiogramm, entsprechend dem Herzspitzenstoß. Meso- bis spätsystoli-sches Austreibungsgeräusch, 3. und 4. Herzton.

Die **Herztöne** sind meist abgeschwächt. Bei schweren Aortenstenosen kommt eine umgekehrte Spaltung des 2. Tons infolge der verlängerten linksventrikulären Systole vor; sie ist aber wegen des dann bis in die späte Systole anhaltenden Geräusches und der Abschwächung des Aortenklappenschlusstons (A_2) schwer zu hören. Die Abschwächung des 1. Tons ist durch die Hypertrophie des linken Ventrikels und eine Verdickung der Mitralklappen erklärbar. Infolge der Linksherzhypertrophie erfolgt die vorhofbedingte Füllung enddiastolisch unter erhöhtem Druck. Deshalb findet man bei der Aortenstenose relativ häufig einen **4. Herzton.**

Die kongenital bikuspide Aortenklappe mit Stenose verursacht einen frühsystolischen Austreibungsklick (Ejektionsklick), der das Geräusch einleitet.

Das für die Aortenstenose typische spindelförmige Systolikum ist leicht mit ähnlichen Geräuschen anderer Genese zu verwechseln:

Bei der häufigen **Aortensklerose** hört man ähnlich raue, auch laute Systolika über der Basis des Herzens. Hier ist jedoch der 2. Ton nicht abgeschwächt, manchmal ist er sogar eher laut, zumal bei Hypertonikern. Auch haben die Systolika bei Aortensklerose wie auch die akzidentellen oder funktionellen Systolika bei erhöhtem Schlagvolumen meist ein früheres Maximum und reichen nur bis zum Ende des zweiten Drittels der Systole.

Ähnlich können auch die rechtsventrikulären Austreibungsgeräusche bei Vorhofseptumdefekt oder Pulmonalstenose klingen. Im Gegensatz hierzu erfahren die linksventrikulären Geräusche keine inspiratorische Verstärkung sondern eine Abschwächung.

Zu den angeborenen Stenosen der linksventrikulären Ausstrombahn gehören auch die seltenen membranösen Subaortenstenosen. Sie entstehen durch eine fibröse Membran mit fixierter Ausflussbahnstenose unterhalb der Aortenklappe. Zu den Verhältnissen bei dynamischen, muskulären Einengungen des Ausflusstraktes des linken Ventrikels bei der hypertroph-obstruktiven Kardiomyopathie s. S. 167 ff.

Zusammenfassung
- **Inspektion:** blasses Aussehen, verbreiterter, hebender Spitzenstoß.
- **Palpation:** hebender, unter Umständen auch verlagerter Spitzenstoß, systolisches Schwirren über der Aortenregion bis zu den Karotiden.
- **Perkussion:** anfangs normale Herzgrenzen, später bei eingetretener Dilatation Linksverbreiterung der Herzgrenzen.
- **Auskultation:** abgeschwächter 1. und 2. Ton, nicht selten aortaler Austreibungston, bei schweren Stenosen inverse Spaltung des 2. Tons, 4. Ton, raues, spindelförmiges Austreibungssystolikum mit Fortleitung in die Karotiden.

Abb. 8.36 und **Tab. 8.5** fassen die akustischen Zeichen der häufigsten erworbenen Klappenfehler zusammen.

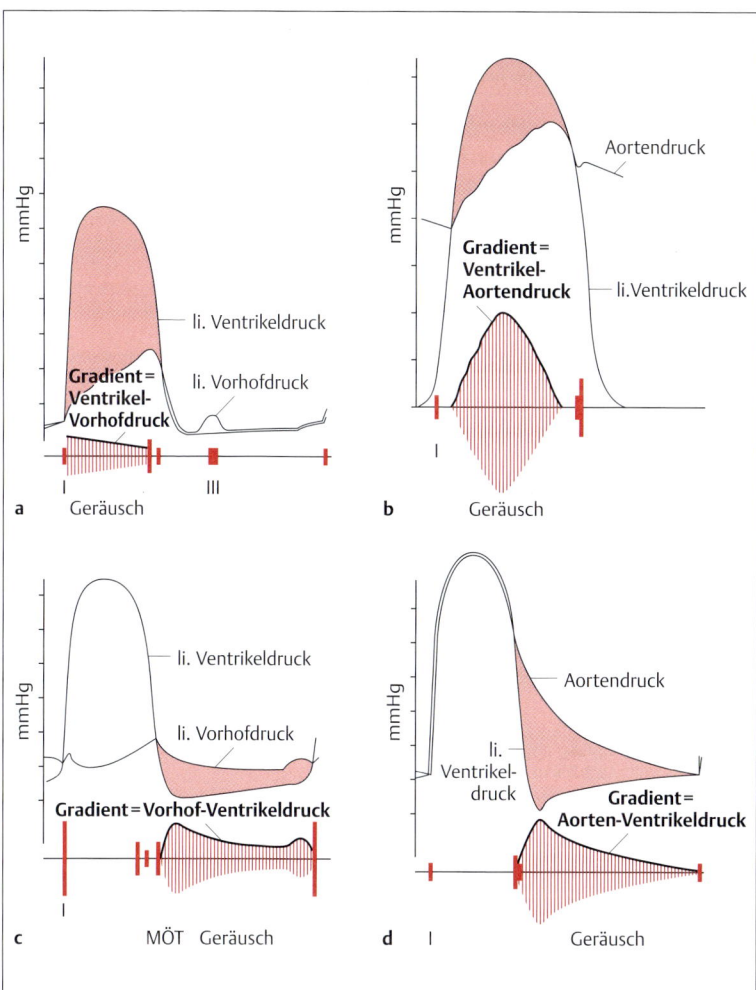

8

Abb. 8.36 Schematische Darstellung der häufigsten erworbenen Klappenfehler (vgl. auch **Abb. 8.18**, S. 121).
a Mitralinsuffizienz. Systolisches Decrescendogeräusch im Anschluss an den 1. Ton.
b Aortenstenose. Systolisches spindelförmiges Geräusch, das nach einer Pause nach dem 1. und mit einer Pause vor dem 2. Ton auftritt.
c Mitralstenose. Diastolisches Decrescendogeräusch, das nach dem Mitralöffnungston beginnt; präsystolisches Crescendo (sofern Sinusrhythmus besteht).
d Aorteninsuffizienz. Protodiastolisches, gießendes Diastolikum.

Tab. 8.5 Die akustischen Zeichen der häufigsten erworbenen Klappenfehler

| | Durch Auskultation wahrnehmbare Zeichen | | | |
	1. Ton	2. Ton	Extratöne	Geräusche
Mitralinsuffizienz	je schwerer, desto abgeschwächter	links vom Sternum häufig lauter	meist 3. Ton	systolisches Decrescendogeräusch, oft holosystolisch, gelegentlich spätsystolisch, je nach Mechanismus
Mitralstenose (unbewegliche Klappensegel)	abgeschwächt	links vom Sternum häufig lauter		präsystolisches Geräusch, solange Sinusrhythmus
Mitralstenose (bewegliche Klappensegel)	paukend	links-parasternal lauter	Mitralöffnungston	Früh-Diastolikum, Prä-Systolikum, sofern Vorhoftätigkeit bei Sinusrhythmus
Aorteninsuffizienz	unverändert	nur bei schweren Insuffizienzen abgeschwächt	nicht typisch	hochfrequentes Proto-Diastolikum, manchmal leise, gelegentlich Austin-Flint-Diastolikum
Aortenstenose	häufig abgeschwächt	meistens abgeschwächt	oft 4. Ton	lautes Systolikum, in die Karotiden fortgeleitet

8

▬ Trikuspidalinsuffizienz

Endokarditisch verursachte Herzklappenfehler sind am rechten Herzen viel seltener als am linken Herzen. Dagegen sind hier funktionelle Insuffizienzen häufiger. Die Trikuspidalinsuffizienz ist in der Regel durch eine Dilatation des rechten Ventrikels mit einer Überdehnung des Anulus fibrosus bedingt. Man findet sie deshalb bei der Rechtsherzinsuffizienz, vor allem bei dekompensierten Mitralvitien und bei chronischen Atemwegs- oder Lungenerkrankungen mit pulmonalarterieller Hypertonie. Aortenvitien führen selten zu einer Rechtsinsuffizienz mit Trikuspidalinsuffizienz.

Die Kranken fallen durch die **gestauten und systolisch pulsierenden Halsvenen** auf (vgl. S. 50 ff.) Gelegentlich lassen sich die Refluxwellen bis in die Armvenen verfolgen. Epigastrische Pulsationen und manchmal „hebende" Pulsationen linksparasternal weisen auf die Rechtsherzbelastung hin. Palpatorisch sind auch die expansiven Pulsationen der Leber festzustellen.

Die **Perkussion** lässt die Vergrößerung des rechten Vorhofes mit einer Verbreiterung der Herzdämpfung nach rechts erkennen.

Bei der Auskultation schließt sich ein **systolisches Geräusch** an den 1. Ton an und überdauert meist gleichmäßig die ganze Systole (holosystolisch). Das punctum maximum liegt über dem unteren Sternum und dem linken unteren Sternalrand. Bei tiefer Inspiration nimmt die Lautstärke im Gegensatz zu links-kardialen Geräuschen zu (Rivero-Carvalho-Zeichen, s. S. 124). Eine Abschwächung des 1. Tons fehlt, da dessen Lautstärke im Wesentlichen links-kardial bestimmt wird (s. **Abb. 8.18 a**). Selten ist der 2. Ton durch die Verkürzung der rechtsventrikulären Systole invers gespalten. Ein 3. Ton ist bedingt durch das vergrößerte frühdiastolische Einstromvolumen in den rechten Ventrikel.

Zusammenfassung

* **Inspektion:** starke Volumenpulsationen der Halsvenen (positiver Venenpuls). Deutliche Pulsation im Epigastrium.
* **Palpation:** Venenpulsationen am Hals, Leberpulsationen.
* **Perkussion:** Verbreiterung der Herzdämpfung nach rechts durch Dilatation des rechten Vorhofes.
* **Auskultation:** Systolikum im Anschluss an den 1. Ton über dem unteren Sternum und rechten Sternalrand, bei tiefer Inspiration lauter (Rivero-Carvalho-Zeichen). Selten inverse Spaltung des 2. Tons, häufig 3. Ton.

Seltener als an der Miltralklappe gibt es einen systolischen **Trikuspidalklappenprolaps**, der mit einem mitt- bis spätsystolischen Klick und einem spätsystolischen Crescendogeräusch einhergeht.

■■■ Trikuspidalstenose

Die Trikuspidalstenose ist selten und kommt meist gemeinsam mit Mitral- und häufig auch Aortenklappenfehlern vor. Andere Ursachen sind angeborene Fehlanlagen (Trikuspidalatresie), Tumoren im rechten Vorhof oder von außen komprimierende Prozesse, die zur Behinderung des Bluteinstroms in den rechten Ventrikel führen können.

Die Patienten fallen durch die gestauten Halsvenen auf, die – solange ein Sinusrhythmus vorliegt – betonte, präsystolische (a-)Wellen erkennen lassen. Der Palpationsbefund wird geprägt von dem fast immer gleichzeitig vorliegenden Mitralvitium. Die isolierte Trikuspidalstenose ist palpatorisch unauffällig. Perkutorisch ist oft eine Verbreiterung der Herzdämpfung nach rechts zu finden.

Der Auskultationsbefund des meist gleichzeitig vorliegenden Mitralvitiums übertönt den Befund der Trikuspidalstenose oder gibt zur Fehldiagnose einer isolierten linksseitigen Klappenerkrankung Anlass. Die zu erwartende Verstärkung des Trikuspidalanteils des 1. Tons fehlt meist. Ein Trikuspidalöffnungston wird gelegentlich inspiratorisch verstärkt, ebenso das sich anschließende rechtsventrikuläre Einstromgeräusch, dessen punctum maximum über dem unteren Sternum liegt.

Pulmonalinsuffizienz

Ebenso wie die Trikuspidalinsuffizienz kommt die Pulmonalinsuffizienz praktisch nur als funktionelle Insuffizienz vor. Klinisch am bedeutungsvollsten ist sie bei der Mitralstenose, wo sie das Graham-Steell-Geräusch hervorruft (s. S. 133). Sie ist die Folge einer Dilatation des Klappenrings bei pulmonaler Hypertonie jedweder Pathogenese oder bei einer Ausweitung des Pulmonalstammes (idiopathische Pulmonalisektasie). Auch bei den Bindegewebsstörungen im Rahmen des Marfan-Syndroms kommt sie vor. Selten sind primär entzündliche Klappenerkrankungen (bakterielle Endokarditiden) und angeborene Missbildungen.

Zusammenfassung

- **Inspektion, Palpation** und **Perkussion** liefern für die Diagnose einer isolierten Pulmonalinsuffizienz keine wesentlichen Informationen, können aber von einer evtl. zugrundeliegenden Primärerkrankung (z. B. Mitralvitium, floride Endokarditis) geprägt sein.
- **Auskultation:** Ein diastolisches Decrescendogeräusch wird in seiner Frequenz und seiner Dauer von der Druckhöhe in der A. pulmonalis bestimmt. Je höher der Druck, desto höherfrequent und länger ist das Geräusch, dessen punctum maximum im 2. bis 3. ICR links über dem Sternalrand liegt.

Pulmonalstenose

Die Pulmonalstenose ist **meist angeboren,** selten rheumatisch- oder bakteriellentzündlich bedingt. Durch Inspektion und Palpation ist bei den Kindern, um die es sich meist handelt, oft eine **verstärkte Pulsation** über dem linken Parasternalbereich erkennbar. Im Stadium der Rechtsherzdekompensation sind die Halsvenen gestaut, evtl. mit verstärkten a-Wellen (s. S. 50). Auch ist parasternal ein **systolisches Schwirren** deutlich.

Die Perkussion liefert keine wesentlichen Informationen. Dagegen ist der **Auskultationsbefund** charakteristisch mit einem normallauten 1. Ton und einem **weit gespaltenen 2. Ton.** Das Spaltungsintervall korreliert grob mit dem rechtsventrikulären Druck. Meist ist der Pulmonalton abgeschwächt, bei schweren Stenosen sogar unhörbar. Dem 1. Ton folgt fast stets ein **pulmonaler Austreibungsklick,** der mit der Inspiration leiser wird und früher auftritt als im Exspirium. Dieser Ton leitet das laute, häufig durch die aufgelegte Hand hindurch auskultierbare Geräusch (Lautstärkegrad 6) ein. Es zeigt wie alle Austreibungs-geräusche **Spindelform** (s. **Abb. 8.18 b**). Das Amplitudenmaximum ist umso später, je höher der Druckgradient ist. Das punctum maximum liegt über der Herzbasis mit starker Ausbreitung zur linken Schulter hin. Wie die meisten rechtskardialen Geräusche, so wird auch das Systolikum der Pulmonalstenose inspiratorisch lauter. Der 2. Ton ist meist infolge der Verlängerung der rechtsventrikulären Systole weit gespalten, jedoch ist der Pulmonalton oft abgeschwächt. Ein 4. Ton verrät den erhöhten enddiastolischen rechtsventrikulären Druck.

Zusammenfassung
- **Inspektion:** normal entwickelte Patienten ohne Zyanose.
- **Palpation:** systolisches Schwirren über der Herzbasis.
- **Perkussion:** Vorspringen des Pulmonalkonus.
- **Auskultation:** Systolikum über der Herzbasis. 2. Ton links vom Sternum nicht regelmäßig abgeschwächt, fast immer weite Spaltung des 2. Tons. Pulmonaler Austreibungsklick häufig.

8

■■ Töne und Geräusche an künstlichen Herzklappen

Die Zahl der Patienten mit künstlichen Herzklappen wächst ständig, sodass heute jeder Medizinstudent und jeder Allgemeinpraktiker Gelegenheit und Anlass hat, solche Personen zu untersuchen. Zahlreiche Typen von Klappenprothesen werden heute implantiert (**Abb. 8.37**). Eine detaillierte Beschreibung der Auskultationsphänomene aller dieser Klappen ist hier nicht möglich. Wir beschränken uns auf drei prinzipielle Möglichkeiten:

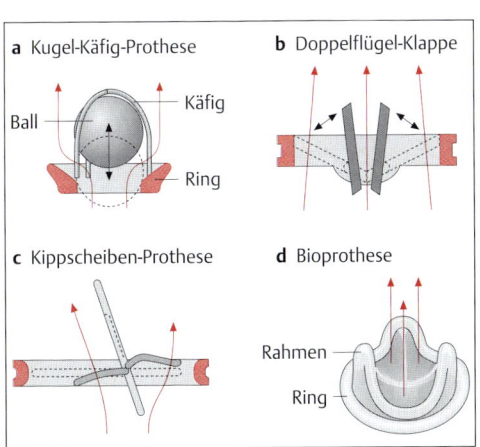

a Kugel-Käfig-Prothese   **b** Doppelflügel-Klappe

Käfig

Ball

Ring

c Kippscheiben-Prothese   **d** Bioprothese

Rahmen

Ring

Abb. 8.37 Flussverhalten bei verschiedenen Prothesentypen.

Käfigklappen (Starr-Edwards-, Smeloff-Cutter u.a.): Sie erzeugen bei der Öffnung durch den Aufprall des Verschlusskörpers, ob Scheibe oder Kugel, gegen den Käfig über dem Prothesenring einen Öffnungsklick und durch Aufprall auf den Klappenring einen oft harten, lauten, manchmal metallisch klingenden echten Schließungston. Da der Ventilkörper die Blutströmung behindert (deutlicher Druckgradient besonders in Aortenposition), verursacht eine turbulente Strömung ein Geräusch: ein systolisches in Aorten- und ein diastolisches in Mitralposition.

Kippscheibenventile (Björk-Shiley, Lillehei-Kaster u.a.): Der Deckel der **Kippscheibenventile** schlägt bei der Öffnung nicht gegen ein Widerlager, er wird in einer Art Scharnier gehalten und erzeugt daher keinen Öffnungston. Hingegen klappt der Deckel gegen den Prothesenring mit einem Schließungston: in Aortenposition als 2. Ton, in Mitralposition als 1. Ton. Auch die Kippscheibenventile verursachen eine turbulente Strömung, also auch Geräusche, die jedoch meist weniger laut sind als die Geräusche der Käfigklappen. Ihr charakteristischer „Leckfluss" bedingt ein leises Insuffizienzgeräusch: diastolisch in Aorten- und systolisch in Mitralposition. Ähnlich sind die Schallphänomene über **Doppelflügelklappen** (St.-Judes-Medical u.a.)

Biologische Klappen (Hancock-, Carpentier-Edwards- oder Homograft-Klappen): Sie verursachen ihrem natürlichen Aufbau entsprechend keine verstärkten Öffnungs- oder Schließungstöne. Jedoch können sie zu Strömungsgeräuschen Anlass geben: systolisch an der Aorten- und diastolisch an der Mitralklappe.

Wenn auch die genannten drei prinzipiellen Klappentypen auskultatorisch zu erkennen sind, so bedarf es doch jahrelanger Erfahrung, um normale von pathologischen Prothesentönen und -geräuschen unterscheiden und wenigstens verdachtsweise eine Fehlfunktion der künstlichen Herzklappe diagnostizieren zu können. Bügeldefekte, partielle Thrombosierungen oder (bei den biologischen Klappen) degenerative Prozesse verändern die normalen Prothesentöne und -geräusche. Zu beachten ist auch die Anfälligkeit dieser Klappen für infektiöse Endokarditiden.

8.5.2   Angeborene Herzfehler

Wegen der Möglichkeit der operativen Behandlung vieler angeborener Herzfehler muss auch der praktische Arzt mit ihrer Erkennung vertraut sein, soweit das mit einfachen Mitteln möglich ist. Er trägt im Wesentlichen dafür die Verantwortung, dass ggf. eine weiterführende kardiologische Diagnostik veranlasst wird. Wegen der Seltenheit vieler Herzmissbildungen kann hier keine vollständige Darstellung der klinischen Symptomatik und des Verlaufes erfolgen.

■ **Herzferne Arterienmissbildungen**

■ **Persistierender Ductus arteriosus Botalli[34] (PDA)**

Der Ductus arteriosus obliteriert normalerweise in den ersten Lebenstagen oder -wochen zum Ligamentum arteriosum, welches als Bindegewebsstrang den Truncus pulmonalis mit dem Arcus aortae verbindet. Die Persistenz der embryonalen Verbindung zwischen der A. pulmonalis und der Aorta descendens unmittelbar distal der linken A. subclavia über die ersten Lebenstage hinaus ist eine verhältnismäßig häufige Missbildung. Die Erkennung eines persistierenden Ductus ist deshalb besonders wichtig, weil die katheterinterventionelle oder operative Behandlung relativ einfach ist und durch den Verschluss eine definitive Heilung erreicht wird. Die Lebenserwartung und Leistungsfähigkeit ist bei längerer Persistenz reduziert.

Der Blutkreislauf bei PDA ist in **Abb. 8.38** dargestellt. Durch die „Kurzschlusszirkulation" von der Aorta descendens zur A. pulmonalis wird eine starke Volumenbelastung des linken Ventrikels und des Lungengefäßbetts verursacht. Als Reaktion auf die **Hyperzirkulation der Lunge** kommt es zu einem pulmonalen Gefäßumbau mit Zunahme des Gefäßwiderstandes und des pulmonalarteriellen Drucks. Infolgedessen nimmt die Durchblutung der Lunge im Lauf des Lebens ab, jedoch ohne Rückbildung der Gefäßveränderungen in der Lunge.

Die Patienten bieten der **Inspektion** meistens nichts Auffälliges. Es bestehen weder Zyanose noch Ruhedyspnoe. Erst mit stark erhöhtem Pulmonalgefäßwiderstand nimmt die Leistungsfähigkeit ab, die Patienten werden zunehmend kurzatmig.

Bei der **Palpation** findet sich ein **Pulsus celer** (s. S. 175). Zuweilen fällt mit vergrößerter Blutdruckamplitude nach Belastung der diastolische Blutdruck bis auf 0 mmHg ab (Bohn[35]-Zeichen). Entsprechend dem meistens sehr lauten Geräusch (s. u.) lässt sich häufig ein **deutliches Schwirren** über der Herzbasis tasten.

Bei der **Perkussion** findet sich manchmal eine Ausfüllung der Herzbucht. Die Zeichen der Linkshypertrophie und -dilatation sind meist gering. **Auskultatorisch** lässt sich durch das typische **kontinuierliche Geräusch** die Diagnose mit ziemlicher Sicherheit stellen. Es ist gut am linken oberen Sternalrand zu auskultieren (s. **Abb. 8.18 f**).

Der **1. Ton** ist normal. Ihm folgt oft ein aortaler frühsystolischer Gefäßdehnungston (Ejektionsklick). Der **2. Ton** wird meist vom kontinuierlichen Geräusch überlagert, nur selten ist seine inverse Spaltung wahrzunehmen. Ein möglicher **3. Ton** ist bedingt durch die Volumenbelastung des linken Herzens.

8

---

[34] Leonardo Botallo (ca. 1519–ca. 1587), Militärchirurg in Italien, später Leibarzt der frz. Könige in Paris.
[35] Heinrich Bohn (1832–1888), Pädiater in Königsberg

8

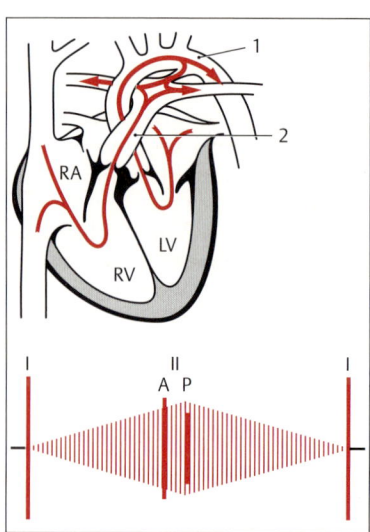

Abb. 8.38 Kreislaufschema und typisches Herzgeräusch beim offenen Ductus arteriosus Botalli.
RA = rechtes Atrium
RV = rechter Ventrikel
LV = linker Ventrikel
1 = Aortenbogen
2 = A. pulmonalis

❗ Der typische, fast pathognomonische Befund ist das meist sehr laute kontinuierliche Geräusch, das fast zu keiner Zeit des Herzzyklus vollständig verschwindet. Charakteristisch ist seine weite Ausbreitung bis zur linken Schulter hin.

Sehr große Shunts, bei denen mehr als ⅔ des linksventrikulären Schlagvolumens aus der Aorta in die A. pulmonalis abströmen, bewirken ein früheres Amplitudenmaximum des Geräusches. Mit steigendem Pulmonalgefäßwiderstand nimmt das Geräusch in der Diastole ab, ein isoliertes Austreibungssystolikum kann übrigbleiben und bei Druck- bzw. Widerstandsangleichung in beiden Kreisläufen sogar verschwinden. Die Volumenbelastung des linken Herzens kann mit einem kurzen, niederfrequenten Diastolikum nach dem 3. Ton, ähnlich dem Carey-Coombs-Geräusch (s. S. 139) einhergehen.

Differenzialdiagnostisch ist bei einem kontinuierlichen Geräusch an traumatische arteriovenöse Fisteln (Anamnese), an Angiome mit arteriovenösen Fisteln (Röntgenbild der Lunge) oder an Gefäßgeräusche der hypervaskularisierten, laktierenden Mamma zu denken. Andere Ursachen systolisch-diastolischer Geräusche sind sehr selten.

Zusammenfassung
- **Inspektion:** normal entwickelte oder gering unterentwickelte Patienten, keine Zyanose.

- **Palpation:** Schwirren über der Herzbasis.
- **Perkussion:** uncharakteristisch.
- **Auskultation:** Kontinuierliches Geräusch, dessen diastolischer Anteil sich mit steigendem Pulmonaldruck verkürzt; 2. Ton bei großem Shunt invers gespalten; 3. Ton und gelegentlich niederfrequentes Diastolikum über dem linken Ventrikel.

■ Aortenisthmusstenose (AIS, Coarctatio aortae)

Als Isthmus der Aorta wird deren physiologische Engstelle zwischen dem Abgang der linken A. subclavia und der pränatalen Einmündung des Ductus arteriosus Botalli bezeichnet. Er kann stömungsbehindernd eingeengt oder sogar vollständig verschlossen sein (Jungen : Mädchen ca. 2–3 : 1). Traditionell werden nach Lokalisation der Stenose in Bezug auf den Ductus arteriosus die präduktale und die postduktale Aortenisthmusstenose unterschieden.

Bei der **postduktalen Form** führt die Aortenisthmusstenose zur Blutdruckerhöhung in der proximalen Aorta, während im Anschluss an den postpartalen Verschluss des Ductus arteriosus die untere Körperhälfte überwiegend oder ausschließlich auf dem Umweg über erweiterte Kollateralgefäße mit niedrigem Blutdruck versorgt wird (**Abb. 8.39**). Trotz des erhöhten Blutdrucks klagen die Patienten oft wenig, zuweilen überhaupt nicht über Hypertonie-Beschwerden. Manchmal werden kalte Füße und auch eine Claudicatio intermittens angegeben.

8

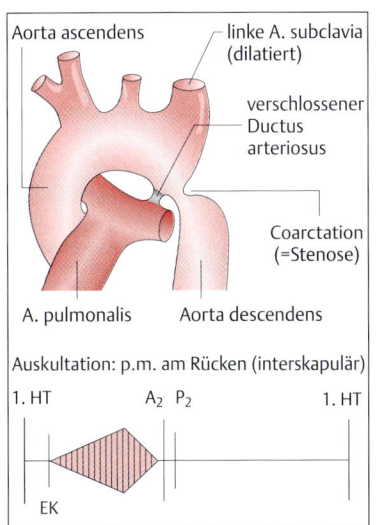

Aorta ascendens — linke A. subclavia (dilatiert)

verschlossener Ductus arteriosus

Coarctation (=Stenose)

A. pulmonalis   Aorta descendens

Auskultation: p.m. am Rücken (interskapulär)

1. HT   A₂ P₂   1. HT

EK

Abb. 8.39 Postduktale Form der Aortenisthmusstenose. EK = Ejektionsklick

Bei der **Inspektion** sind die erweiterten und geschlängelten Interkostalarterien selten auffällig, ebenso die Aa. thoracica interna und epigastrica superior und inferior an der Brust und am Bauch als pulsierende Stränge. Die **Palpation** der Bauchaorta, der Femoralarterien und der A. dorsalis pedis ergeben abgeschwächte oder fehlende Pulsationen. Palpatorisch ist auch nach Gefäßpulsationen der Interkostalarterien zu suchen. Manchmal sind die Geräusche in den Gefäßen des Kollateralkreislaufes besser zu hören als ihre Pulsationen zu tasten. Wichtig ist auch die **Blutdruckmessung** an Armen und Beinen: Normalerweise ist der Blutdruck an den Beinen um 10–30 mmHg höher als an den Armen. Eine Erhöhung des Blutdrucks an den Armen sowie ein niedrigerer oder gleicher Druck an beiden Beinen spricht für eine Stenose im Verlauf der Aorta (beweist jedoch nicht eine Aortenisthmusstenose!). Zur Blutdruckmessung an den Beinen s. S. 178.

Bei der **Auskultation** ist über dem Herzen ein normal lauter oder akzentuierter 1. Ton zu hören, dem häufig ein aortaler Austreibungston folgt. Der 2. Ton ist infolge des erhöhten Blutdrucks in der proximalen Aorta betont. Ein spindelförmiges Systolikum ist meist ventral links infra- oder supraklavikulär oder noch besser links dorsal zwischen Skapularand und Brustwirbelsäule zu hören. Abhängig vom Stenosegrad geht es als hochfrequentes Decrescendo mehr oder weniger stark in die Diastole über. Über den lateralen Interkostalräumen sind Geräusche der Kollateralzirkulation hörbar (**Abb. 8.40**). Wenn die AIS mit einer (oft bivalvulären) Aortenklappeninsuffizienz kombiniert ist, lässt sich über der Herzbasis ein hochfrequentes, gießendes Diastolikum hören.

Bei der **präduktalen** oder infantilen **Form** der Aortenisthmusstenose liegt die Stenose proximal der Einmündung des Ductus arteriosus Botalli in die Aorta. Der Ductus bleibt in diesem Fall häufig geöffnet. Die obere Körperregion wird dann durch arterielles Blut, die untere über den offenen Ductus durch venöses Blut

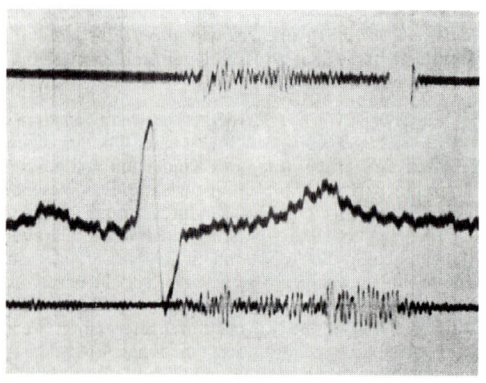

Abb. 8.40 Schallkurve des verspäteten Geräusches im Kollateralkreislauf der Aortenisthmusstenose. oben: Herzschall über der Basis, Mitte: EKG-Abltg. II, unten: Herzschall über dem Rücken.

versorgt. Dies führt zum Leitsymptom der dissoziierten Zyanose der Füße bei rosigen Händen und Gesicht.

Zusammenfassung (postduktale Form)
- **Inspektion:** meist normal entwickelte Patienten, manchmal Pulsationen der erweiterten Kollateralgefäße interkostal und am Bauch.
- **Palpation:** kräftige Pulsationen der A. radialis und der Karotiden. Abgeschwächte Pulsationen der Femoral- und Fußarterien. Pulsationen in den Interkostalräumen und selten über den Aa. epigastricae.
- **Perkussion:** gelegentlich Erweiterung des Herzens nach links.
- **Auskultation:** Gefäßgeräusche über dem Kollateralkreislauf. Links infra- oder supraklavikulär oder dorsal paraskapulär mehr oder weniger in die Diastole übergehendes Geräusch. Wenig typisches Systolikum über der Herzbasis. Gelegentlich leises Diastolikum.

Bezüglich anderer Missbildungen der proximalen Aorta sei auf Lehrbücher der Kinderkardiologie verwiesen.

8

■ Fallot-Tetralogie

Die Fallot-Tetralogie ist die häufigste Herzmissbildung mit Zyanose (ca. 12 % aller angeborenen Herzfehler). Bei der geringen Lebenserwartung der Kinder mit voll ausgeprägter Form ist die rechtzeitige Diagnosestellung wichtig, da die Fehlbildung operabel ist. Wesentlich ist die mangelhafte Lungendurchblutung infolge der Stenosierung der A. pulmonalis oder des rechts-ventrikulären Ausflusstraktes. Außer der Pulmonalstenose gehört ein hoher Ventrikelseptumdefekt mit überreitender Aorta zum morphologischen Bild. Das bedeutet, dass Blut aus beiden Ventrikeln in die Aorta gelangt. Durch die Beimischung des nicht arterialisierten Blutes aus dem rechten Ventrikel kommt es zu einer oft **hochgradigen Zyanose.** Infolge der Ausflussbahneinengung kommt es zur Hypertrophie des rechten Ventrikels. Die **Abb. 8.41** zeigt die Zirkulation.

Die Zyanose lässt schon bei der **Inspektion** den Verdacht auf eine Missbildung des Herzens aufkommen. Sie tritt nicht gleich nach der Geburt sondern im Verlauf der ersten Lebensmonate auf, weil sich erst dann der Ductus arteriosus schließt. Solange er offen bleibt, wird der Lunge noch auf diesem Weg Blut aus der Aorta zugeführt. Später erfolgt die Lungendurchblutung über erweiterte Bronchialarterien, die intrapulmonal Anschluss an die Pulmonaläste gewinnen.

Kinder mit Fallot-Tetralogie nehmen, wie viele Kinder mit angeborenen zyanotischen Vitien, häufig eine **Hockstellung** ein, wodurch es zum Anstieg des Widerstandes im peripheren Kreislauf und damit zu einer verbesserten Lungendurchblutung kommt (**Abb. 8.42 a**). Als Folge der mangelhaften O_2-Versorgung des Gewebes finden sich Trommelschlegelfinger und -zehen (**Abb. 8.42 b**).

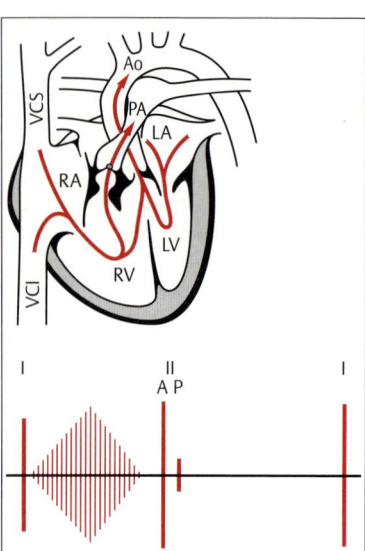

Abb. 8.41 Kreislaufschema und Herz-geräusch bei Fallot-Tetralogie.
Ao = Aorta, PA = Pulmonalarterie,
LA = linkes Atrium, RA = rechtes Atrium,
RV = rechter Ventrikel, LV = linker Ventrikel,
VCS = Vena cava superior, VCI = Vena cava
inferior

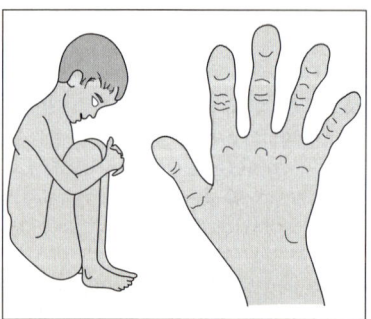

Abb. 8.42 Klinische Zeichen bei Fallot-Tetra-logie. **a** Hockstellung bei schwerer Zyanose,
b Trommelschlegelfinger.

Palpatorisch sind die verstärkten Pulsationen und ein systolisches Schwirren über dem rechten Herzen nachweisbar. Die **Perkussion** ist für die Diagnostik der angeborenen Herzfehler noch weniger ergiebig als für die der erworbenen Klap-penfehler, dies gilt auch für die Fallot-Tetralogie.

Auskultatorisch ist der 1. Herzton normal laut, häufig folgen ihm ein aortaler Austreibungston und ein oft **lautes Systolikum**, meist am lautesten links vom Sternum in Höhe des 2. ICR. Es entsteht an der Ausflussbahnstenose des rech-ten Ventrikels und ist oft weit zur linken Axilla hin zu hören. Intensität und Dauer des Geräuschs sind vom Lungendurchfluss abhängig: bei hochgradiger

Obstruktion wird das Geräusch leiser. Die Kurzschlussdurchblutung über den Ventrikelseptumdefekt verursacht kein Geräusch. Der 2. Herzton ist entgegen der Erwartung nicht regelmäßig abgeschwächt, sondern im Gegenteil durch die überreitende, relativ ventral gelegene und dilatierte Aorta oft sogar akzentuiert. Bei gering ausgeprägten Ausflussbahnstenosen überdauert das Geräusch manchmal den Aortenton. Mit zunehmendem Schweregrad wird das Geräusch kürzer, in Extremfällen kann es sogar fehlen. Eine Spaltung des 2. Tons ist daher bei der Fallot-Tetralogie selten; wenn vorhanden, spricht dies für das Vorhandensein zweier funktionsfähiger Hauptgefäße.

Zusammenfassung
- **Inspektion:** in der Entwicklung häufig stark zurückgebliebene Patienten. Zyanose, Trommelschlegelfinger und -zehen, samtartige, tiefrote Schleimhäute.
- **Palpation:** systolisches Schwirren über der Herzbasis.
- **Perkussion:** Vergrößerung des rechten Ventrikels. Holzschuhform des Herzens (frz. Cœur en sabot).
- **Auskultation:** lautes systolisches Geräusch über der Herzbasis. 2. Ton links vom Sternum nicht regelmäßig abgeschwächt, P_2 fehlt oder ist leise und verspätet.

■ Eisenmenger[36]-Komplex und Eisenmenger-Syndrom:

Entwicklungsgeschichtlich steht der Fallot-Tetralogie der **Eisenmenger-Komplex** nahe. Das klinische Bild unterscheidet sich von ihm aber doch wesentlich, weil die mangelhafte Blutversorgung der Lunge durch Stenosierung der Pulmonalklappe oder des Pulmonalinfundibulums fehlt. Alle anderen anatomischen Verhältnisse entsprechen der Fallot-Tetralogie, d. h. auch hier finden wir den Ventrikelseptumdefekt mit überreitender Aorta. In der normal weiten oder sogar oft erweiterten Pulmonalarterie besteht ein hoher Druck.

Vielfach wird der Eisenmenger-Komplex als Missbildung sui generis nicht mehr von den Folgen des Eintretens der **pulmonalen Hypertonie bei Herzmissbildungen mit großem Links-Rechts-Shunt** abgegrenzt. Man spricht dann vom **Eisenmenger-Syndrom.** Eine Widerstandserhöhung im kleinen Kreislauf infolge der starken Volumenbelastung kann allmählich zu einem Rechts-Links-Shunt mit Zyanose führen. Meist ist die Ursache ein großer Ventrikelseptumdefekt, ein Ductus arteriosus apertus oder auch ein Vorhofseptumdefekt. Die Unterscheidung, ob es sich um einen primären Eisenmenger-Komplex oder ein -Syndrom handelt, ist klinisch oft nicht möglich, da die klinischen Erscheinungen dieselben sind.

Bei primärem und sekundärem Eisenmenger-Syndrom sehen die Patienten in der Jugend meist nur wenig oder gar nicht zyanotisch aus. Sie sind oft körper-

---

[36] Victor Eisenmenger (1864–1932), Arzt in Wien

lich wenig in ihrer Leistungsfähigkeit beeinträchtigt. Nach der Pubertät, manchmal erst im 3. bis 4. Lebensjahrzehnt, entwickelt sich als Folge der pulmonalen Hypertonie langsam eine Zyanose. Man beobachtet typischerweise Anfälle von Tachykardie und Extrasystolen, auch Hämoptoe kommt relativ häufig vor. Trommelschlegelfinger und -zehen fehlen, da die O_2-Versorgung der Gewebe adäquat ist. Die Zeichen der Hypertrophie des rechten Ventrikels sind deutlich. Man sieht daher stärkere Pulsationen des Epigastriums, die man auch fühlen kann.

Mithilfe der Perkussion gelingt es zuweilen, das starke Vorspringen des Pulmonalbogens nachzuweisen. Auskultatorisch findet sich ein spindelförmiges Systolikum, das am Septumdefekt entsteht. Die starke Druckerhöhung in der A. pulmonalis führt zuweilen zu einer funktionellen Pulmonalinsuffizienz mit dem Diastolikum (Graham-Steell-Geräusch) und einem Pulmonaldehnungston. Da an der überreitenden Aorta die Klappen zuweilen ebenfalls missgebildet sind, kommen auch Insuffizienzen der Aortenklappen vor.

8

Zusammenfassung

- **Inspektion:** normal entwickelte Patienten. Keine oder erst in der Jugend oder gar im Erwachsenenalter auftretende Zyanose. Verstärkte Pulsation des Epigastriums.
- **Palpation:** evtl. systolisches Schwirren über der Herzbasis.
- **Perkussion:** starkes Vorspringen des Pulmonalisbogens.
- **Auskultation:** raues Systolikum über der Basis des Herzens. Zuweilen gießendes Diastolikum am linken Sternalrand. Lauter 2. Ton links vom Sternum, häufig Pulmonaldehnungston.

▬▬ Lageanomalien des Herzens

Eine **Dextrokardie** kann im Rahmen eines Situs inversus totalis, d. h. mit Seitenvertauschung der Organe, auch im Bauchraum (Magenblase rechts, Leberdämpfung links) oder isoliert vorkommen. Die Diagnose ist eine Frage der Aufmerksamkeit des Untersuchers. Bei sorgfältiger Perkussion und Auskultation sollte man sie in jedem Fall stellen können. Da die meisten Patienten mit Dextrokardie keinerlei Beschwerden haben und voll leistungsfähig sind, wird man durch nichts auf das Vorliegen eines Situs inversus aufmerksam gemacht. Die Röntgenaufnahme bestätigt die Diagnose.

▬▬ Kammerscheidewanddefekt (Ventrikelseptumdefekt, VSD)

Defekte der Kammerscheidewand gehören zu den häufigsten Missbildungen des Herzens. Als isolierter Defekt machen sie 15–20 % der angeborenen Herzfehler aus, Mädchen und Jungen sind gleich häufig betroffen. So unterschiedlich Lokalisation und Morphologie der Defekte sein mögen, ist ihnen doch die Hämodynamik gemeinsam, nämlich der primäre **Links-Rechts-Shunt** sehr unterschiedlichen Ausmaßes. Kleine Defekte (Shuntvolumenanteil am pulmonalen Durchfluss <30%) bereiten keine Beschwerden, führen nicht zur Leistungseinschränkung und machen sich oft nur durch das laute systolische Geräusch, das durch den links-rechts-ventrikulären Blutübertritt entsteht, bemerkbar („Viel-Lärm-um-Nichts-Geräusch" bei kleinem, meist tiefsitzenden VSD, sog. Morbus Roger[37]).

Shuntvolumina um 50% des pulmonalen Durchflusses schränken die körperliche Belastbarkeit ein und begünstigen in der Kindheit häufige bronchopulmonale Infekte. Bei noch größerer Kurzschlussverbindung entwickelt sich bereits in der Kindheit, sofern nicht die Kinder früh im Linksherzversagen sterben, eine **pulmonale Widerstandserhöhung** mit Verringerung des Links-Rechts-Shunts. Die Leistungsfähigkeit ist höhergradig eingeschränkt mit Dyspnoe und zunehmender Zyanose. Mit Ruhedyspnoe, Arrhythmien und tiefer Zyanose geraten die Jugendlichen mehr und mehr in das Rechtsherzversagen.

Bei der **Inspektion** fallen lediglich bei größerem Links-Rechts-Shunt die unterdurchschnittliche Körpergröße und die Zyanose (bedingt durch die Eisenmenger-Reaktion, s. S. 161) auf. Gelegentlich tritt diese nur bei Belastung auf. **Palpatorisch** ist das systolische Schwirren auch bei kleinen Defekten wahrzunehmen. Größere Defekte lassen oft die Linksherzdilatation und die zunehmende Rechtsherzbelastung erkennen.

Der **Auskultationsbefund** bietet mit dem **Systolikum** zuweilen das einzige Zeichen. Das Geräusch beginnt bereits vor der Aortenklappenöffnung, es hat einen spindel- oder bandförmigen Verlauf über die ganze Systole (holosystolisch). Kleinere Defekte im muskulären Anteil des interventrikulären Septums schließen sich im Laufe der Systole, dementsprechend nimmt die Lautstärke des protosystolischen Geräusches ab. Selten zeigt das Geräusch eine spätsystolische Akzentuierung. Mit zunehmender pulmonaler Hypertonie nehmen die Geräusche eine Spindelform an, werden kürzer und oft höherfrequent und sind schließlich auf die frühe Systole beschränkt.

Der 1. Ton geht unmittelbar in das Systolikum über. Der 2. Ton zeigt abhängig von der Shuntgröße eine mehr oder weniger weite Spaltung mit physiologischem Wechsel. Mit zunehmender pulmonaler Hypertonie wird der Pulmonalklappenschlusston (P_2) lauter. Über der Herzspitze sind bei mittelgradigen und großen Shunts die Zeichen der links-ventrikulären Volumenbelastung wahrzunehmen: ein **akzentuierter 3. Ton** oder zusätzlich ein diastolisches Einstromgeräusch. Infolge der pulmonalen Hypertonie kann auch das Graham-Steell-Geräusch einer funktionellen Pulmonalinsuffizienz links-parasternal auftreten.

8

---

[37] Henry Roger (1809–1891), Internist in Paris. Erstbeschreibung des Defekts 1879

■ Vorhofscheidewanddefekte (Atriumseptumdefekte, ASD)

Bei einem Vorhofseptumdefekt besteht ein Defekt in der Scheidewand zwischen den beiden Vorhöfen, wobei sich der Defekt an verschiedenen Stellen des Septums befinden kann. Am häufigsten ist der **ASD vom Sekundumtyp (ASD II).** Dabei liegt der Defekt etwa in der Mitte des Vorhofseptums, im Bereich des Foramen ovale. Der seltenere obere Sinus-venosus-Defekt ist weit oben in der Vorhofscheidewand im Einmündungsbereich der oberen Hohlvene gelegen, der untere Sinus-venosus-Defekt entsprechend im unteren Anteil des Septums im Mündungsbereich der unteren Hohlvene.

Bei dem **Vorhofseptumdefekt vom Primumtyp (ASD I)** befindet sich der Defekt weiter kaudal im Vorhofseptum nahe Mitral- und Trikuspidalklappe. Dieser Defekt geht häufig mit einer Spaltbildung eines Segels der Mitralklappe einher, erkennbar an einer zusätzlich bestehenden Undichtigkeit dieser Klappe. Der ASD I mit Mitralklappenspalt wird auch als partieller AV-Kanal bezeichnet.

Das **Offenbleiben des Foramen ovale** bleibt meist klinisch unbemerkt. Es spielt jedoch in der Entstehung paradoxer Embolien eine Rolle. Thromben aus einer Bein- oder Beckenvene können dann durch das Foramen ovale ins linke Herz und von da in den großen Kreislauf übertreten, von wo aus sie häufig das Gehirn erreichen. Da der Druck im linken Vorhof höher als im rechten ist, bleibt beim offenen Foramen ovale die kulissenartig über der Öffnung liegende Membran meist geschlossen. Nur bei Druckumkehr, z.B. bei starkem Pressen oder Husten, öffnet sie sich. Wenn die Öffnung durch starke Dilatation der Vorhöfe vergrößert wird, kann sie durch die Membran nicht mehr geschlossen werden. Als Folge besteht eine dauernde Kommunikation.

Bei den **anderen Formen des ASD** besteht eine freie Verbindung zwischen den Vorhöfen. Die Kinder haben keine Zyanose, da das Blut wegen des höheren Druckes im linken Vorhof von dort zum rechten Herzen fließt. Das rechte Herz hat dauernd ein größeres Schlagvolumen zu bewältigen als das linke und vergrößert sich stark (**Volumenbelastung**). Hierdurch bekommt der kindlich noch leicht verformbare Thorax eine Vorwölbung über dem Herzen (Voussure, s.S.60). Oft schon vor dem dritten Lebensjahr entwickelt sich infolge der pulmonalen Hyperzirkulation eine Widerstandserhöhung im Lungenkreislauf, die zur zusätzlichen Druckbelastung des rechten Ventrikels führt (Eisenmenger-Reaktion, s.S.161). Dann zeigt sich allmählich eine Zyanose, und es können sich Trommelschlegelfinger und -zehen mit Uhrglasnägeln entwickeln. Die Halsvenen zeigen überhöhte a-Wellen und bei Trikuspidalinsuffizienz auch systolische v-Wellen (s.S.50ff).

Mit der **Perkussion** kann gelegentlich eine Vergrößerung des Herzens nach rechts und links festgestellt werden. **Auskultatorisch** ist meist ein systolisches Geräusch zu hören mit einem punctum maximum gegen die linke Infraklavikularregion. Es wird als funktionelles Stenosegeräusch an der Pulmonalklappe bei großem rechts-ventrikulären Schlagvolumen gedeutet. Charakteristisch ist die weite Spaltung des 2. Tons, die nicht durch die Atmung beeinflusst wird (**fixierte Spaltung**). Der inspiratorisch verstärkte venöse Rückfluss zum rechten Ventrikel wird durch die gleichzeitige Verminderung des Shuntflusses vom linken Vorhof in den rechten Ventrikel ausgeglichen, sodass dessen Schlagvolumen während In- und Exspirium weitgehend konstant bleibt. Gelegentlich ist ein Graham-Steell-Diastolikum durch die funktionelle Pulmonalinsuffizienz hörbar.

Bei großem ASD I kommt durch die Missbildung der Mitralklappe häufig noch eine Mitralinsuffizienz mit einem gießenden Systolikum über der Herzspitze hinzu. Der ASD II ist nicht selten mit einem systolischen Mitralklappenprolaps assoziiert (s. S. 139 ff).

Die Kombination eines Vorhofseptumdefektes mit einer Mitralstenose wird **Lutembacher[38]-Syndrom** genannt. Dabei überlagern sich die Zeichen der Mitralstenose mit denen des Vorhofseptumdefektes.

Die **Tab. 8.6** fasst die akustischen Zeichen der häufigsten angeborenen Herzfehler abschließend noch einmal zusammen.

8

Tab. 8.6 Auskultatorische Zeichen der häufigsten angeborenen Herzfehler

Diagnose	Auskultationsbefund	akustische Zeichen, die ggf. darüber hinaus nur mit der Schallschreibung erkannt werden können
offener Ductus arteriosus Botalli	systolisch-diastolisches Crescendo-Decrescendo, laut, rau über der Basis des Herzens, p. m. 2. ICR links parasternal, manchmal weit fortgeleitet	spät nach dem 1. HT einsetzendes Crescendo bis kurz vor oder bis zum 2. HT, danach Decrescendo des Geräusches bis zum 1. HT
Aortenisthmus-stenose	Systolikum über der Basis des Herzens und zwischen linker Skapula und Wirbelsäule, 2. HT oft akzentuiert. Geräusche über den lateralen Interkostalräumen (Kollateralgefäße)	spindelförmiges Systolikum über der Basis, paraskapular 0,05–0,10 sec später auftretendes Geräusch
Fallot-Tetralogie	Systolikum über der Basis, am lautesten links vom Sternum	spindelförmiges Systolikum, oft bis zum 2. HT, Aortenklappenschlusston (A_2) meist links vom Sternum mit größerer Amplitude, fehlender Pulmonalklappenschlusston (P_2) weckt Verdacht auf nicht funktionstüchtige Pulmonalklappe/ A. pulmonalis

[38] René Lutembacher (1884–1968), Kardiologe in Paris. Beschreibung des Syndroms 1916

Tab. 8.6 (Fortsetzung)

Diagnose	Auskultationsbefund	akustische Zeichen, die ggf. darüber hinaus nur mit der Schallschreibung erkannt werden können
Eisenmenger-Syndrom	Systolikum über der Basis links parasternal, in manchen Fällen Diastolikum über dem Erb-Punkt, 2. Ton links vom Sternum verstärkt	spindelförmiges Systolikum, manchmal hochfrequentes Decrescendo-Diastolikum, Pulmonalklappenschlusston (P_2) mit vergrößerter Amplitude
isolierte Pulmonalstenose	Systolikum mit p. m. 2. ICR links, 2. HT oft weit gespalten	spindelförmiges Systolikum, verkleinerte Amplitude des Pulmonalklappenschlusstons (P_2)
angeborene Aortenstenose	häufig frühsystolischer Ejektionston („Klick"), spindelförmiges Intervall-Systolikum über dem Erb-Punkt, fortgeleitet bis in die Karotiden	manchmal Aortendehnungston (Ejektionsklick), Intervall-Systolikum (Subaortenstenose: spindelförmiges Systolikum)
Ventrikelseptumdefekt	lautes Systolikum über der Mitte des Sternums, dort oft starkes Schwirren tastbar, 2. HT meistens laut, bei großem Shunt oft Diastolikum infolge relativer Mitralstenose.	spindel- oder bandförmiges Systolikum, evtl. Diastolikum infolge relativer Mitralstenose
Vorhofseptumdefekt	Systolikum am linken oberen Sternalrand, weite fixierte Spaltung des 2. HT, manchmal niederfrequentes Diastolikum über dem unteren Sternum oder hochfrequentes Diastolikum über der Basis	Systolikum hat oft frühsystolisches Maximum, weite fixierte Spaltung des 2. HT, Diastolikum nach Pulmonalklappenschlusston (P_2) über der Herzbasis (Graham-Steell-Geräusch infolge Pulmonalinsuffizienz)
Lutembacher-Syndrom	Zeichen der Mitralstenose, meistens lautes Systolikum (funktionelle Pulmonalstenose) über der Mitte des Sternums zur linken Schulter hin	Zeichen der Mitralstenose (MÖT), lautes spindelförmiges Systolikum (ASD)

8.5.3 Erkrankungen des Myokards

■ Primäre Myokarderkrankungen

Als solche werden hier Erkrankungen zusammengefasst, die nicht infolge von Klappenfehlern, angeborenen Angiokardiopathien oder einer Koronarerkrankung entstehen. Morphologische oder funktionelle Störungen des Herzmuskels entstehen vorwiegend infolge von:

- Entzündungen (akute oder chronische Myokarditis),
- Stoffwechselstörungen (hormonelle Erkrankungen, toxische Schäden),
- Speicherkrankheiten und
- genetischer Disposition.

Für eine Reihe primärer Myokarderkrankungen lässt sich keine eindeutige oder einheitliche Ursache feststellen, sie werden als Kardiomyopathien unklarer Ätiologie bezeichnet. Sie betreffen die linke Herzkammer häufiger als die rechte.

Mit den unmittelbaren Untersuchungsmethoden sind bei diesen Erkrankungen nur wenige pathognomonische Zeichen zu finden. Sie zeichnen sich durch eine relative Monotonie des klinischen Untersuchungsbefundes aus. Bei der akuten Myokarditis sind Rhythmusstörungen häufig. Vielfach bieten sich Zeichen der links- häufiger als der rechtskardialen Dilatation und Insuffizienz mit einem 3. Ton und einer pulmonalen oder zentralvenösen Stauung. Generell führt eine **dilatative Kardiomyopathie** zur Dilatation einer oder beider Kammern und als Folge oft zu einer funktionellen AV-Klappeninsuffizienz des betroffenen Ventrikels bzw. der betroffenen Ventrikel. Die funktionelle Mitralinsuffizienz bzw. Trikuspidalinsuffizienz erklärt das systolische Decrescendogeräusch. Der **1. Herzton** ist bei schweren Herzmuskelschäden meist leise. Eine Spaltung des **2. HT** infolge verzögerter ventrikulärer Erregungsleitung lässt sich bei einem Linksschenkelblock als inverse Spaltung, bei einem Rechtsschenkelblock als relativ weite, inspiratorisch noch zunehmende Spaltung erkennen. Der **3. Herzton** ist oft infolge des erhöhten end-systolischen Restvolumens bei reduzierter Austreibungsfraktion des Ventrikels bzw. der Ventrikel gut hörbar. Auch ein **4. (Vorhof-) Ton** kommt hier häufig vor (präsystolischer Galopp, s. S. 117). Bei Tachykardien fallen 3. und 4. HT ggf. zeitlich zusammen, wodurch der Dreierrhythmus besonders laut hörbar wird (**Summationsgalopp**).

Neben den dilatativen Myokarderkrankungen gibt es Formen, die eine **Hypertrophie der Ventrikelmuskulatur** aufweisen. Dabei lassen sich vor allem zwei Typen unterscheiden:

- hypertrophisch-obstruktive Kardiomyopathie (HOCM): sie geht mit einer Einengung des Ausflusstraktes vor allem des linken Ventrikels einher
- hypertrophische, nicht obstruierende Kardiomyopathie (HNCM) mit septal betonter Hypertrophie.

Die Patienten erscheinen meist gesund und sind gut leistungsfähig. Gelegentlich klagen sie über Herzrhythmusstörungen, manchmal veranlassen Synkopen den ersten Arztkontakt.

Die Obstruktion des Ausflusstrakts bei **HOCM** macht sich durch ein **Austreibungssystolikum** mit Fortleitung zum Aortenareal bemerkbar, das sich bei Valsalva-Pressmanöver (Bauchpresse bei inspiratorischem Atemstillstand) verstärkt. Der Auskultationsbefund wird begleitet von einer systolischen Doppelpulsation der A. carotis (Pulsus bisferiens): einer frühsystolisch brüsken Welle während der ungehinderten Austreibung folgt eine träge Nachwelle im 2. Teil der Systole, wenn die dynamische Ausflussbahnstenose die Austreibung bremst.

Das Systolikum bei HOCM gibt gelegentlich Anlass zur Verwechslung mit einer valvulären Aortenstenose. Die beiden lassen sich unterscheiden durch das gegensätzliche Verhalten des Geräusches bei einem postextrasystolischen Schlag. Bei der valvulären Aortenstenose ist das Geräusch direkt von der Größe des Schlagvolumens abhängig, d. h. leise bei der Extrasystole und laut bei dem postextrasystolischen Schlag. Bei HOCM verstärkt die kräftigere Kontraktion zwar auch die des muskulären Septumwulstes, jedoch vermindert das postextrasystolisch größere Ventrikelvolumen die subaortale Einschnürung zwischen Septum und anteriorem Mitralsegel, sodass das Systolikum dann nicht lauter wird. Der Puls des postextrasystolischen Schlages ist bei der HOCM nicht verstärkt. Die Karotispulskurve ist bei HOCM nicht hahnenkammförmig, sondern typisch zweigipflig (**Abb. 8.43**).

Bei **HNCM** ist der Untersuchungsbefund häufig völlig unauffällig, es sei denn, ein 4. Herzton infolge verminderter Ventrikeldehnbarkeit lässt die Diagnose vermuten. Eine zunehmende Obstruktion des Ausflusstrakts macht sich auch hier durch ein Austreibungssystolikum bemerkbar. Dieses Geräusch entsteht z. T. durch die sanduhrförmige Einengung, die **muskuläre Subaortenstenose**, zwischen einem sich systolisch ins Ventrikelkavum vorwölbenden septalen Muskelwulst und dem gleichzeitig nach vorn verzogenen anterioren Mitralsegel. Durch diese Verziehung entsteht häufig auch ein Mitralrückfluss als Mitursache des Systolikums.

■ Sekundäre Myokarderkrankungen und -funktionsstörungen

Obwohl ätiologisch und pathogenetisch uneinheitlich, werden hier Folgezustände nicht primär myokardialer Erkrankungen zusammengefasst: die Folgen einer unzureichenden Herzmuskeldurchblutung (ischämische Herzerkrankungen) oder von Druck- und Volumenbelastung. Sie manifestieren sich als Links- oder Rechtsherzinsuffizienz. Die Herzinsuffizienz ist ein Symptomenkomplex, ein Syndrom, das als Spätfolge vieler Krankheiten auftritt.

Die **Linksherzinsuffizienz** verursacht charakteristische Beschwerden, die den Verdacht auf die eingeschränkte Herzfunktion lenken. Ganz im Vordergrund steht die **Leistungsminderung mit Belastungsdyspnoe.** Eine sorgfältig erhobene Anamnese lässt diese meist sicherer und frühzeitiger erkennen als alle experimentellen Belastungsproben. Häufigste Ursachen sind Bluthochdruck, KHK und Aortenvitien.

Luftnot mit beschleunigter Atmung und belastungsinadäquate Tachykardie sind häufig. Die Möglichkeit, den Atem anzuhalten, ist bei solchen Patienten herabgesetzt. Ein Gesunder kann dies je nach Training ca. 40 sec im Inspirium und ca. 20 sec in Exspirationsstellung. Namentlich die Feststellung der apnoischen Pause im Exspirium kann bei der Auskultation leicht mituntersucht werden. Recht frühzeitig tritt neben der Belastungsdyspnoe auch nächtliche Atemnot auf. Sie beginnt charakteristischerweise ca. ½–1 Stunde, nachdem die Patienten

8

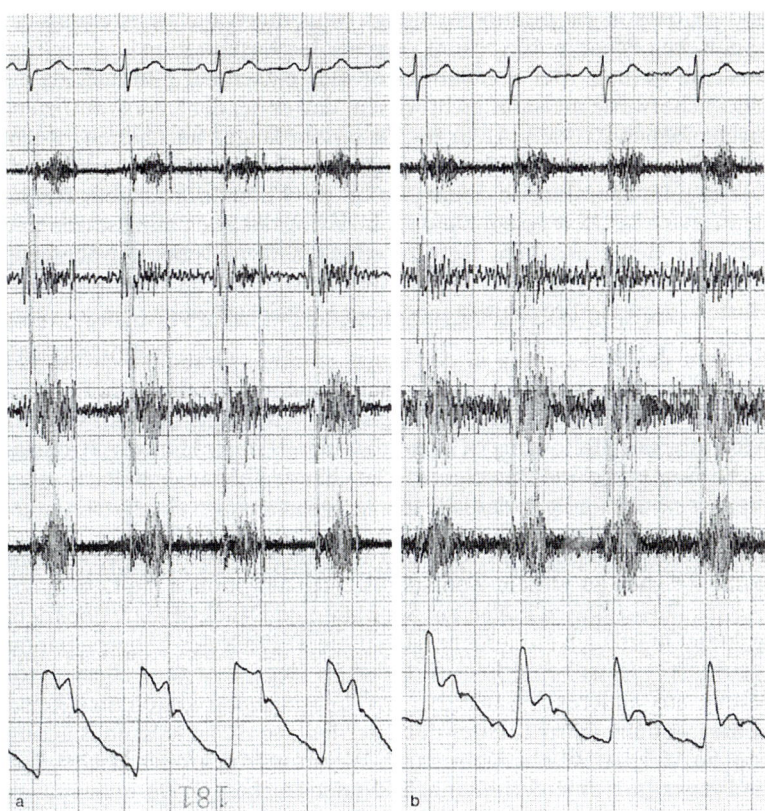

Abb. 8.43 Herzschall und Karotispulskurve bei hypertrophisch-obstruktiver Kardiomyopathie während exspiratorischen Atemstillstandes (a) und beim Valsalva-Pressversuch (b).

sich ins Bett gelegt haben, und zwingt sie, sich aufzusetzen und evtl. die Beine aus dem Bett zu strecken (Orthopnoe). Nächtliche Anfälle von Cheyne-Stokes-Atmung (s. S. 64) sind ebenfalls nicht selten. Auch Husten durch die begleitende Stauungsbronchitis ist bei der Linksinsuffizienz häufig.

Bei der Perkussion ist bei Lungenstauung ggf. eine geringere Atemverschieblichkeit der tiefstehenden Lungengrenzen nachzuweisen. Die herabgesetzte Vitalkapazität mit weiterer Abnahme nach Belastung ist ebenfalls ein nützlicher Hinweis (s. S. 65). Fein- und mittelblasige Rasselgeräusche über den unteren Partien der Lunge vervollständigen das Bild der Lungenstauung bis hin zum interstitiellen und alveolären Lungenödem.

Unmittelbare Untersuchungsbefunde, die im Rahmen einer ischämischen oder koronaren Herzkrankheit (KHK) auftreten können, sind:

- im akuten Angina-pectoris-Anfall: gelegentlich spätsystolische funktionelle Mitralinsuffizienz, 4. Herzton
- bei akutem Myokardinfarkt: gelegentlich 3. und/oder 4. Herzton, Systolikum bei akuter Mitralinsuffizienz
- Papillarmuskel-Dysfunktion: spätsystolische Mitralinsuffizienz mit Crescendo-Systolikum
- chronische Linksherzinsuffizienz: 3. und/oder 4. Herzton, Mitralinsuffizienz
- postinfarzielles Ventrikelaneurysma: abnorme präkordiale Pulsation (engl. bulging), 4. Herzton.

Die **Rechtsherzinsuffizienz** manifestiert sich vor allem mit Halsvenen- und Leberstauung. Die **Halsvenenstauung** mit akzentuierten a-Wellen, oft auch v-Wellen (s. S. 50), ist ein Frühzeichen. Die Höhe der in die Jugularvenen rückgestauten Blutsäule lässt grob auch den Druckanstieg im rechten Vorhof abschätzen (s. S. 49). Die **Leberstauung** entwickelt sich meist schleichend und zunächst unbemerkt. In akuten Fällen geht sie mit Spontan- und Druckschmerz über dem rechten Oberbauch einher. Es ist auffällig, dass im Gegensatz zur Lebervergrößerung anderer Ursache bei der kardialen Stauung die Leberschwellung nicht oder nur gering mit einer (weichen) Milzvergrößerung einhergeht. Erst nachdem die Leberstauung längere Zeit bestanden hat, kommt es zu Ödemen der Extremitäten oder einem Aszites. Zunächst treten **Knöchelödeme** nur am Abend auf, über Nacht wird das retinierte Wasser ausgeschieden. Typisch, aber nicht spezifisch für die Rechtsinsuffizienz, ist daher die Nykturie.

Der **Palpationsbefund** bei der Rechts- und /oder der Linksherzinsuffizienz ist nicht auffällig – es sei denn, dass die zugrundeliegende Ursache einen charakteristischen Befund bedingt. In fortgeschrittenen Fällen der Erkrankung ist das Herzen dilatiert. Auskultatorisch sind neben den Zeichen der Grundkrankheit auch Schallphänomene zu beachten, die für die im Vordergrund stehende Kammerfunktionsstörung sprechen: das respiratorisch unbeeinflusste Mitralinsuffizienz-Systolikum mit Ausstrahlung gegen die linke Axilla und der oft deutliche 3. Herzton bei Linksherzinsuffizienz, hingegen bei Rechtsherzinsuffizienz der inspiratorisch lauter werdende 3. oder 4. Herzton, ein oft nahezu fixiert gespaltener 2. Ton und evtl. das Systolikum einer funktionellen Trikuspidalinsuffizienz.

8.5.4 Herzschall- und Pulsationsphänomene bei kardialen Rhythmusstörungen

Respiratorische Arrhythmie: Die respiratorische Arrhythmie ist ein normales Phänomen mit leichtem inspiratorischen Frequenzanstieg und exspiratorischer Pulsverlangsamung. Sie ist bei Jugendlichen oft besonders stark ausgeprägt.

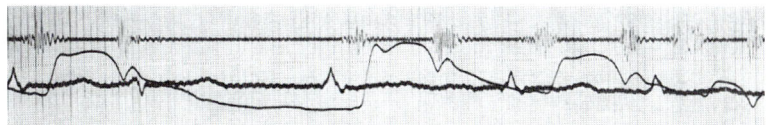

Abb. 8.44 Schall- und Pulskurve bei absoluter Arrhythmie. oben: Schall über der Spitze, Mitte: EKG-Abltg. II, unten: Karotispulskurve.
Die unterschiedlichen Amplituden des Karotispulses entsprechen den unterschiedlichen, von der vorangehenden Diastolenlänge abhängigen Schlagvolumina des linken Ventrikels. Die Extrasystole (= 2. Schlag) ist frustran.

Bei schweren Myokarderkrankungen verschwindet sie häufig, ebenso bei diabetischer Polyneuropathie.

Extrasystolie: Supraventrikuläre oder auch ventrikuläre Extrasystolen sprechen per se nicht für eine Schädigung des Herzens, auch wenn sie bei Herzkranken häufiger sind als bei Gesunden. Eine Bewertung von Extrasystolen ist nicht ohne EKG und ggf. weitere kardiologische Untersuchungen möglich. Palpatorisch und auskultatorisch machen sich Extrastolen mit sehr leisen Herztönen bzw. fehlenden Pulswellen und postextrasystolisch verstärkten Pulsen bemerkbar.

Absolute Arrhythmie: Der absoluten Arrhythmie infolge Vorhofflimmerns liegt meistens eine morphologische Schädigung des Myokards zugrunde. Man erkennt die Arrhythmie am Pulsus irregularis et inaequalis (**Abb. 8.44**). Sie wird häufig durch Mitralklappenfehler verursacht, aber auch durch eine chronisch-ischämische Myokardschädigung oder eine Schilddrüsenüberfunktion. Trotz der Arrhythmie variiert die Lautstärke des 1. HT allenfalls gering.

Atrioventrikuläre Leitungsstörungen (AV-Blöcke) Bei der vollständigen Vorhof-Kammer-Dissoziation, dem **totalen AV-Block**, gibt es direkt wahrnehmbare Zeichen, die die Diagnose in der Regel ohne EKG zu stellen erlauben. Der Verdacht auf eine totale AV-Dissoziation wird geweckt bei einer Bradykardie mit einer Pulsfrequenz um 40/min. Die V. jugularis zeigt Pulsationswellen, die dem Vorhofrhythmus, aber nicht dem Kammerrhythmus entsprechen. Charakteristisch für den totalen AV-Block ist der in größeren Zeitabständen auftretende Kanonenschlag (bruit de canon). Wie wir schon sahen, wird der 1. Ton bei verlängerter PQ-Zeit abgeschwächt, er wird daher beim AV-Block in der Regel leise sein (s. S. 104 ff). Folgt jedoch bei dem vom Vorhof unabhängigen, langsamen Ersatzrhythmus eine Kammersystole zufällig unmittelbar auf eine Vorhofkontraktion, so wird der 1. Ton sehr verstärkt. (S. 52). Das Phänomen des Kanonenschlags ist praktisch beweisend für einen AV-Block (**Abb. 8.6**). Bei **AV-**

Block 2. Grades fällt ab und zu eine Ventrikelaktion aus dem sonst regelmäßigen Rhythmus aus. Der **AV-Block 1. Grades** mit verlängerter PQ-Überleitung kann sich durch Abschwächung des 1. Tons und den weiten Abstand zwischen jugulärer A-Welle und der Ventrikelkontraktion verraten.

8.5.5   Erkrankungen des Perikards

Erkrankungen des Perikards sind meist entzündlicher Genese. Auch ein akuter Myokardinfarkt geht in bis zu 10 % der Fälle mit einer sich früh entwickelnden Perikarditis einher (abzugrenzen von der selteneren Form der wahrscheinlich immunologisch verursachten Spät-Perikarditis ca. 2–11 Wochen nach dem Infarkt, sog. Dressler-Syndrom). Ein ähnlicher Mechanismus liegt auch der Perikarditis im Rahmen des Post-Kardiotomie-Syndroms zugrunde. In seltenen Fällen entsteht eine aseptische Entzündung des Perikards im Verlauf der Urämie. Auch tumoröse Perikarderkrankungen können vorkommen.

■   **Pericarditis sicca**

Bei der Pericarditis sicca handelt es sich um eine akute fibrinöse Entzündung ohne Exsudatbildung. Die klinischen Zeichen können spärlich sein. Die Patienten haben Schmerzen und oft Fieber. Die Diagnose wird gesichert durch das **perikardiale Reibegeräusch** (s. S. 119). Wenn nicht nur das Perikard, sondern auch die benachbarte Pleura miterkrankt ist, ist das Geräusch stark abhängig von der Atmung. Auch unabhängig davon wechselt es stark. Ein systolisches Geräusch ist in nahezu allen Fällen, ein von der Vorhofkontraktion abhängiges Präsystolikum in ca. ⅔ der Fälle und ein früh-diastolisches Geräusch seltener zu hören. Heilt die Entzündung aus, verschwinden die Geräusche. Manchmal bleiben sie aber wochen- oder sogar monatelang hörbar. Zuweilen bleiben für den Rest des Lebens ein oder mehrere meistens systolische Extratöne übrig.

■   **Perikarderguss**

Eine Ansammlung von Flüssigkeit (Transsudat, Exsudat, Blut oder Eiter) ist meist die Folge einer Entzündung. Das klinische Bild hängt u. a. vom intraperikardialen Druck ab und dieser wiederum von der Flüssigkeitsmenge, der Geschwindigkeit der Flüssigkeitsansammlung, der Dehnbarkeit des Perikards und der aktuellen Vorlast des Herzens. Als **Perikardtamponade** wird der rasche Anstieg des intraperikardialen Druckes infolge einer schnellen Ergussbildung bezeichnet. Dabei wird die diastolische Ventrikelfüllung stark behindert mit konsekutiver Abnahme des Schlagvolumens und des Herzzeitvolumens.

Das klinische Bild von Kranken mit großen Perikardergüssen ist oft recht eindrucksvoll. Die Patienten sitzen aufrecht im Bett, sie haben einen ängstlichen Gesichtsausdruck, starke Atemnot und gestaute Halsvenen. Außerdem besteht meist eine Zyanose. Der Puls ist klein und weich. Als **Kußmaul-Zeichen** wird dabei die inspiratorische Verstärkung der Halsvenenfüllung und -pulsation bezeichnet.

Auffällig bei der Palpation ist der starke Anstieg des zentralen Venendruckes mit einer Abschwächung des diastolischen Druckabfalls. Ein Pulsus paradoxus (d. h. die inspiratorisch deutlich abnehmende Pulsamplitude) ist bei vielen dieser Patienten zu beobachten, gelegentlich bis zum inspiratorischen Verschwinden eines peripher tastbaren Pulses. Abgeschwächte Herztöne und eine Lebervergrößerung sind darüber hinaus auffällig.

Kleine Perikardergüsse entgehen bei der Perkussion fast immer dem klinischen Nachweis. Zum perkutorischen Nachweis muss der Erguss meist größer sein als ca. 200 ml. Im Allgemeinen gilt eine zeltförmige Verbreiterung der Herzdämpfung nach beiden Seiten als typisch für einen Perikarderguss.

Bei der Auskultation ist außer dem Verschwinden eines ggf. vorher bestehenden perikardialen Reibens ein **Leiserwerden der Herztöne** und evtl. vorhandener Herzgeräusche charakteristisch. Gelegentlich ist ein Dreierrhythmus durch die diastolische Anspannung des flüssigkeitsgefüllten Herzbeutels zu hören. Er entspricht seiner Entstehung nach dem 3. Herzton und zeigt das Ende der schnellen Füllungsphase an. Mit einer starken Ergussbildung kann eine Kompression benachbarter Lungenanteile einhergehen, die durch das höherfrequente in- und exspiratorische Atemgeräusch zu erkennen ist.

Accretio und Concretio pericardii

Als Folge eines Perikardergusses kann es zu **Verwachsungen zwischen Peri- und Epikard** kommen. Ist dies nur an umschriebener Stelle der Fall, so spricht man von Accretio pericardii, die meistens klinisch unauffällig bleibt. Wenn dagegen die beiden Blätter in großem Bezirk verbacken und auch Verwachsungen mit der Umgebung eingetreten sind, so spricht man von Concretio pericardii oder, namentlich wenn diese Verwachsungen verkalkt sind, von einem Panzerherzen.

Schon die Inspektion von Kranken mit Concretio pericardii liefert in stark ausgeprägten Fällen wichtige Hinweise. Typisch ist die **venöse Einflussstauung.** Die Halsvenen sind oft als fingerdicke, pralle Stränge zu sehen. Das Gesicht und der Hals können geschwollen sein (**Stokes[39]-Kragen**). Die Erhöhung des Venendruckes ist auch an den Venen der Hand und des Armes zu erkennen. Die Leber ist vergrößert, häufig entwickelt sich ein Aszites. Die Einflussstauung führt auch zu Ödemen der unteren Körperhälfte, die im Gegensatz zu Ödemen bei der Herzinsuffizienz stärker die Genitalregion (Penis und Skrotum bzw. Labien) und die Oberschenkel betrifft als die Knöchel und Unterschenkel.

---

[39] Sir William Stokes (1839–1900), Chirurg in Dublin

Eine starke Linksverlagerung des Herzspitzenstoßes bei der Palpation macht die Diagnose einer Concretio pericardii unwahrscheinlich. Eine Verwachsung der Perikardblätter im Bereich der Herzspitze führt gelegentlich zu einer herzsynchronen Einziehung, dem sog. negativen Spitzenstoß. Der Pulsus paradoxus mit inspiratorischer Abnahme der Pulsamplitude ist hier eher gering ausgeprägt.

Von etwas größerem Wert ist der palpatorische Nachweis eines Pulsus paradoxus. Er entsteht dadurch, dass im Inspirium durch die Perikardverwachsungen mit der Umgebung die Füllung des linken Ventrikels stärker gehemmt wird als im Exspirium. Der Mechanismus und der Ort der Behinderung sind noch nicht völlig aufgeklärt. Beim Pulsus paradoxus werden die Pulse im Inspirium kleiner oder verschwinden sogar ganz. Es besteht eigentlich kein Grund, dies Verhalten als paradox zu bezeichnen, da der Puls ja normalerweise inspiratorisch in seiner Amplitude gering abnimmt. Bei dem durch einen Perikarderguss oder Perikardverwachsungen zu beobachtenden Pulsus paradoxus handelt es sich also um eine Verstärkung eines normalen Phänomens.

8

! Die Feststellung von starker Halsvenenstauung, Lebervergrößerung und evtl. Aszites bei kleinem oder normal großem Herzen ohne Geräusch sollte stets den Verdacht auf eine Concretio pericardii erwecken.

Zusammenfassung
- **Pericarditis sicca:** perkutorisch keine Veränderung der Herzsilhouette, perikarditisches Reibegeräusch (systolischer Klick im Residualzustand)
- **Perikarderguss:** Vergrößerung der Herzsilhouette nach beiden Seiten („Zeltform"), Spitzenstoß abgeschwächt, oft nicht palpabel, leise Herztöne und Herzgeräusche, unter Umstäden bei kleineren Ergüssen über basalen Herzabschnitten noch Reiben, selten diastolischer Extraton ähnlich dem 3. HT
- **Concretio pericardii:** Zeichen der venösen Einflussstauung mit prall gefüllten Halsvenen, negativer Spitzenstoß, Pulsus paradoxus, vergrößerte Leber, häufig Aszites, kleine Herzdämpfungsfigur, diastolischer Extraton.

9 Untersuchung der Gefäße

Die Untersuchung des arteriellen und venösen Gefäßsystems gehört, soweit es den unmittelbaren Methoden von Inspektion, Palpation und Auskultation und einer einfachen Funktionsprüfung zugänglich ist, zu jeder Allgemeinuntersuchung. Sie zielt auf die Erkennung von Gefäßerkrankungen, dient aber auch der Beurteilung von Krankheitszuständen, die nicht primär das Gefäßsystem betreffen. So kann uns z.B. die Palpation der Arterienpulsationen auch Informationen über Erkrankungen des Herzens liefern (**Tab. 9.1**, s. **Abb. 9.1**).

9.1 Pulspalpation

Im Allgemeinen wird der Puls an der **A. radialis** gefühlt. Bei der Palpation der A. carotis ist zu beachten, dass bei festerem Fingerdruck die Herzfrequenz aufgrund des Karotissinusreflexes abnimmt. Bei fester Palpation können außerdem bei alten Menschen zerebrale Durchblutungsstörungen auftreten.

Beim Neugeborenen beträgt die **Ruhefrequenz** ca. 130/min, beim Erwachsenen ca. 70/min. Sie steigt bei körperlicher Belastung und seelischer Erregung an. Puls-/Herzfrequenzen des Erwachsenen >100/min werden als Tachykardien, <60/min als Bradykardien bezeichnet. Die Grenzüberschreitungen sind nicht per se pathologisch (**Tab. 9.2**).

Tab. 9.1 Pulsqualitäten und mögliche Ursachen

Puls	Diagnose
Pulsus celer et altus (s. S. 143)	Aortenklappeninsuffizienz, seltener bei Ductus arteriosus Botalli apertus
Pulsus tardus et parvus (s. S. 146)	Aortenklappenstenose
Pulsus paradoxus (s. S. 174)	Perikarderguss
Pulsus bisferiens (s. S. 143)	schwere Aortenklappeninsuffizienz, hypertrophisch-obstruktive Kardiomyopathie
Pulsus irregularis, absolute Arrhythmie (s. S. 171)	Vorhofflimmern
Pulsus alternans (s. S. 146)	schwere Aortenklappenstenose, bei dekompensierter Hypertonie, selten bei schwerer Herzinsuffizienz, selten bei paroxysmalen Tachykardien

Tab. 9.2 Abweichungen von der normalen Herzfrequenz

Frequenzänderung	mögliche Ursachen
Tachykardie (> 100/min)	psychovegetative Erregung körperliche Belastung fieberhafte Erkrankungen Herzinsuffizienz Peri-, Myo-, Endokarditis tachykarde Herzrhythmusstörungen Hyperthyreose
Bradykardie (< 60/min)	Sportler Hypothyreose erhöhter Hirndruck Typhus abdominalis

Vor allem im Fieber findet sich fast immer eine Tachykardie. Die Pulsfrequenz steigt mit jedem Grad der Erhöhung der Körpertemperatur um ca. acht Schläge/ Minute an. Charakteristisch ist beim Typhus abdominalis die relative Bradykardie trotz hoher Temperatur. Endo-, Myo- und Perikarditiden gehen fast regelmäßig mit Tachykardien einher. Die paroxysmale Tachykardie, eine häufig harmlose Störung, zeichnet sich durch Pulsfrequenzen über 140/min aus. Zu beachten ist die Ruhetachykardie als mögliches Zeichen einer Herzinsuffizienz. Zur Thyreotoxikose gehört als fast obligates Symptom eine Tachykardie, zum Myxödem eine Bradykardie. Wichtig ist auch die Bradykardie als Zeichen von erhöhtem Hirndruck.

Die palpatorisch ermittelte Pulsfrequenz ist nicht immer gleich der Herzfrequenz, da nur die Förderung eines genügend großen Schlagvolumens zu einer fühlbaren Pulswelle führt. Deshalb muss bei allen Unregelmäßigkeiten des Pulses durch Auskultation auch die Herzfrequenz bestimmt werden. Bei Extrasystolen, vor allem in Bigeminusform, und bei der absoluten Arrhythmie infolge Vorhofflimmerns mit schneller atrioventrikulärer Überleitung kann die Herzfrequenz beträchtlich höher sein als die periphere Pulsfrequenz. Die Differenz zwischen beiden nennt man **Pulsdefizit**.

> **!**   Bei allen Pulsunregelmäßigkeiten muss die Herzfrequenz mittels Auskultation bestimmt werden!

Eine besondere Beachtung verdient der **Pulsus alternans**, d. h. das regelmäßige Abwechseln eines stärkeren mit einem schwächeren Puls bei regelmäßiger Herzfrequenz (**Abb. 9.1**). Er ist oft prognostisch ungünstig, da er vorwiegend bei **schweren Myokardschäden** auftritt (oft verdächtiges Zeichen bei Aortenstenose). Gelegentlich ist er durch eine plötzliche Senkung des venösen Rückflusses (z. B. durch Vasodilatantien) auslösbar oder lässt sich nach Extrasystolen nachweisen. Manchmal gehen paroxsysmale Tachykardien auch ohne schwere Myokardschädigung mit einem Pulsus alternans einher. Wird bei der Blutdruckmessung die Luft sehr langsam aus der Manschette abgelassen, hört man, dass nur jeder 2. Schlag ein Geräusch verursacht. Die Druckdifferenz beträgt oft nur 10 mmHg. Sie kann jedoch so stark ausgeprägt sein, dass nur bei jedem zweiten Schlag die Aortenklappen geöffnet und eine Pulswelle spürbar wird (totaler Pulsus alternans). Als Entstehungsmechanismus wird heute eine alternierend inkomplette Erholung und demzufolge auch wechselnde Kontraktionsamplitude im Myokard angenommen, die zu einem Wechsel des Schlagvolumens von Schlag zu Schlag führt.

Der Pulsus alternans hat nichts zu tun mit dem allein im EKG feststellbaren elektrischen Alternans (Schwankung von Höhe oder Richtung der QRS-Komplexe im EKG, z. B. beim Perikarderguss).

9.2 Blutdruckmessung

Die palpatorische Blutdruckschätzung ist recht ungenau und gibt nur einen groben Anhalt für „erhöhten" oder „sehr niedrigen" Blutdruck. Mit dem häufigen Vergleich von palpatorischer Schätzung und apparativer Messung kann der Untersucher allmählich ein Gefühl dafür entwickeln, ob der Blutdruck normal oder erhöht ist.

Die Blutdruckmessung sollte in der Regel am **sitzenden Patienten** bei fast gestrecktem, in Herzhöhe gelagertem und entspanntem Arm durchgeführt werden. Liegt der Auskultationspunkt der Arterie über der Herzhöhe, wird der Blutdruck falsch niedrig gemessen, umgekehrt falsch zu hoch bei Armlagerung unter dem Herzniveau. Zur Messung wird bei Erwachsenen eine 12 cm breite Manschette empfohlen, die so lang sein muss (30 cm), dass mindestens 80 % des Umfangs der gemessenen Extremität von der aufblasbaren Gummimanschette umhüllt werden. Bei besonders muskulösen und adipösen Patienten und zur Messung am Oberschenkel soll die Manschette 18–20 cm breit und entsprechend lang sein (Oberschenkelmanschette). Bei Kindern werden Breiten von 2,5 bis 12 cm je nach Größe des Kindes angewendet.

Nun wird unter Kontrolle des Manometerdruckes die Manschette auf einen um 20 bis 40 mmHg über-systolischen Druck aufgeblasen und dann der Druck langsam, d. h. um etwa 3–5 mmHg pro Sekunde, abgelassen. Bei Auskultation mit dem locker über der Ellenbeugenarterie aufgelegten Stethoskop werden bald die **Korotkow[40]-Töne** hörbar, wenn durch die allmähliche Dekompression die Puls-

[40] Nikolai S. Korotkow (1874–1920), Chirurg in Moskau und Petersburg

welle unter der Manschette zu Turbulenzen in der pulssynchron beschleunigten Blutsäule und zu Anspannungsschwingungen der Gefäßwand der Brachialarterie führt (**systolischer Blutdruck**). Bei allmählich nachlassendem Manometerdruck werden die Korotkow-Töne plötzlich leise oder verschwinden ganz. Der Manometerdruck bei Verschwinden der Korotkow-Töne wird als **diastolischer Blutdruck** angesehen. Bei sehr niedrigem peripherem Gefäßwiderstand verschwinden häufig die Korotkow-Töne nicht bis zum Nulldruck. Dann ist der Manometerdruck, bei dem die zunächst sehr deutlichen systolischen Töne leiser, niederfrequenter und „unschärfer" werden (engl. muffling), als diastolischer Wert anzusehen.

Eine **auskultatorische Lücke** entsteht gelegentlich bei sehr langsamem Aufblasen der Druckmanschette. Wird dann ausgehend vom übersystolischen Blutdruck der Manschettendruck langsam reduziert, treten mit dem systolischen Blutdruck Korotkow-Töne auf, verschwinden dann aber über einen mehr oder weniger großen Druckbereich (bis zu 40 mmHg) und erscheinen erst wieder wenig oberhalb des diastolischen Blutdrucks. Es ist daher klar, dass nur eine sorgfältige Blutdruckmessung die durch die auskultatorische Lücke möglichen Fehler einer zu niedrigen Messung der systolischen oder zu hohen Messung der diastolischen Werte vermeiden kann.

Der Blutdruck sollte zunächst immer an beiden Armen gemessen werden. Seitendifferenzen von mehr als 20 mmHg haben diagnostische Bedeutung (z. B. Aortenbogensydrom, s. S. 185).

Eine Manschettenmessung sollte möglichst nicht am betroffenen Arm durchgeführt werden bei:
- Zustand nach Brustamputation mit konsekutivem Lymphödem,
- Armvenenthrombose,
- Parese oder Plegie,
- venösen oder arteriellen Verweilkathetern

Eine Manschettenmessung soll auf keinen Fall bei Patienten mit Dialyse-Shunt am Shuntarm durchgeführt werden.

Blutdruckmessung an den Beinen: Gelegentlich ist die Blutdruckmessung auch an den Beinen erforderlich, z. B. bei einem beidseitigen Verschluss der Armarterien (Aortenbogensyndrom, s. S. 185) oder bei Verdacht auf Aortenisthmusstenose, wo es gilt, die Blutdruckdifferenz zwischen oberer und unterer Extremität zu erfassen. Der Blutdruck an den Beingefäßen wird mittels der Riva-Rocci-Methode um mindestens 20 mmHg höher gemessen als an den Armen.

Schellong-Test: Der Schellong-Test ist ein einfacher klinischer Funktionstest zur Untersuchung der Kreislauffunktionen. Er überprüft die durch eine dosierte Belastung ausgelösten Veränderungen der Herzfrequenz und des Blutdrucks (**Orthostase-Reaktion**). Der Patient legt sich auf eine Untersuchungsliege und bleibt hier etwa 5 bis 10 Minuten ruhig liegen. Während dieser Zeit werden jede Minute Puls und Blutdruck gemessen. Danach fordert man den Patienten auf, schnell aufzustehen. Es folgt eine Stehbelastung von etwa 5 bis 10 Minuten, in der ebenfalls minütlich Puls und Blutdruck gemessen werden. Die möglichen Befunde sind in **Tab. 9.3** aufgeführt.

Definitionen und Einteilungen der **arteriellen Hypertonie** nach der Weltgesundheitsorganisation (WHO) sind in **Tab. 9.4** zusammengefasst. Zur Diagnose und Verlaufsbeurteilung einer **Bluthochdruck-Krankheit** müssen Blutdruckmessungen häufig und möglichst unter etwa gleichen Bedingungen kontrolliert werden. Körperliche Anstrengungen, psychische Erregung oder andere Faktoren können den Blutdruck erheblich verändern. Man strebt daher die Bestimmung des Basisblutdrucks beim optimal entspannten Patienten an. Oft wird bei der Erstuntersuchung ein höherer Druck gemessen als bei Folgeuntersuchungen. In der Sprechstunde sollte der Patient erst eine Weile ruhen, bevor die Messung durchgeführt wird.

9.3 Untersuchung des arteriellen Systems

Stets beginnt die Diagnostik auch von Gefäßerkrankungen mit einer detaillierten **Anamnese** einschließlich der Ermittlung von **Risikofaktoren für Gefäßkrankheiten**. Als beeinflussbare Risikofaktoren erster Ordnung gelten ein erhöhter Blutdruck, Fettstoffwechselstörungen, Diabetes mellitus und Zigarettenrauchen; als nicht beeinflussbare Faktoren sind das Altern, das Geschlecht und die gene-

Tab. 9.3 Orthostase-Versuch nach Schellong

Beurteilung	Blutdruck	Herzfrequenz	Beschwerden
normale Reaktion	Anstieg nicht >10 mmHg	Anstieg nicht >20/min	keine
sympathikotone Reaktion	leichter systolischer RR-Abfall diastolischer Anstieg mit Verkleinerung der RR-Amplitude	Anstieg >20/min	Schwindel, Herzklopfen
hyposympathikotone (vaso-vagale) Reaktion	systolischer und diastolischer Abfall	Abfall	starker Schwindel bis zum Kollaps, Müdigkeit, Erschöpfung, Kreislauflabilität
asympathikotone Reaktion	starker Abfall systolisch und diastolisch	unverändert	Kollapsneigung, evtl. Synkope

Tab. 9.4 Definition und Klassifikation der Hypertonie nach der WHO

Klassifikation	systolisch	diastolisch
optimal	< 120 mmHg	< 80 mmHg
normal	< 140 mmHg	< 85 mmHg
hoch-normal	130–139 mmHg	85–89 mmHg
Grenzwert-Hypertonie	140–149 mmHg	90–94 mmHg
leichte Hypertonie (Grad 1)	140–159 mmHg	90–99 mmHg
mittelschwere Hypertonie (Grad 2)	160–179 mmHg	100–109 mmHg
schwere Hypertonie (Grad 3)	≥ 180 mmHg	≥ 110 mmHg
isolierte systolische Hypertonie	≥ 140 mmHg	< 90 mmHg
systolische Grenzwert-Hypertonie	140–149 mmHg	< 90 mmHg

9

tische Veranlagung anzusehen. Risikofaktoren zweiter Ordnung wie Adipositas, Hyperurikämie und Bewegungsmangel potenzieren die überwiegend durch die Risikofaktoren erster Ordnung bestimmte Wahrscheinlichkeit, an einem Gefäßleiden zu erkranken. Auch der Gebrauch möglicherweise angiospastisch wirkender Medikamente (z.B. ergotaminhaltige Kopfschmerzmedikamente, Betarezeptorenblocker) und der Alkoholkonsum müssen erfragt werden. Auf die unterschiedliche Gewichtung der Risikofaktoren in der Pathogenese der arteriellen Verschlusskrankheit in verschiedenen Gefäßgebieten – Koronar-, Gehirn- und Extremitätenkreislauf – kann hier nicht eingegangen werden.

Die weitere Anamneseerhebung zielt auf Beschwerden und Zeichen der Durchblutungsstörung in bestimmten Regionen.

In **Abb. 9.1** sind die Palpations- und Auskultationspunkte der Arterien, soweit sie der unmittelbaren Untersuchung zugänglich sind, dargestellt.

9.3.1   Arterien des Stammes

Beginnen wir mit der **Aorta.** Die Herzdämpfungsfigur setzt sich nach kranial hin bis zum Manubrium sterni fort bedingt durch die großen Gefäße, die Aorta ascendens und den Aortenbogen, die V. cava superior und zu einem kleinen Teil durch die A. pulmonalis. Eine Verbreiterung der Dämpfungsfigur kann von der Aorta oder von jedem anderen soliden Organ des vorderen Mediastinums ausgehen (vgl. S. 77 ff). Die aneurysmatische Erweiterung der proximalen Aorta geht manchmal mit einer ein- oder beidseitigen Verbreiterung der Dämpfungsfigur

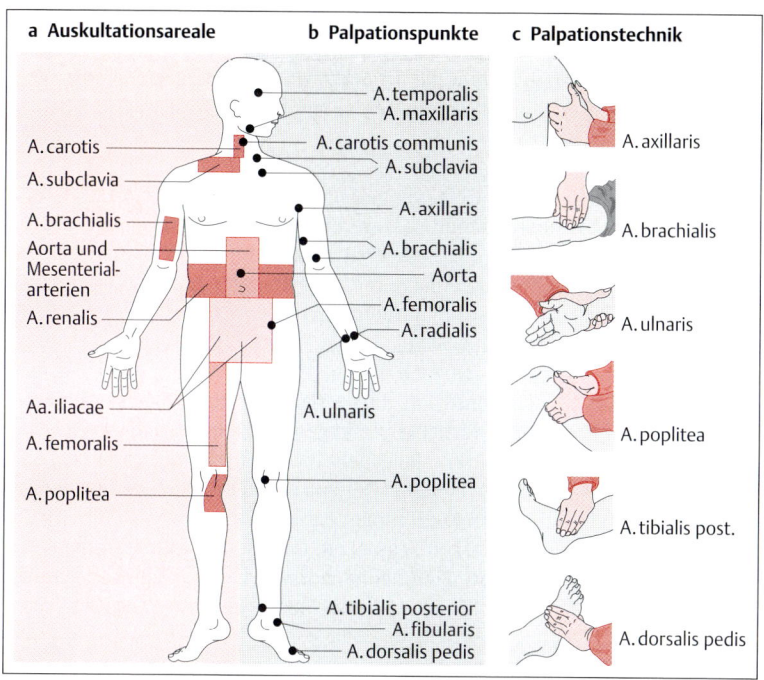

Abb. 9.1 Palpation und Auskultation peripherer Arterienpulse. Die Arterienpulse werden von der A. temporalis bis zur A. dorsalis pedis seitenvergleichend untersucht.

über dem Brustbein einher. Selten einmal ist ein **Aortenbogenaneurysma** mit aufwärts verschobenem Aortenbogen als **pulsierende Resistenz** vom Jugulum aus tastbar. Die Auskultation trägt zur Erkennung der Aortenaneurysmen nicht viel bei. Man hört bei ihnen zwar öfter systolische niederfrequente Geräusche, die sehr ohrnahe klingen und zuweilen auch relativ laut sein können, aber häufig fehlen Geräusche auch gänzlich. Beim **Aneurysma dissecans**, das die Aortenbasis am Herzen mitbetrifft, ist öfter ein diastolisches Geräusch hörbar, verursacht durch eine mit der Dissektion entstandene Aortenklappeninsuffizienz.

Die Untersuchung der Interkostalarterien hat lediglich im Zusammenhang mit der Aortenisthmusstenose Bedeutung (s. S. 158). Am Abdomen sind auskultatorisch gegenüber der kardialen Systole verspätete **Strömungsgeräusche** über der Aorta und den Aa. iliacae bis zu den Leistenbeugen, gelegentlich auch in die frühe Diastole ziehende hochfrequente Stenosegeräusche an den Aa. renales und der A. mesenterica superior wahrzunehmen. Bei Schwangeren verursacht die gesteigerte Durchblutung der Mammae und des Uterus systolisch-diastolische Geräusche (Mammaria- bzw. Uterina-Geräusche).

Systolische Strömungsgeräusche im Abdomen können auch von einer Nierenarterienstenose oder einer Aortensklerose verursacht werden.

9.3.2   Hals- und Kopfgefäße

Auf zirkulatorisch relevante Gefäßveränderungen im Bereich des Halses und Kopfes können Schwindelzustände, passagere oder bleibende Lähmungen, flüchtige Sehstörungen im Sinne der Amaurosis fugax oder manchmal auch Hirnleistungsstörungen im Zusammenhang mit angestrengter Arm-Hand-Arbeit als Ausdruck eines Subclavian-steal-Syndroms hinweisen.

Aa. temporales: Sichtbar ist lediglich die Pulsation der A. temporalis vor dem Tragus am Ohr bis zur Schläfenregion, die bei der hier häufig lokalisierten Arteriitis temporalis (Horton-Krankheit) verstärkt geschlängelt und palpatorisch verhärtet zu erkennen ist. Diese Erkrankung geht regelhaft mit Kopfschmerzen einher und birgt die Gefahr der Erblindung. Deshalb ist die Palpation der Aa. temporales bei Patienten mit starken Kopfschmerzen wichtig. Wichtige diagnostische Zeichen sind vor allem die starken Schmerzen und die fast immer vorhandene starke Beschleunigung der BSG. Eine schmerzlose Verhärtung der A. temporalis ist ein leicht wahrnehmbarer Hinweis auf eine Sklerosierung des Gefäßes.

Aa. carotides: Die Palpation der Aa. carotides beidseits der Trachea und am Kieferwinkel erfolgt am besten von dorsal her mit locker aufgesetzten Fingerkuppen. Sie muss besonders bei älteren Menschen behutsam und darf nicht auf beiden Seiten gleichzeitig durchgeführt werden wegen der Möglichkeit, durch Druck im Bereich des Karotissinus einen Herzfrequenz- und Blutdruckabfall bis zum kurzfristigen Kreislaufstillstand auszulösen. Auch können durch den Druck über der A. carotis arteriosklerotische Plaques gelöst und als Embolien verschleppt werden.

> **!** Die Palpation der Karotiden darf nicht gleichzeitig beidseits durchgeführt werden, weil die Gefahr eines Kreislaufstillstandes bei Herzfrequenz- und Blutdruckabfall besteht.

Die Karotispalpation ist diagnostisch wenig aufschlussreich im Hinblick auf Gefäßerkrankungen. Pulsabschwächungen sind auch im Seitenvergleich nicht aussagekräftig. Ein vollständiger Pulsausfall wird lediglich bei dem relativ seltenen Verschluss der A. carotis communis beobachtet. Stenosen oder Verschlüsse der A. carotis interna sind palpatorisch fast nie auffällig. Selten verursacht eine Interna-Stenose ein tastbares Schwirren.

Informativer ist die **Auskultation über den Aa. carotides communes** bis über deren Gabelung hinauf zum Kieferwinkel und über den **Aa. vertebrales** zwischen Proc. mastoideus und der oberen Halswirbelsäule. Geräusche über der A. carotis sind vieldeutig. So werden die durch eine Aortenklappenstenose verursachten Strömungsturbulenzen meist fortgeleitet zu den Karotiden, ebenso das Systolikum infolge des großen Schlagvolumens bei Aortenklappeninsuffizienz. Auch kommen funktionelle Geräusche bei Schlagvolumensteigerungen anderer Ursache vor. Bei Kindern (<5 Jahren in >50%) und Jugendlichen sind Strömungsgeräusche über den aortennahen Halsgefäßen häufig (<20 Jahre in ca. 10% der Untersuchten).

Zur Unterscheidung von „Strumaschwirren" (s. S. 45) von einem genuinen Gefäßgeräusch der A. carotis communis beachte man die Lokalisation: Gefäßgeräusche sind nur über der Karotis zu hören, also weiter lateral als das Strumaschwirren. Außerdem ist der Klangcharakter anders. Das Karotisgeräusch klingt kürzer und rau, ähnlich wie ein Systolikum bei Aortenstenosen, das Strumaschwirren dagegen wie ein kontinuierliches höherfrequentes, „sausendes" Geräusch.

Stenosen der Halsgefäße verraten sich durch scharfe, gegenüber der kardialen Systole leicht verspätete Geräusche. Je höhergradig eine Stenose ist, desto länger dauert das Geräusch. Es wird höherfrequent und kann sich in die Diastole hinziehen. Ist der Fluss fast vollständig gedrosselt, so verschwindet es jedoch gänzlich. Ein umschrieben über der A. carotis neben dem oder kurz oberhalb des Schildknorpels hörbares Systolikum kann auf eine Stenose im Bereich der Gabelung der A. carotis hinweisen.

A. subclavia: Hochgradige Stenosen oder Verschlüsse der A. subclavia (**Abb. 9.2**) können anhand seitendifferenter Blutdruckwerte erkannt werden. Strömungsgeräusche, die infra- oder auch supraklavikulär auftreten, können ebenso wie ein pathologischer Pulstastbefund am Arm einen weiteren Hinweis geben. Liegen zusätzlich Symptome einer eingeschränkten Durchblutung im Stromgebiet der A. vertebralis und basilaris vor, so muss eine Stenose des Truncus brachiocephalicus rechts bzw. der A. subclavia links angenommen werden. Dann wird die Armschlagader von der gleichen oder der Gegenseite her über den Hirnbasiskreislauf (Circulus Willisii) und die retrograd durchströmte Vertebralarterie versorgt (Subklavia-Anzapf- oder Subclavian-steal-Phänomen). Die Strömungsumkehr kann auch ohne klinische Symptome auftreten.

Ein weiteres Gefäßgeräusch ist das **Maschinengeräusch.** Es ist ein systolisch-diastolisches kontinuierliches Geräusch, das als Ausdruck einer arterio-venösen Fistel nach Fehlpunktion der V. jugularis oder an der Schädelbasis bei duralen AV-Fisteln vorkommt (subjektiv werden von den Patienten dann pulssynchrone Ohrgeräusche angegeben) (vgl. S. 190).

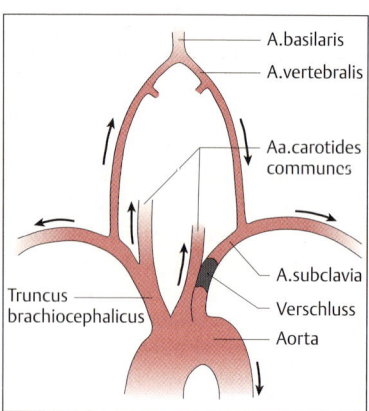

Abb. 9.2 Subclavia-Stenose mit Subclavian-steal-Umgehungskreislauf.

9.3.3 Armarterien

Armarterienverschlüsse, d. h. der Aa. subclaviae, axillares, brachiales, radiales oder ulnares, sind meist **akut embolisch** bedingt. An der A. subclavia und A. axillaris tritt der embolische Verschluss hinter der akuten arteriellen Thrombose im Rahmen eines Schultergürtel-Syndroms zurück. Als Ursachen eines akuten Verschlusses der A. axillaris oder A. brachialis kommen Embolien aus dem linken Herzen (Vorhofflimmern, Mitralstenose, Endokarditis) oder aus der proximalen Aorta, aus Aneurysmata des Truncus brachiocephalicus oder der A. subclavia, oder nach Katheterisierung über die A. brachialis infrage. Typische Symptome sind u. a. Schmerz, Blässe, Parästhesien, Kältegefühl der Hand, typischer Untersuchungsbefund der Pulsausfall an A. radialis und ulnaris sowie die blasse, kühle Haut.

Die chronische arterielle Verschlusskrankheit betrifft dagegen in weniger als 10 % der Fälle auch die Armarterien, fast immer sind die Becken- und Beingefäße betroffen (s. S. 185 ff). Eine Dyspraxie, eine rasche Ermüdbarkeit des Armes oder der Hand bei angestrengter Hand- bzw. Armarbeit ist ein häufiges Symptom eines Armarterienverschlusses, entsprechend der Claudicatio intermittens (s. S. 187). Inspektorisch ist gelegentlich die verstärkte Schlängelung, palpatorisch die Verhärtung arteriosklerotischer Brachial- oder Radialarterien zu erkennen. Die Palpation erfolgt seitenvergleichend im Sulcus brachialis am Oberarm (A. brachialis) und volarseitig am Handgelenk (A. radialis et ulnaris).

Ein niedriger peripherer Kreislaufwiderstand und eine erhöhte Puls-(Blutdruck-)Amplitude lassen sich oft an den verstärkt pulsierenden Fingerarterien und am Nagelfalzkapillarpuls erkennen (Quincke-Zeichen, z. B. bei Aortenklappeninsuffizienz, s. S. 143).

Als seltenes Krankheitsbild ruft das **Aortenbogensyndrom** Pulslosigkeit hervor. Als Ursachen kommen arteriosklerotische oder entzündliche Gefäßverschlüsse infrage. Typisch ist die Hypotonie an den oberen Extremitäten bei Hypertonie in den unteren Körperabschnitten („umgekehrte Aortenisthmusstenose"), bei der die an den Beinen gemessenen Werte um > 30 mmHg über dem am Oberarm vielleicht noch messbaren Blutdruck liegen. Dieses Krankheitsbild verursacht auch eine Minderdurchblutung im Bereich des Kopfes und führt zu Gleichgewichtsstörungen, Schwindel, Linsentrübung und neurologischen Ausfallerscheinungen. Die erstmals von dem japanischen Augenarzt Takayasu beschriebene entzündliche Form des Aortenbogensyndroms (pulseless disease, Takayasu- Arteriitis[41]) tritt relativ häufig bei jungen Frauen auf und zeichnet sich durch allmähliche Progredienz aus. Im späteren Verlauf kommt es unter Umständen zu Erblindung, Taubheit und Halbseitenlähmung. Außer der Hypotonie an den Armen sind Geräusche in der Halsregion (Stenosen der A. carotis) und in der Supraklaviculargrube (A. subclavia) diagnostisch führend. Hinzu kommt eine starke Beschleunigung der Blutsenkungsgeschwindigkeit. Bei der abdominalen Form entwickeln sich Aortenaneurysmen sowie Nieren- und Abdominalgefäßstenosen und -verschlüsse.

9.3.4 Beinarterien

■ Akuter Arterienverschluss

Durchblutungsstörungen an den Beinen sind seltener als an den Armen durch akute Gefäßverschlüsse verursacht. Ein akuter Arterienverschluss durch Embolie oder eine akute arterielle Thrombose löst plötzlich sehr heftige Schmerzen aus, verbunden mit Kälte- und Taubheitsgefühl und einer raschen Abblassung der betroffenen Extremität. Hält die Zirkulationsunterbrechung an, kommt es zur Marmorierung der Haut, schließlich zu Lähmungserscheinungen und zur Gangrän. Mit den **„6 P"** wird die Symptomatik des akuten Arterienverschlusses gut erfasst. (nach Pratt 1954):

- pain (peinigender Schmerz)
- paleness, palor (Blässe)
- paresthesia (Parästhesie, Missempfindungen)
- pulselessness (Pulslosigkeit)
- paralysis (Parese, Bewegungsunfähigkeit)
- prostration (protrahierter Schock)

---

[41] Mikito Takayasu (1860–1938), japanischer Augenarzt

> ❗ Die Beschwerden sind bei embolischem Verschluss einer vorher normalen Arterie meist heftiger, während die endgültige thrombotische Verlegung eines chronischen arteriosklerotischen Gefäßes geringere Schmerzen verursacht, da sich bereits eine partielle Kollateralversorgung distal des Verschlusses entwickelt hat.

Für die Beurteilung der Durchblutung ist auch die Feststellung von **Temperaturunterschieden** gegenüber der normal durchbluteten Umgebung oder der anderen Extremität von großer Bedeutung. Zu achten ist auf den sog. Haut-„**Temperatursprung**" einer durchblutungsgestörten Extremität von proximal nach distal.

Die Lokalisation des arteriellen Verschlusses ist einigermaßen zuverlässig durch die unmittelbare Untersuchung möglich (**Tab. 9.5**). Die **Tab. 9.6** (in Anlehnung an Rudofsky [1988] bzw. Nobbe [1979] fasst unmittelbar zu erhebende Befunde zur Differenzierung des akuten Arterienverschlusses gegenüber der akuten Venenthrombose zusammen (Zeichen der akuten Venenthrombose → s. S. 194 ff).

9

■ Arterielle Verschlusskrankheit

Allmählich sich entwickelnde Durchblutungsstörungen infolge einer **arteriellen Verschlusskrankheit (AVK) der Becken- und Beingefäße**, der bei weitem häufigsten Lokalisation der herzfernen Arteriosklerose, machen sich zuerst mit Schmerzen bei längerem Gehen bemerkbar. Mit fortschreitender Einengung der zuführenden Gefäße um mindestens 70 % des Gefäßquerschnitts wird die schmerzfrei tolerierte Gehstrecke immer kürzer. Schließlich treten Schmerzen schon in Ruhe, besonders bei Hochlagerung des betroffenen Beines auf. Später stellen sich Zeichen der definitiven Gewebsschädigung (Gangrän, Nekrose) ein. Zur Unterscheidung von venösen Ulzera ist Folgendes zu beachten: arteriell be-

Tab. 9.5 Befunde und Verschlusslokalisation bei pAVK an den Beinen

Schmerzlokalisation	Palpation	Verschlusslokalisation
Gesäß- und Oberschenkel Muskulatur	fehlender Puls in der Leistenbeuge und weiter distal	Verschluss in der Aorta oder der A. iliaca
Wadenmuskulatur	fehlender Puls in der Poplitea und weiter distal	A. femoralis oder poplitea
Fußsohle	fehlende Fußpulse (A. tibialis posterior und A. dorsalis pedis)	A. tibialis posterior (seltener A. tibialis anterior oder A. fibularis)

Tab. 9.6 Klinische Zeichen des akuten Arterienverschlusses und der akuten Venenthrombose

Beschwerden und klinischer Befund	akuter Arterienverschluss	akute Venenthrombose (s. S. 194 ff)
Schmerzen	akut, stark, Linderung bei Tieflagerung	mäßig bis stark, Linderung bei Hochlagerung
Hauttemperatur	kühl bis kalt	warm
Hautfarbe	blass, später marmoriert	leicht zyanotisch
Ödembildung	Ø	vorhanden
Pulse	aufgehoben	tastbar, ggf. durch Ödem abgeschwächt
Hautvenen	kollabiert	gestaut
Para- oder Hypästhesien	++	Ø

dingte Ulzera sind stets peripher, über den terminalen Gefäßprovinzen lokalisiert und schreiten allmählich nach proximal fort. Venöse Ulzera befinden sich dagegen eher an den distalen Unterschenkeln.

Das intermittierende Hinken oder **Claudicatio intermittens**, d. h. Schmerzen beim schnellen Gehen mit raschem Nachlassen in Ruhe („Schaufensterkrankheit") ist ein Analogon zur Belastungs-Angina-pectoris bei koronarer Herzkrankheit. Bei einem Verschluss der A. iliaca externa (Beckentyp) gibt der Patient die Claudicatio-Schmerzen im Bereich der Hüfte und im Oberschenkel an, bei Verschluss der A. femoralis superficialis (Oberschenkeltyp) als Wadenschmerz und bei Unterschenkelarterienverschluss im Bereich der Knöchel und des Fußes (Unterschenkeltyp).

Die Intensität der Schmerzen ist typischerweise parallel zur Intensität der Arbeit, d. h. bei schnellem Laufen treten die Schmerzen früher auf als bei langsamem Gehen. Im fortgeschrittenen Stadium der Erkrankung treten auch in Ruhe Schmerzen auf. Hier fällt vor allem die Abhängigkeit der Intensität der Schmerzen von der Lage der Extremitäten auf. Nach **Fontaine**[42] werden vier **klinische Schweregrade** der Durchblutungsstörungen unterschieden:

- **Stadium 1:** Beschwerdefreiheit trotz nachweislicher Zeichen einer stenosierenden Gefäßkrankheit (Tast- oder Auskultationsbefund)
- **Stadium 2:** Belastungsschmerz, Claudicatio intermittens (intermittierendes Hinken)
  - **Stadium 2 A:** beschwerdefreie Gehstrecke > 200 m in der Ebene
  - **Stadium 2 B:** beschwerdefreie Gehstrecke < 200 m in der Ebene

---

[42] René Fontaine (1899–1979), Chirurg in Paris

- **Stadium 3:** Ruheschmerz bei Horizontallage der betroffenen Extremität meist im Bereich des Vorfußes, oft als nächtlicher Ruheschmerz beginnend, mit Besserung nach Fußtieflagerung
- **Stadium 4:** Gewebsuntergang, Nekrosen, Gangrän

Die **Inspektion** gibt wichtige Hinweise für die mangelhafte Durchblutung eines Gefäßgebiets. Die Haut sieht über dem betroffenen Areal meistens bläulich und blass aus, bei längerer Minderdurchblutung kommt es zu **trophischen Veränderungen** der Haut, der Nägel und der Behaarung (lokale Hautatrophie mit lokalem Haarausfall, oft nur einseitig z.B. an einem Unterschenkel).

Für die Diagnostik der AVK an den Beinen ist nach der Inspektion vor allem die Untersuchung der Gefäßpulsationen wichtig. Man beginnt mit der **vergleichenden Palpation** der Femoralarterien unmittelbar unter dem Leistenband. Die A. poplitea ist schwer zugänglich. Man erreicht sie nur bei völliger Entspannung der Muskulatur und oft nur bei leichtem Anwinkeln im Kniegelenk. Am Fußrücken sucht man die A. dorsalis pedis auf, die in der Regel im ersten Intertarsalraum zu tasten ist. In ca. 20 % der Fälle gibt es Varianten des Gefäßverlaufs (**Abb. 9.3**). Die A. tibialis posterior oder deren Äste sind öfter dicht unterhalb des Malleolus medialis fühlbar. Am lateralen Knöchel findet man Pulsationen in der Regel nicht, da hier nur kleinere Arterien verlaufen.

Eine durch Stauung, Entzündung oder Gewebshypoxie bedingte Ödemeinlagerung erschwert die Gefäßpalpation.

Mit der allmählichen arteriosklerotischen Gefäßeinengung um > 50 % des Lumens kommt es zur Abschwächung der Gefäßpulsationen im Vergleich zur Gegenseite. Die Pulsqualitäten – pulsus durus, pulsus mollis, pulsus magnus, pulsus parvus – werden nur selten zur Beurteilung der peripheren Durchblutung mit herangezogen. Sie sind auch nur im Seitenvergleich aufschlussreich.

Aufgrund des Palpationsbefundes lassen sich bei der AVK verschiedene Typen der **Verschlusslokalisation** (nach Ratschow) unterscheiden (**Abb. 9.4**):

- Schultergürteltyp
- Beckentyp: Der Puls in der Leistenbeuge und weiter peripher ist nicht tastbar, es sei denn eine Stenose oder ein Verschluss der A. iliaca externa wird durch Kollateralen mit Anschluss an die A. femoralis communis umgangen.

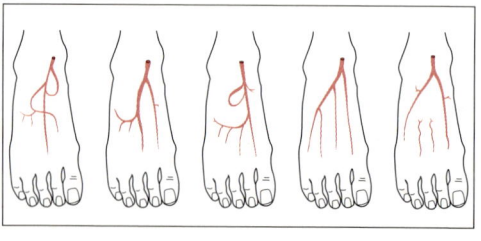

Abb. 9.3 Verlaufsvarianten der Arterien des Fußrückens (nach Corning).

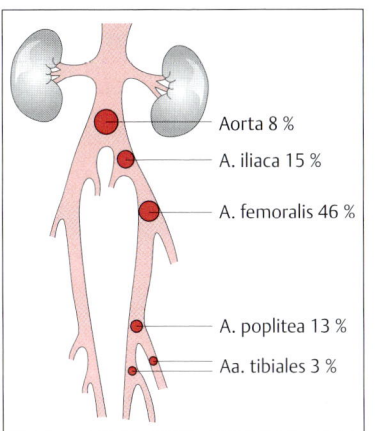

Abb. 9.4 Verschlusslokalisationen der arteriellen Versorgung der Beine.

Aorta 8 %

A. iliaca 15 %

A. femoralis 46 %

A. poplitea 13 %

Aa. tibiales 3 %

- Oberschenkeltyp: Puls femoral tastbar, jedoch nicht in der Kniekehle.
- peripherer Typ (Unterschenkeltyp): A. poplitea ist noch tastbar, die Fußpulse nicht mehr.

Bei der Qualitätsbeurteilung des Pulses muss berücksichtigt werden, dass die periphere Durchblutung auch durch eine ausgeprägte Hypotonie oder einen Kreislaufkollaps beeinträchtigt werden kann, der sich durch Hautblässe, kalten Schweiß und haloniertes Aussehen zeigt. Beim Kollaps finden wir den pulsus parvus et mollis, den fadenförmigen Puls.

Die **Auskultation der peripheren Gefäße** liefert wichtige Informationen über Veränderungen an den großen Arterien. Für die Diagnostik der AVK sind die **Sklerose- oder Stenosegeräusche** über der A. femoralis communis und A. superficialis in der Leistenbeuge, über der A. femoralis superficialis am Eingang in den Adduktorenkanal oder über der A. poplitea in der Kniekehle aufschlussreich. Sie entstehen in den Gefäßen, wenn deren Lumen durch arteriosklerotische oder entzündliche Prozesse eingeengt ist und die laminare Blutströmung in Turbulenzen „umschlägt" (**Abb. 9.5**). Geräuschcharakter, -frequenz und -intensität werden durch die Strömungsgeschwindigkeit, die Viskosität des Blutes und die Schwingungsfähigkeit der Gefäßwand bestimmt. Obgleich bei jungen gesunden Individuen nach Kniebeugen fast regelmäßig Strömungsgeräusche für die Dauer einiger Pulsschläge an den Aa. iliacae auftreten, weisen Gefäßgeräusche, die schon in der Ruhe bestehen, mit hoher Wahrscheinlichkeit auf eine Gefäßerkrankung hin. Strömungsgeräusche über den Gefäßen können den Beschwerden einer Durchblutungsstörung jahrelang vorausgehen.

9

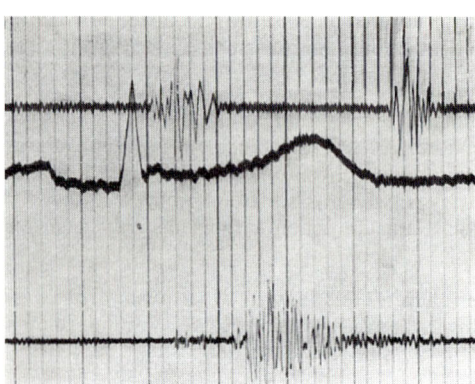

Abb. 9.5 Aortengeräusch bei generalisierter Gefäßsklerose. oben: Herzschall über der Mitte des Sternums, Mitte: EKG-Abltg. II, unten: Schallkurve über der Bauchaorta

> **!** Bei der Gefäßauskultation darf mit dem aufgesetzten Stethoskop kein zu starker Druck ausgeübt werden, damit nicht Kompressionsgeräusche durch zu festen Stethoskopdruck entstehen.

■ Arteriovenöse Fisteln

Arteriovenöse Fisteln an den Extremitäten machen sich manchmal den Patienten schon durch ihr Schwirren bemerkbar. Auskultatorisch zeichnen sie sich durch ein kontinuierliches Crescendo-Decrescendo-Geräusch (Maschinengeräusch) aus. Wird die Fistel komprimiert, die arteriovenöse Kurzschlussdurchblutung also unterbrochen, so kommt es typischerweise zu einem deutlichen Abfall der Herzfrequenz und einem Anstieg des Blutdrucks (Nicoladoni[43]-Branham-Zeichen). Nach Punktionen von Gefäßen in der Leistenbeuge können arterio-venöse Fisteln entstehen, die sich durch kontinuierliche Geräusche bemerkbar machen. Geräusche infolge eines postpunktionellen Aneurysma spurium sind hingegen nur systolisch. Bei Dialyse-Patienten ist an den Armen ein systolisch-diastolisches Geräusch über einem Cimino-Shunt zu hören. Ein Cimino-Shunt ist eine operativ geschaffene direkte Verbindung einer Arterie (meist A. radialis) und einer daneben oder in der Nähe liegenden Vene (meist V. cephalica oder V. cubiti media).

---

[43] Carl Nicoladoni (1847–1902), Chirurg in Innsbruck

9.3.5 Funktionsprüfungen zur Beurteilung arterieller Durchblutungsstörungen

■ Gehtest

Der funktionelle Schweregrad arterieller Durchblutungsstörungen lässt sich oft durch einfache Verfahren für klinische Zwecke gut abschätzen. Bei Durchblutungsstörungen der Beine ist der **Gehtest** die einfachste Methode. Eine Claudicatio intermittens lässt sich damit leicht ermitteln und semiquantitativ erfassen. Zur Durchführung wird ein Metronom benötigt, das dem Patienten das Schritttempo von 120/min = 1 Doppelschritt/s beim Gang auf ebener Unterfläche diktiert. Der Patient soll bis zum Auftreten von Schmerzen, bedingt durch die muskuläre Mangeldurchblutung, gehen; das erlaubt die Bestimmung der schmerzfreien Claudicatio-Gehstrecke und -Gehzeit. Gehstrecken von über 200 m (Fontaine-Stadium 2 A) weisen auf eine gute Kompensation der Durchblutungsstörung, weniger als 200 m (Stadium 2 B) auf eine unzureichende Kollateraldurchblutung hin.

■ Lagerungsversuch nach Ratschow

Eine einfache Funktionsprüfung der Beinarterien ist der **Lagerungsversuch nach Ratschow**[44]. Dabei hebt der auf der Untersuchungsliege oder im Bett liegende Patient (durch den Untersucher unterstützt) seine Beine senkrecht in die Höhe und führt dann rollende Fußbewegungen 1 × pro Sekunde, verbunden mit Streckung und Beugung in den Sprunggelenken, über 2 bis 5 Minuten durch. Bei unzureichender Durchblutung blassen dabei die Füße ab, es kommt zu vorzeitiger Ermüdung, evtl. zu ischämisch bedingten Schmerzen. Dann lässt man den Patienten sich auf die Bettkante setzen und die Beine herunterhängen oder auf den Boden aufstellen. Danach bestimmt man die Zeit, die bis zum Einfließen des Blutes, der Entwicklung der reaktiven Hyperämie nach der belastungs- und lage-induzierten Blutleere vergeht. Auch ist die Zeit bis zur Wiederauffüllung der Venen am Fußrücken zu erfassen. Als Grenzwert der **Hyperämiezeit** gelten 30 Sekunden, die normale **Venenfüllungszeit** ist nur 5 bis 10 Sekunden länger. Wieder werden nicht nur die absoluten Zeitwerte, sondern besonders **Seitenunterschiede** im Sinne signifikanter Gefäßeinengungen bewertet.

Der **Ratschow-Test** ist für die Frühdiagnostik der AVK nicht geeignet. Ein positives Ergebnis kann gelegentlich auch bei Patienten beobachtet werden, die noch keine Claudicatio intermittens haben, meist aber weist es auf bereits relevante Stenosen hin.

Auch **an den Armen** lässt sich eine analoge Funktionsprüfung durchführen. Der sitzende Patient hält beide Arme senkrecht in die Höhe und schließt und

---

[44] Max Ratschow (1904–1963), deutscher Internist

öffnet 5- bis 10-mal die Fäuste. Durch Gefäßkompression im Bereich der Handgelenke durch den Untersucher kann die arterielle Durchblutung noch gedrosselt werde. Anschließend lässt der Patient die Arme herabhängen. Hier sind weniger die Zeitwerte als Seitendifferenzen der Hautfärbung an den Innenflächen der nicht überstreckten Finger und der Venenfüllung am Handrücken aufschlussreich.

■ Allen-Test

Zur Lokalisationsdiagnostik von **A.-radialis-** und **A.-ulnaris-Verschlüssen** distal der Palpationsstelle am Handgelenk wird der **Allen**[45]**-Test** angewandt. Der Untersucher komprimiert beim sitzenden Patienten die A. radialis oder die A. ulnaris und lässt ihn 5 bis 10 Faustschlüsse bei erhobenen Armen ausführen. Bei Verschlüssen der A. radialis oder A. ulnaris vor Eintritt in den Hohlhandbogen oder bei Verschluss eines Hohlhandbogens tritt eine starke diffuse (nicht nur fleckige) Abblassung der Handinnenfläche auf, die erst nach Beenden der Radialis- bzw. Ulnariskompression wieder verschwindet. Auch ist die Hyperämiezeit an der wieder herabhängenden Hand (bei anhaltender Gefäßkompression) verzögert gegenüber der gesunden Seite.

■ Kaltwasserbad bei Raynaud-Syndrom

Funktionelle Angiospasmen bei Raynaud[46]-Phänomen können im Kaltwasserbad (15 °C) der Hände oder Füße ausgelöst werden. Es kommt dabei zur Abblassung der geprüften Extremität, es folgt die Zyanose und nach Lösung des Angiospasmus die reaktive Hyperämie: Blässe – Zyanose – Rötung, das sog. **Tricolore-Zeichen.**

9.4   Untersuchung des venösen Systems

Entzündliche Prozesse oberflächlicher Venen (Phlebitis) führen generell nicht nur rasch zur lokalen Gerinnselbildung (Thrombophlebitis), sondern greifen stets mehr oder weniger auf den perivaskulären Raum über. Infolgedessen nimmt die Konsistenz des umliegenden Gewebes zu. Der Turgor des infiltrierten Gewebes wird durch das Ausmaß der Extravasation mitbestimmt; ein lokales Ödem entsteht. Der Gewebsdruck komprimiert ggf. die Gefäße, sodass es distal zur Blutabflussstörung kommen kann. Damit wird ein Teufelskreis von Stauung (Stase), Gerinnselbildung und Extravasation in Gang gesetzt. Der ursprünglich vielleicht eng begrenzte Prozess kann zur ausgedehnten Phlebothrombose führen. Das gespannte Gewebe ist zunehmend druckschmerzhaft. Lässt die Inspektion die ent-

---

[45] Dudley Peter Allen (1852–1915), amerikanischer Arzt
[46] A.G. Maurice Raynaud (1834–1881), Internist in Paris

zündliche Rötung erkennen, so werden mit der behutsamen Palpation die lokale Druckschmerzhaftigkeit und die Gewebsdruckveränderungen erfasst.

9.4.1 Venenerkrankungen im Zustromgebiet zur V. cava superior

Die Untersuchung der Venen im Halsbereich wurde auf Seite 48 ff dargestellt. Dort wurde vor allem auf die diagnostische Information über rechts-kardiale Funktionsstörungen und auf Behinderungen des venösen Einstroms zur oberen Hohlvene eingegangen. Hier nun soll die Untersuchung bei primären Venenerkrankungen besprochen werden (wegen funktioneller und dispositioneller Unterschiede in unterschiedlicher Systematik für Venenerkrankungen im Zuflussgebiet der oberen und der unteren Hohlvene).

Vorwiegende Risikofaktoren sind hier venöse Strömungsbehinderungen im Schultergürtelbereich (thoracic outlet syndrome), wiederholte Traumatisierungen der Venenwände (z. B. Zerrungen, Distorsionen der Arme, Status nach zahlreichen Venenpunktionen), komprimierende Tumoren, Kallusbildung der benachbarten Knochen oder eine Hyperkoagulabilität (z. B. Polyzythämie, Tumorleiden, Thrombophilie oder thrombogene Medikamente wie orale Antikonzeptiva, besonders in Kombination mit Zigarettenrauchen).

An den Armen sind Thrombosen der Venen (Phlebothrombosen) selten. Gelegentlich beobachtet man bei jüngeren Patienten eine sich rasch entwickelnde Schwellung eines Armes und der Schulter durch eine akute Thrombose der V. subclavia und V. axillaris (**Paget-von-Schroetter[47]-Syndrom**), oftmals durch ein Schultergürtel-Kompressions- oder Skalenus-Syndrom begünstigt (s. S. 43). **Oberflächliche Thrombophlebitiden** zeichnen sich auch an den Armvenen durch Rötung, Schwellung, Verhärtung und Schmerzen im Venenverlauf aus.

Allmähliche thrombosierende Venenerkrankungen im Zustrom zur V. cava superior werden begünstigt durch Schultergürtelkompression und oft ausgelöst durch angestrengte Armarbeit. Die Patienten klagen über Schwellung des Arms, Schweregefühl und Belastungsschmerz. Typische Befunde sind mäßige Zyanose des Armes, Druckschmerz über den Venen supra- und infraklavikulär, axillär und am Oberarm entlang dem medialen Bizepsrand. Auch eine verstärkte Venenzeichnung bzw. -schlängelung im Schultergürtelbereich und an der vorderen Brustwand durch die Kollateralentwicklung ist möglich.

Thrombosen der V. cava superior infolge von komprimierenden Prozessen im oberen Mediastinum oder von Venenläsionen (Status nach zahlreichen Punktionen) führen zur Bildung von Kollateralen vom Subclavia-Bereich zu Hautvenen am Bauch mit Abfluss in das Vena-cava-inferior-Einzugsgebiet. Die Umkehr des Blutflusses ist hier durch Ausstreichen der Venen nach kranial und kaudal

[47] Sir James Paget (1814–1899), englischer Chirurg; Leopold Ritter von Schroetter-Kristelli (1837–1908), Arzt in Wien

nachweisbar. Die ödematöse und stauungsbedingte Schwellung der Halsregion ist bei Thrombose oft sehr stark ausgeprägt (**Stokes-Kragen**). Sie breitet sich häufig auf Gesicht und Arme aus.

9.4.2 Venenerkrankungen im Zustromgebiet zur V. cava inferior

Zur Diagnostik und Beurteilung der Erkrankungen des venösen Systems an den Beinen ist die Kenntnis von dessen komplexerer Anatomie und Funktion erforderlich. Diesbezüglich sei auf entsprechende Lehrbücher verwiesen.

Das Venensystem zieht sich von den Füßen bis zur Leistenbeuge hin als oberflächlich (epifaszial) gelegenes und tiefes, intra- und intermuskuläres System. Die **tiefen Leitvenen** verlaufen gemeinsam mit den gleichnamigen Arterien. Sehr zahlreiche **Perforansvenen** verbinden das oberflächliche mit dem tiefen Leitvenensystem. Der Blutfluss wird normalerweise durch Venenklappen unidirektional von den oberflächlichen zu den tiefen Venen und von distal nach proximal, d. h. zentripetal zum Herzen hin geleitet. Je weiter distal eine Beinvene, desto zahlreicher sind die bikuspiden Venenklappen. So tragen die Vv. tibiales posteriores je ca. 20 Klappen, die V. femoralis nur 1–2 Klappen, V. iliaca communis und V. cava inferior sind klappenfrei. Durch die große kapazitive Funktion bieten die Venen ein reiches Blutreservoir, das extrathorakal ca. 50–60 % des gesamten Blutvolumens enthält (das arterielle System nur ca. 15 %). Die Muskel-Faszien-Pumpe bei der Beinarbeit, der extravasale Gewebsdruck und der hydrostatische Druck regeln neben dem Venentonus den **venösen Rückfluss.**

Die dominierende oberflächliche Vene, die **V. saphena magna**, verläuft von der medialen Fußseite bis zum Hiatus saphenus am medialen Oberschenkel zur Einmündung in die V. femoralis. Kurz vor der Einmündung nimmt sie die Venen des „Venensterns" auf: V. pudenda vom Skrotum bzw. den Labien, V. epigastrica superficialis vom Hautbereich oberhalb des Leistenbandes und V. circumflexa ilium superficialis aus dem Bereich der Crista iliaca anterior. Zwei variable Vv. saphenae accessoriae mediales et laterales nehmen Blut vom medialen bzw. lateralen Oberschenkel auf. Die vom lateralen Fußrand hinter dem Außenknöchel zur Rückseite des Unterschenkels aufsteigende V. saphena parva mündet in der Kniekehle in das tiefe Venensystem (V. poplitea).

▬ Akute Erkrankungen der Beinvenen

Bei der **akuten Venenthrombose** im Bereich von V. cava inferior, Becken und Oberschenkel erscheint die Haut des betroffenen Beines wächsern-blass. Die hochgradige venöse Abflussstörung bewirkt eine starke Ödematisierung der Extremität (bei der V.-cava-inferior-Thrombose sind beide Beine betroffen), die sehr schmerzhaft wird (Phlegmasia alba dolens). Der akute, massive Verschluss großer Leitvenen der Oberschenkel äußert sich in sehr heftigen, reißenden Schmerzen, einer tiefen Zyanose, einer raschen Ödembildung mit starker Schwellung der Beine und später in einer feuchten Gangrän durch arteriellen Verschluss infolge Kompression (Phlegmasia coerulea dolens).

Die **akute tiefe Beinvenenthrombose** bietet selten Anlass zur Verwechslung mit einer akuten arteriellen Zirkulationsstörung (**Tab.9.7**, vgl. **Tab.9.6**). Bei der **chronischen Beckenvenen-Thrombose** entwickeln sich Kollateralen von den Becken- und Femoralvenen zu Venen der Bauch- und vorderen Brustwand mit Abfluss über die Vena cava superior. Im Vordergrund des klinischen Bildes steht die starke Schwellung der Beine und Leistenbeugen.

Eine akute, meist oberflächliche **Thrombo-** oder **Varikophlebitis**, d.h. eine primäre Venenwandentzündung mit sekundärer Thrombose, zeigt sich mit umschriebener Schwellung, Rötung und Druckschmerzhaftigkeit im betroffenen Venenverlauf. Eine bräunliche Pigmentierung und eine Verhärtung der Venen weisen auf zurückliegende Entzündungen hin. Die Gefahr besteht vor allem in einer Progredienz der Thrombosierung in das tiefe Venensystem mit zunehmender venöser Abflussbehinderung.

Eine **akute Phlebothrombose** betrifft weit häufiger die tiefen Leitvenen und entsteht primär infolge von Blutstase, Hyperkoagulabilität und Endothelschädigung (**Virchow**[48]**-Trias**). Der zunächst lockere Sitz des Gerinnsels auf der Venenwand birgt die Gefahr der Embolie in die Lunge oder – als paradoxe Embolie – über eine Kurzschlussverbindung zwischen den Herzvorhöfen in das arterielle System. Daneben besteht das Risiko der aszendierenden Thrombosierung an den

9

Tab.9.7 Tiefe Beinvenenthrombose und akuter arterieller Verschluss

	Beinvenenthrombose	Arterienverschluss (s. S. 185 ff)
Vorgeschichte	Immobilisation (Krankenlager, lange Bus- oder Flugreisen)	Vorhofflimmern, Endokarditis, AVK
Beschwerden	Schmerzen (geringer bei Hochlagerung)	Schmerzen (geringer bei Tieflagerung)
Haut	Temperatur normal oder leicht erhöht, evtl. diffuse Zyanose	kalt und blass, gelegentlich fleckige Zyanose
Gefäßpulse	tastbar	distal meist nicht tastbar
Venen	gestaut, oft vorbestehende Varikosis	leer
Tastbefund	Druckschmerz (spez. Schmerzpunkte wie Payr, Meyer, Homans-Zeichen)	unauffällig

[48] Rudolf Virchow (1821–1902), Pathologe in Berlin und Würzburg

Beinvenen mit konsekutiver chronischer Schädigung im Sinne einer chronischen venösen Insuffizienz.

Bei der **Inspektion** kann das betroffene Bein unauffällig erscheinen, ist aber häufiger geschwollen, wächsern und zyanotisch und vor allem im Wadenbereich sehr druckschmerzhaft. Folgende klinische Zeichen können darüberhinaus für eine akute Beinvenenthrombose sprechen:

- Zyanotische Verfärbung des ganzen Beines (Verdachtsdiagnose: Beckenvenenthrombose) oder des Unterschenkels (Thrombose der V. poplitea oder der Vv. tibiales).
- Infolge der Ödembildung verstrichene Konturen der Malleolar-, Tibia- und Poplitearegion, gelegentlich bis in die Inguinalregion hineinreichend.
- Umfangsvermehrung des betroffenen Beines > 1 cm im Vergleich zur Gegenseite auf vergleichbarer Höhe (Knöchel, Wade, Knieregion, Oberschenkel).
- Verstärkte oberflächliche Kollateralvenen.
- Gespannte und glänzende Haut bei ausgedehnter tiefer Leitvenenthrombose.

Bei Unterschenkelthrombosen lassen sich häufig **Druckschmerzen** an der medialen Fußsohle (**Payr-Druckpunkt**) und an der medialen Tibiafläche (**Meyer-Druckpunkt**) auslösen, während Druckschmerzen am M. gastrocnemius, über dem M. sartorius und über dem Einmündungsbereich der V. saphena magna in die V. femoralis unterhalb der Leistenbeuge seltener auslösbar sind.

Bei der tiefen Bein- und Beckenvenenthrombose sind der Spontan- und mehr noch der Druckschmerz in der Wadenmuskulatur, gelegentlich auch der Fußsohlen-, Fersen- oder der sog. inframalleoläre Kulissenschmerz wichtige Frühsymptome. Nach proximal ist auch über der V. poplitea, im Adduktorenkanal bis zur Leistenbeuge hin ein Druckschmerz auslösbar, auch ist dann oft die Fossa ovalis induriert und druckschmerzhaft. Oft lässt sich durch starke Dorsalflexion des Fußes ein Wadenschmerz auslösen (**Homans-Zeichen**).

Die Schmerzphänomene bei den tiefen Beinvenenthrombosen sind diagnostisch etwas verlässlicher und früher auslösbar (Treffsicherheit jedoch < 50 %) als die sichtbare Beinschwellung.

Eine symptomarme tiefe Venenthrombose ist oft mittels des **Lowenberg-Tests** zu erkennen. Seitenvergleichend wird an beiden Unterschenkeln eine Blutdruckmanschette bis zur Auslösung von Wadenschmerzen aufgeblasen. Dabei werden am gesunden Bein deutlich höhere Drucke (bis 200 mmHg) als am Thrombosebein schmerzfrei ausgehalten. Durch Neuritiden, Hämatome oder entzündliche Prozesse im Kompressionsgebiet wird das Lowenberg-Zeichen fälschlicherweise positiv ausfallen, falsch-negative Befunde sind selten.

Abb. 9.6 zeigt typische Druckschmerzpunkte bei tiefer Beinvenenthrombose. Für eine genaue Lokalisationsdiagnostik stehen heute (Doppler-)Ultraschalluntersuchungen oder (an zweiter Stelle!) die Phlebographie mit Röntgen-Kontrastmittel zur Verfügung.

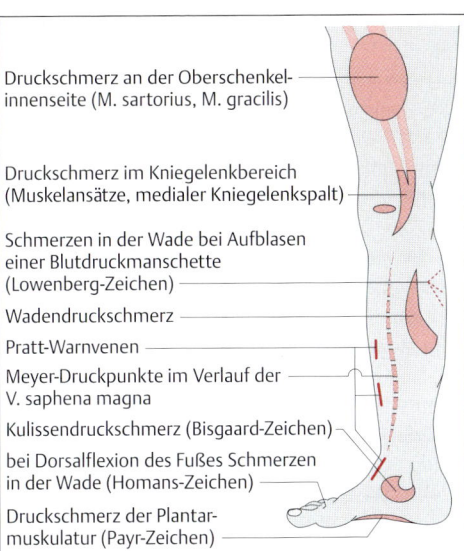

Abb. 9.6 Druckschmerz-punkte bei tiefer Beinvenen-thrombose.

Druckschmerz an der Oberschenkel-innenseite (M. sartorius, M. gracilis)

Druckschmerz im Kniegelenkbereich (Muskelansätze, medialer Kniegelenkspalt)

Schmerzen in der Wade bei Aufblasen einer Blutdruckmanschette (Lowenberg-Zeichen)

Wadendruckschmerz

Pratt-Warnvenen

Meyer-Druckpunkte im Verlauf der V. saphena magna

Kulissendruckschmerz (Bisgaard-Zeichen)

bei Dorsalflexion des Fußes Schmerzen in der Wade (Homans-Zeichen)

Druckschmerz der Plantar-muskulatur (Payr-Zeichen)

9

■ Chronische Erkrankungen der Beinvenen

Zu unterscheiden ist die **primäre Varikosis** durch primäre Venenwand-Struk-turschäden mit konstitutioneller Wandschwäche (bei Frauen weit häufiger als bei Männern) und hormonal bedingte venöse Compliancestörungen (z. B. in der Schwangerschaft) und die **sekundäre Varikosis** durch sekundäre, meist post-thrombotisch sich entwickelnde verstärkte Schlängelungen mit teilweise knoti-gen Aufweitungen (Ektasien, Aneurysmen) der Venen.

Venöse Endothelschäden können durch Traumata (z. B. Frakturen, Muskel-prellungen, -zerrungen, Hämatome, Distorsionen), benachbarte Entzündungen oder durch vorausgegangene Thrombosen entstehen. Eine Verlangsamung oder Aufhebung der Blutströmung (Stase) in erweiterten Venen mit zunehmenden Klappeninsuffizienzen oder bei angeborener Klappenagenesie und eine Hyper-koagulabilität begünstigen die Entstehung einer Thrombose. Durch Behinderung der Blutströmung kommt es wiederum zu einer Verstärkung der pathogeneti-schen Blutstase, der Venendilatation und der Endothelschädigung.

Formen der Venenerweiterungen und Varizen der Beinvenen:

- **Stammvarikosis** der V. saphena magna und selten der V. saphena parva mit Venenkonvoluten an der Innenseite von Unter- und Oberschenkel bzw. an der Wade und der Dorsal- und Lateralseite des Unterschenkels.

- **Seitenast-Varikosis**: hierbei umfassen akzessorische Äste der V. saphena magna das Bein nach ventral bzw. dorsal.
- **Retikuläre Varizen**, netzartige Erweiterungen (Venektasien), finden sich häufig in den Kniekehlen oder an der Außenseite des Ober- oder Unterschenkels.
- Intrakutane **Besenreiser-Varizen** bevorzugen die dorsale Oberschenkelregion oder – als Corona phlebectatica paraplantaris – die mediale Fußregion.
- **Perforans-Varizen** sind an kugelförmigen, bläulichen Hautvorwölbungen am Unterschenkel zu erkennen.
- **Varikosis der tiefen Beinvenen** (Vv. tibiales, poplitea und femoralis).

Die einzelnen Formen der Venenerweiterung können isoliert oder unterschiedlich miteinander kombiniert vorkommen.

Primäre Varizen der V. saphena magna oder parva sind besonders bei Frauen ein häufiger Befund. Dabei ist die V. saphena magna oft im Fett des Oberschenkels verborgen (al saphena = arabisch: die Verborgene). Sie kann Klappeninsuffizienzen aufweisen, die die Gefäßaufweitung verstärken und den Prozess der sichtbaren Unterschenkelvarikosis fördern. Umschriebene Venenerweiterungen, z.B. in der Unterbauch- oder Leistenregion oder im proximalen Unterschenkelbereich, weisen eher auf eine sekundäre Varikosis infolge thrombotischer Verlegung von Venen in der Tiefe hin, besonders dann, wenn sie auch im Liegen gefüllt sind. Bei venöser Stauung ist die Zyanose oft an den Akren am stärksten ausgeprägt. Nicht selten sieht man eine verstärkte Venolenzeichnung am Fußrand (Corona phlebectatica paraplantaris) und Besenreiservarizen am Ober- und Unterschenkel.

Wie akute Venenentzündungen mit Thrombosierungen chronische Gefäßschäden einleiten können, so können umgekehrt chronische Wandschäden zu „aufgepfropften" akuten Entzündungen führen:
- mit wechselnder Rötung und Schmerzhaftigkeit über kleinen subkutan gelegenen Venen (Phlebitis migrans)
- als gerötete, leicht erhabene, überwärmte und druckschmerzhafte Stränge oder konfluierende Flächen im Verlauf größerer Venen (Thrombo- mit Periphlebitis)
- an Varizen (Varikophlebitis).

Die **Haut** in der Region der Varizen ist häufig durch Ablagerungen von abgebautem Hämoglobin (Hämosiderin) **bräunlich pigmentiert** und kann durch Vernarbungen nach Venenentzündungen induriert sein. Sind nur oberflächliche Gefäße betroffen, kommt es allenfalls zu geringen Ödemen, da der venöse und der Lymphabfluss über zahlreiche Umgehungswege gewährleistet ist. Auch ist im Allgemeinen die Gehfähigkeit nicht behindert.

Häufig führen venöse Abflussstörungen früher oder später zu Arealen mit zirkulatorisch bedingter Hautatrophie (Atrophie blanche). Kleinste Traumen können dann schwer heilende Wunden initiieren, wobei derartige venöse Ulzera nie an den Zehen oder Füßen sondern an den distalen Unterschenkelpartien entstehen.

Jede venöse Thrombose hinterlässt die Prädisposition zu einem Rezidiv über der veränderten Endothelstrecke, begünstigt durch die Zerstörung der Venenklappen mit einer verstärkten Neigung zur Stauung. Ein solcher Zustand kann lange Zeit latent bleiben vor der Manifestation einer erneuten, eventuell fortschreitenden Thrombose. Das **postthrombotische Syndrom** bei chronisch venöser Insuffizienz zeichnet sich durch Veränderungen der Haut, durch Ödembildung und trophische Störungen mit der großen Gefahr von Ulzerationen im betroffenen Areal aus (**Tab. 9.8**). So hinterlässt die tiefe Beinvenenthrombose in etwa der Hälfte der Fälle einen sich über wechselnd lange Zeit hin (über 5 Jahre in 30 %) und in unterschiedlicher Ausprägung entwickelnden post-thrombotischen Symptomenkomplex (postthrombotisches Syndrom, PTS) mit einer chronischen venösen Insuffizienz (CVI).

Folgende **Schweregrade der CVI** werden unterschieden:
- **Grad 1:** Corona phlebectatica paraplantaris am medialen bis lateralen Fußrand (Frühzeichen!) und leichtes retromalleoläres Ödem.
- **Grad 2:** Ödem perimalleolär und prätibial, Verdickung und Verhärtung der Haut am distalen Unterschenkel, vorwiegend medial, manchmal mit diffuser entzündlicher Rötung (Stauungsdermatitis) oder Ekzem (trocken, schuppend, hyperkeratotisch, manchmal nässend), rotbraune Hyperpigmentierung (Hämosiderin) des Unterschenkels, weißlich-depigmentierte, atrophische Hautareale mit hyperämischem Randsaum, meist oberhalb der Knöchel.
- **Grad 3:** florides Unterschenkelulkus oder Ulkusnarbe.

Tab. 9.8 Chronische venöse Insuffizienz (CVI) und postthrombotisches Syndrom (PTS)

Inspektion	Befund
Hautfarbe	blass-zyanotisch, fleckige Pigmentierung durch Hämosiderin-Einlagerung (Purpura jaune d'ocre)
Hauttemperatur	normal
Konsistenz	teigig durch Ödemeinlagerung, subfasziale Stauung, später Dermatosklerose mit Induration, regional atrophisch (Atrophie blanche), Unterschenkel-Ekzem
Ödembildung	mäßig bis stark
Ulzerationen	häufig, meist nahe den Fußknöcheln; floride und vernarbte Stadien.
Venenzeichnung	meist verstärkt (medialer Fußrand und distaler Unterschenkel), häufig Varizenbildung.

Sind die genannten Zeichen der Phlebitis oder der Thrombose bereits **inspektorisch** zu erkennen, lässt die **Palpation** das Ödem des Unterhautgewebes erkennen. Bestimmte Druckschmerzpunkte (**Abb. 9.6**) können auf Thrombosen der tiefen Beinvenen hinweisen (s. S. 196).

   Ulzerationen an den Beinen können sehr unterschiedliche Ursachen haben:
- venöse Stauung sub- und epifaszial, bei insuffizienten Vv. perforantes et communicantes,
- arterielle Durchblutungsstörungen z. B. bei AVK, Diabetes mellitus, Hautinfarkten, Vaskulitiden,
- traumatisch,
- infektiös z. B. bei Pyodermie, Ekthyma,
- trophische Störungen bei Atrophie oder Narbenbildung, Neuropathie,
- selten hämatologische oder neoplastische Erkrankungen.

Die häufig mit Venenerkrankungen auftretenden **Ödeme** geben Anlass zu differenzialdiagnostischen Überlegungen bezüglich ihrer Ursachen (s. S. 19 ff).

9.4.3   Funktionsprüfungen der Beinvenen

Für die Therapie der chronischen Beinvenenerkrankungen ist es wichtig, sich ein Bild von der Durchgängigkeit der tiefen Venen und der Funktion der Venenklappen in den oberflächlichen und in den Verbindungsvenen zu machen.

Perthes-Versuch: Über die **Durchgängigkeit der tiefen Beinvenen** und über die **Funktion der Klappen der Vv. perforantes** zwischen den oberflächlichen und den tiefen Unterschenkelvenen gibt der Perthes[49]-Versuch Aufschluss. Dabei wird am stehenden Patienten mittels einer Staubinde am Ober- oder Unterschenkel der venöse Abfluss über die oberflächlichen Venen gestaut. Beim Herumlaufen entleeren sich die zunächst prall gefüllten Varizen über die Verbindungsvenen in die tiefen Venen. Geschieht dies nicht, so spricht der Befund für deren Verschluss. Füllen sich während der Belastung beim Perthes-Versuch die Varizen verstärkt, so lässt das auf eine Strömungsumkehr in den Perforansvenen und eine Abflussbehinderung in den tiefen Beinvenen schließen. Eine Verödung oder operative Entfernung der oberflächlichen Venen ist dann meist kontraindiziert.

Linton-Test: Bei pathologischem Perthes-Test kann der Befund im Linton-Test bestätigt werden: Am stehenden Patienten wird wieder der venöse Abfluss am Oberschenkel gestaut, dann legt sich der Patient hin und hebt das Bein. Sind die

---

[49] Georg Clemens Perthes (1869–1927), Chirurg in Tübingen

tiefen Venen durchgängig, so entleeren sich die Varizen distal der Stauung über die tiefen Venen. Sind sie es nicht, bleiben die Varizen prall gefüllt.

Trendelenburg-Test I: Wichtig ist der Nachweis von Klappeninsuffizienzen oder einer Insuffizienz der Vv. perforantes et communicantes zwischen oberflächlichem und tiefem System. Beim liegenden Patienten wird am hochgehaltenen Bein eine Staubinde am Oberschenkel angelegt, dann steht der Patient auf. Füllen sich dann innerhalb von 15 sec die Varizen distal der Stauung auf, so weist dieser Befund auf eine Insuffizienz der Klappen mit einer gegenüber der Norm umgekehrten Flussrichtung in den Verbindungsvenen (Trendelenburg[50]-Test).

Trendelenburg-Test II: Retrograde Füllung nach Abnahme der Stauung spricht für eine Klappeninsuffizienz der oberflächlichen Venen (= Stammvarikosis).

Mahorner-Ochsner-Test: Mit Hilfe dieses Tests lässt sich die Höhe der insuffizienten Perforans-Venen lokalisieren, indem sich durch sukzessives Verschieben zweier Staubinden von proximal nach distal der retrograde Einfluss von der Tiefe zu den oberflächlichen Venen eingrenzen lässt.

Die hier dargestellten Funktionsuntersuchungen des Beinvenensystems sind zwar heute klinisch weitgehend irrelevant, da die **Farbduplexsonografie** und ggf. zusätzlich die **Phlebografie** verlässlichere Befunde liefern. Die Untersuchungen zeigen aber, wie mit einfachen Mitteln der direkten Krankenuntersuchung wichtige funktionelle und morphologische Informationen zum Verständnis der Pathophysiologie der venösen Durchblutung der Beine gewonnen werden können.

9.4.4 Geräusche über den Venen

Selten sind über den Venen Strömungsgeräusche hörbar. Der beschleunigte Blutfluss, wie er z. B. bei Hyperthyreose, chronischer Niereninsuffizienz mit Anämie und anderen Erkrankungen auftreten kann, und die verminderte Viskosität wirken hier zusammen. Am Zusammenfluss der Jugularvenen im Bulbus jugularis kann dann ein kontinuierliches Geräusch (**Nonnensausen**) auftreten. Es ist am besten am aufrechten Patienten zu hören, am liegenden Patienten verschwindet es meist. Das Geräusch ist diastolisch meist lauter und höherfrequent als systolisch. Oft muss man den Kopf des Patienten zur Gegenseite drehen, weg von der Auskultationsstelle (**Abb. 9.7**). Bei Kindern ist das Nonnensausen relativ häufig. Es kann zur irrtümlichen Annahme eines Ductus arteriosus apertus Botalli oder einer arteriovenösen Fistel veranlassen.

---

[50] Friedrich Trendelenburg (1844–1924), Ordinarius für Chirurgie in Berlin, Rostock, Bonn und Leipzig

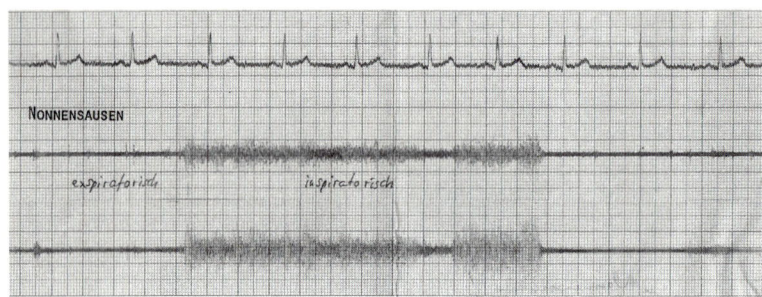

Abb. 9.7 Nonnensausen. Systolisch-diastolisches Geräusch über dem rechten Sternoklavikulargelenk.

Wenn bei einer Leberzirrhose mit Pfortaderhochdruck die obliterierte V. umbilicalis rekanalisiert und so in das Abstromgebiet der Pfortader einbezogen wird (Cruveilhier[51]-von-Baumgarten-Syndrom), ist gelegentlich über den Venen der Bauchwand ein überwiegend diastolisches Geräusch hörbar.

---

[51] Jean Baptiste Cruveilhier (1791–1874), französischer Pathologe

10   Untersuchung des Abdomens

10.1 Allgemeines

Im Hinblick auf die Lokalisation von Beschwerden und der unmittelbaren Untersuchungsbefunde des Abdomens ist eine anatomische Felderung angebracht,
entweder in vier Quadranten ober- und unterhalb einer Querlinie auf Nabelhöhe
bzw. rechts und links der Medianlinie vom Schwertfortsatz (Proc. xiphoideus)
des Brustbeins zur Symphyse oder in neun Felder (**Abb. 10.1**).

Abb. 10.2 zeigt, wie die intraabdominalen Organe zu oder in diesen Feldern
liegen: Leber und rechte Niere im rechten oberen Quadranten (die Leber reicht
normalerweise von rechts her über die Mittellinie hinaus zum sternumnahen
Abschnitt des linken Rippenbogens), der untere Dickdarmpol und der Blinddarm
im rechten unteren Quadranten und die sigmanahen Abschnitte des Dickdarms
im linken unteren Quadranten. Die weiblichen Genitalorgane projizieren sich in
den knapp oberhalb der Leistenbeugen gelegenen der Mittellinie nahen Bereich
der beidseitigen unteren Quadranten.

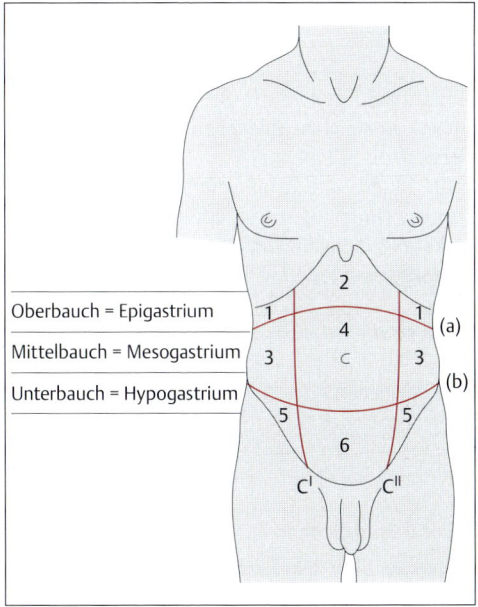

Oberbauch = Epigastrium

Mittelbauch = Mesogastrium

Unterbauch = Hypogastrium

Abb. 10.1 Regiones abdomi-
nales. 1 = Regio hypochondri-
ca, 2 = Regio epigastrica,
3 = Regio lateralis, 4 = Regio
umbilicalis, 5 = Regio ingui-
nalis, 6 = Regio pubica.
a = horizontale Verbindungslinie zwischen dem tiefsten
Punkt des rechten und linken
Rippenbogens, b = horizontale
Verbindungslinie zwischen
rechtem und linkem Darm-
beinkamm.

10

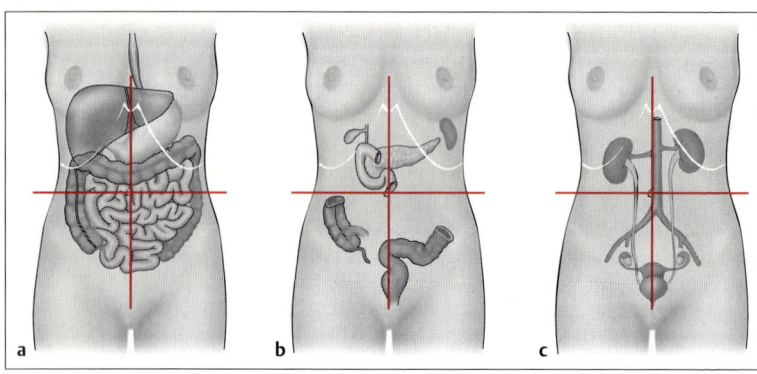

Abb. 10.2 Projektion der Bauchorgane zu den 4 Quadranten.

Der Abdominalraum ist durch das Zwerchfell, die Lendenwirbelsäule, das große Becken, ventral mit den vorderen Abschnitten des Schambeins, und die Weichteile der lumbalen Rückenmuskulatur, die Flanken und die Bauchdecken begrenzt. Das Zwerchfell steht höher als die das obere Abdomen einschließende untere Thoraxapertur.

10.2 Inspektion

Zur Untersuchung der Verdauungsorgane gehört die Beurteilung von Mund, Zunge, Gebiss und Rachenregion (soweit sie ohne Spiegel zu beurteilen ist) (vgl. S. 36 ff). Außerdem ist auf **Mundgeruch** zu achten:

- stinkend, übelriechend: schlechte Mund- und Zahnhygiene, Parodontose mit Alveolitis der Zahntaschen, ulzeröse Gingivitis, eitrige Mandel- oder Rachenentzündung, längere Nahrungskarenz; Lungengangrän, nekrotisierender Tumor im Nasen-Rachen- und Mund-Bereich
- süßlich: Diphtherie
- alkoholisch süßlich: nach Alkoholgenuss
- säuerlich: Gastritis
- obstartig süßlich: diabetische Ketoazidose
- süßlich (wie frische Leber): Coma hepaticum
- urinös, ammoniakartig: Urämie
- fäkal: Ileus

10.2.1 Veränderungen der Form des Abdomens

Zur Untersuchung des Abdomens ist auf eine dem Kranken **angenehme Raumtemperatur** zu achten. Die Untersuchungsliege oder das Krankenbett sollte eine entspannte Rückenlage ermöglichen, ggf. unterstützt durch ein Kissen unter dem Kopf und eventuell auch unter den Knien. Die Untersuchung erfolgt am besten in flacher Rückenlage und beginnt mit der Inspektion. Die **sorgfältige Betrachtung des entblößten Abdomens** ergibt oft schon wichtige diagnostische Hinweise, die die weiteren Untersuchungsschritte bestimmen können.

Normalerweise überragt das Abdomen in der flachen Rückenlage das Thoraxniveau nicht oder nur gering und liegt bei Erwachsenen selten deutlich darunter. **Eingefallene Bauchdecken** zeigen sich bei Abmagerung oder Auszehrung mit Fettschwund oder Eiweißabbau (Kachexie), z.B. bei bösartigen Erkrankungen oder starkem Flüssigkeitsverlust (z.B. durch schwere Durchfallerkrankungen oder häufiges Erbrechen).

Der Verlauf der paarigen Mm. recti abdominis mit ihren querverlaufenden Intersectiones oder Inscriptiones tendineae, die besonders bei muskulösen Männern deutlich zu erkennen sind, gibt gelegentlich bei der Palpation Anlass zu Irrtümern: Verwechslung mit dem Leberrand, Narben in der Bauchdecke, pathologischen Resistenzen im Abdomen. Das Auseinanderweichen der Mm. recti wird als **Rektusdiastase** bezeichnet. Eine hochgradige Rektusdiastase führt zur Abflachung und Verbreiterung des Abdomens. Durch Anspannung der Bauchmuskulatur weichen die Muskeln oft auseinander und lassen zwischen sich Bauchinhalt unter die Bauchdecke hervortreten. Zu beachten sind auch Narben nach Bauchoperationen.

Die Ursachen für eine **Vorwölbung des Bauches** sind vielgestaltig. Es wird auch nicht immer nur *eine* wirksam sein, sondern es kommen auch hier Ursachenkombinationen infrage. Der Tonus der Bauchmuskulatur, der Füllungszustand von Magen und Darm, der Zwerchfellstand, die Stärke der physiologischen Lendenlordose, hormonelle Einflüsse und intraabdominelle Organvergrößerungen oder Tumorbildungen kommen in Betracht. Nur einige Ursachen seien wegen ihrer praktischen Wichtigkeit hervorgehoben:

- Adipositas
- Meteorismus
- Aszites
- starke Hepatomegalie (Fettleber, Leberzirrhose, Tumoren, Metastasen, Zysten, Leberstauung, infektiöse Mononukleose u.a.)
- Tumoren oder Zysten des Pankreas
- Splenomegalie, z.B. bei hämatologischen Erkrankungen
- Ovarialtumoren
- Spät-Schwangerschaft (Gravidität)
- Nabel- oder Narbenhernien
- übervolle Blase bei Harnverhalt

10

■   Adipositas

Die häufigste Ursache für eine Vorwölbung des Abdomens ist wohl die **Fettsucht**. Dabei kommt es nicht nur zu einer Ablagerung von Fett in den Bauchdecken sondern auch im Mesenterium und im großen Netz (Omentum majus), sodass der Inhalt des Bauchraumes nach vorne gedrängt wird. Durch die starke Fettsucht der Bauchdecken wird die normale Muskelprofilierung der vorderen Bauchwand verdeckt.

Die **Fettverteilung** ist für die Beurteilung sehr aufschlussreich. Sie unterscheidet sich bei den beiden Geschlechtern deutlich. Während Männer eher stammbetont Fett ansetzen, d. h. am Nacken, am Thorax und in den Bauchpartien (abdominale oder androide Form, „Apfelform") Fett ansetzen, zeigen Frauen die verstärkten Fetteinlagerungen vorwiegend an den Oberarmen, den Hüften und an den Oberschenkeln (gynoide Form, „Birnenform").

Das Fettverteilungsmuster ist prognostisch wichtig. Eine stammbetonte Fettsucht ist häufiger mit Diabetes mellitus Typ 2 und mit Herz- und Gefäßkrankheiten assoziiert als die hüftbetonte Form. Der Taillenumfang gibt ein recht gutes Maß für die abominale und viszerale (Eingeweide-) Fettmasse. Er wird am stehenden Patienten in der Mitte zwischen dem unteren lateralen Rippenbogenrand und dem Beckenkamm gemessen. Ein Verhältnis von Taillen- zu Hüftumfang (T/H-Quotient oder **Waist-Hip-Ratio**) von
- > 0,85 bei Frauen und
- > 1,0 bei Männern

weist auf ein erhöhtes Risiko für die genannten Krankheiten hin.

Weitere Informationen zum Thema Übergewicht (Broca-Index, Body Mass Index) sind auf S. 11 ff aufgeführt.

Die bei weitem häufigste Form des Übergewichtes ist die **primäre generalisierte Adipositas,** die fast ausschließlich auf chronische Überernährung und Bewegungsmangel bei genetischer Disposition zurückzuführen ist. Die primäre Adipositas betrifft Männer und Frauen in etwa gleicher Häufigkeit mit der stärksten Prävalenz zwischen dem 40. und 60. Lebensjahr. Selten sind sekundäre Formen, die meistens endokrin bedingt sind. Hier kommt das Cushing-Syndrom mit typischer Fettverteilung am Stamm und am Nacken bei grazilen Extremitäten am häufigsten vor. Der genuine Morbus Cushing (durch Nebennierenrinden-Tumoren) mit Vollmondgesicht, Bluthochdruck, Striae distensae und diabetischer Stoffwechselstörung wird nur noch selten beobachtet. Andere endokrinologische Störungen, die zu einer Adipositas führen (können), sind Hypothyreose, Insulinom, Störungen der Keimdrüsenfunktion oder hypophysär-thalamische Erkrankungen. Sehr selten sind chromosomale Störungen die Ursache einer generalisierten Adipositas. Zu beachten sind medikamentös induzierte Formen (Insulin, Phenothiazine, Glukokortikoide, Lithium u. a.).

Selten ist die **lokal begrenzte Adipositas.** Bei Frauen kommt z.B. eine starke Fettablagerung in der unteren Körperhälfte vor, während der Oberkörper schlank bleibt. Der Madelung-Fetthals (s. S.12) ist durch Lipome im Bereich des Nackens und supraklavikulär (ggf. bis in die obere Thoraxapertur wachsend) ausgezeichnet. Er kommt vor allem bei alkoholkranken Männern vor. Solitäre oder multiple Lipome sind gutartige, langsam wachsende, je nach ihrem Bindegewebsanteil mehr der weniger derbe Knoten im Unterhautfettgewebe. Sie können am ganzen Körper auftreten. In der multiplen Form veranlassen sie gelegentlich die Differenzialdiagnose gegenüber der Neurofibromatose (Morbus Recklinghausen). Kleine schmerzlose Lipome in der vorderen Medianlinie (Linea alba) werden leicht mit epigastrischen Hernien (s.S.227) verwechselt. Bei Nabelbrüchen ist die Diagnose meist leicht, da sich der vorgewölbte Bruchsack beim Husten und Pressen füllt und die Bruchpforte mit dem Finger meist leicht aufzufinden ist.

Wenig beachtet, aber nicht selten sind insulin-induzierte Lipohypertrophien und Lipoatrophien an Stellen wiederholter subkutaner Insulin-Injektionen. Sie kommen fast nur bei jüngeren Diabetikern und bei Frauen häufiger als bei Männern vor.

■ Aszites

Flüssigkeitsansammlungen im Bauchraum (Aszites) können verschiedene Ursachen haben:
- Krankheiten der Leber (Leberzirrhose)
- Thrombose mit Stauung in der V. cava oder in der Pfortader
- Pankreatitis
- Peritonitis (bakteriell, Auoimmunkrankheiten, z.B. Kollagenosen)
- bösartige Tumoren im Bauchraum mit Peritonealkarzinose, Ovarialfibrom
- Rechtsherzinsuffizienz, Herzbeutelkrankheiten
- nephrotisches Syndrom.

Der Entwicklung eines Aszites infolge einer Leberzirrhose geht ein zunehmender Meteorismus („Blähbauch") voraus: „Der Wind kommt vor dem Regen".

Der Aszites führt zu einer Vorwölbung des Bauches, die sich von der des Meteorismus deutlich unterscheidet. Da die freie Flüssigkeit ein höheres Gewicht als die luftgefüllten, geblähten Darmschlingen hat, verteilt sie sich möglichst breit. Es kommt dann beim liegenden Patienten zu einer flachen Form des Bauches mit **starker Vorwölbung der Flanken.**

Die Flüssigkeit kann durch Prüfung der **Fluktuationswelle** nachgewiesen werden. Hierzu legt man eine Hand an die Seite des Bauches und klopft mit der anderen an die gegenüberliegende Seite. Die Flüssigkeit schwappt rasch gegen die tastende Hand.

> ! Nur das kurze Anschlagen der Flüssigkeitswelle spricht für Aszites, während sich eine Erschütterungswelle im Fettgewebe träge und weicher ausbreitet.

Indem ein Mituntersucher seine Handkante in der Mittellinie des Bauches des Kranken auflegt, kann die Erschütterungswelle im Bauchdeckenfettgewebe unterbrochen werden. Die durch das seitliche Beklopfen verursachte Welle der freien Flüssigkeit im Bauchraum wird jedoch nicht beeinflusst.

Sicherer gelingt der Nachweis eines Aszites mit der **Perkussion.** Da die gasgefüllten Darmschlingen auf der Flüssigkeit schwimmen, ist über ihnen der Klopfschall tympanitisch, während der Klopfschall über der Flüssigkeit gedämpft ist. Es ergibt sich eine etwa **kreisförmige Dämpfungsfigur.** Bei Seitlagerung des Patienten verschiebt sich diese Figur entsprechend der Schwere der Flüssigkeit. Sehr kleine Ergüsse im Bauchraum weist man am besten in Knie-Ellenbogen-Lage des Patienten durch die Perkussion nach: am tiefsten Punkt des herabhängenden Bauches ist der Klopfschall gedämpft (**Abb. 10.3**).

Große **Ovarialkystome** (**Abb. 10.4 b**) können mit Aszites verwechselt werden. Wenn sie viel Flüssigkeit enthalten, ist der Klopfschall über ihnen gedämpft. Diese Flüssigkeit ist aber nicht frei beweglich. Daher fehlt die typische Flankendämpfung des Aszites, außerdem fehlt beimOvarialkystom die Verschieblichkeit der Dämpfung bei Lagewechsel.

■ Meteorismus

Die Blähung des Abdomens durch übermäßige Gasbildung im Darm bei Dyspepsie, Darmverschluss, Leberzirrhose, Pfortaderhochdruck u. a. führt zu einer Auftreibung des Bauches (Meteorismus) (**Abb. 10.4 c**). Bei isoliertem Meteorismus des Dickdarms findet sich indessen mehr eine Form, die den Aszites nachahmt mit Vorwölbung der seitlichen Partien. Verwechselungen sind bei Beachtung des Klopfschalls kaum möglich. Differenzialdiagnostisch muss auch an stark flüssig-

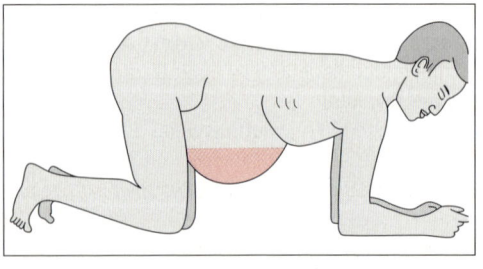

Abb. 10.3 Nachweis eines kleinen Aszites durch Perkussion in Knie-Ellenbogen-Lage.

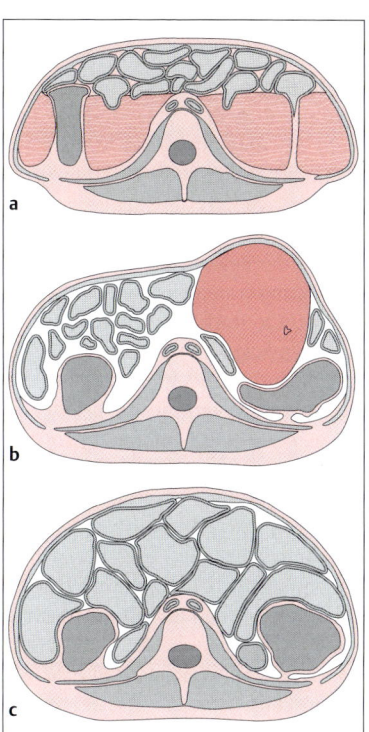

Abb. 10.4 Querschnitt des Bauches. **a** bei Aszites: freie Flüssigkeit im Bauchraum, **b** bei Ovarialkystom: Eierstockzyste mit Flüssigkeit, **c** bei Meteorismus: luftgefüllte Darmschlingen.

10

keitsgefüllte Darmschlingen z.B. im Rahmen einer Zöliakie gedacht werden. Bei schlanken Personen ist gelegentlich die peristaltische Bewegung an geblähten Darmschlingen zu beobachten.

10.2.2 Beckenform

Das knöcherne Becken ist mindestens tastbar dorsal am unteren Ende der Lendenwirbelsäule und am angrenzenden Kreuzbein, dem Beckenkamm bis zu den beidseitigen Spinae anteriores superiores und dem oberen Schambeinast bis zur Symphyse. Die Form zeigt Geschlechtsunterschiede mit einem breiteren Ausladen der Beckenschaufeln, dem stärkeren Vorspringen der Symphyse mit dem Schamhügel (Mons pubis) und dem flacheren Verlauf der Schambeinäste bei Frauen im Vergleich zu Männern.

Die **Michaelis-Raute** gibt gute Hinweise auf Fehlstellungen einschließlich Asymmetrien des Beckens. Sie ist ein auf der Spitze stehendes Viereck, dessen Ecken von vier Gruben gebildet werden: die unterste entspricht der Steißbeinspitze, die obere dem Dornfortsatz des letzten Lendenwirbels und die beiden seitlichen den Spinae iliacae posteriores superiores.

Heute sind bei uns nur noch selten Deformierungen des Beckens infolge einer **Rachitis** zu sehen: eine Abflachung in sagittaler Richtung, eine stärkere Vorwärtsneigung der Beckeneingangsebene und ein Abwinkeln des Kreuzbeines nach vorne mit verstärkter Lordose der Lendenwirbelsäule.

10.2.3 Behaarung und Pigmentierung des Abdomens

Stärker springen die Geschlechtsunterschiede in der **Behaarung des Abdomens** ins Auge. Während bei der Frau die Schambehaarung kranial in einer waagerechten Linie abschneidet, verläuft sie beim Mann nicht so stark in die Breite, sondern zieht sich zum Nabel hin, diesen oft mit den letzten Ausläufern erreichend. Starke Körperbehaarung bei Frauen mit mehr oder weniger deutlicher männlicher Verteilung, oft auch deutlichem Bartwuchs (Hirsutismus), kommt u.a. bei Nebennierentumoren vor, die eine allgemeine Vermännlichung hervorrufen können. Weibliche Behaarungsform mit einer Bauchglatze bei Männern kann im Rahmen einer Leberzirrhose vorkommen.

Neben der Behaarung ist auch die **Pigmentierung** der Haut hormonellen Einflüssen unterworfen und deshalb pathognomonisch bedeutsam. Bei Frauen ist die Linea alba durchschnittlich stärker pigmentiert als bei Männern. Während der Schwangerschaft verstärkt sich die Pigmentierung und wird auch oberhalb des Nabels oft deutlich. Nach der Entbindung erfolgt eine meistens nicht vollständige Rückbildung. Außerdem finden wir bei der Schwangerschaft eine verstärkte Pigmentierung der Mamillen und der großen Labien.

Pigmentverschiebungen treten außerdem als Folge von Bestrahlungen und starker Wärmeanwendung auf. Wir finden solche ring- oder fleckförmigen Pigmentierungen häufig bei Patienten, die wegen rezidivierender Bauchschmerzen oft Wärmflaschen oder Heizkissen aufgelegt haben. Typische Marmorierungen gibt es auch nach Strahlentherapie.

Als **Striae** werden 0,1–1 cm breite, rötliche (Striae rubrae) oder blasse (Striae albae), leicht geriffelte, unregelmäßig begrenzte Linien bezeichnet, die meist in schräger Richtung über den unteren Partien des Abdomens kraniokaudal, oft auch über den Gesäßbacken verlaufen. Die Striae rubrae treten v.a. in der Schwangerschaft, bei Adipositas oder bei Morbus Cushing auf, die Striae albae nach der Schwangerschaft oder nach starker Gewichtsabnahme. Sie entstehen durch Risse der elastischen Fasern der Haut. Über den Gesäßbacken kommen sie auch in der Pubertät vor, bei Mädchen häufiger als bei Jungen.

10.2.4 Abnorme Gefäßzeichnung der Bauchwand

Eine **verstärkte Gefäßzeichnung** des Bauches erregt oft die Aufmerksamkeit des Untersuchers auf den ersten Blick. Zuweilen muss man aber erst sorgfältig danach suchen. Eine **Erweiterung der Arterien** findet sich vor allem bei der Aortenisthmusstenose, bei der der Umgehungskreislauf zur unteren Körperhälfte teilweise über die A. thoracica interna und A. epigastrica erfolgt (s. S. 158). Die Erweiterung und stärkere Pulsation lässt sich bei Kenntnis der anatomischen Verhältnisse leichter ertasten als sehen.

Erweiterungen der Venen der Bauchwand sind bei behinderter Durchgängigkeit der V. cava inferior und bei Stauungen im Pfortaderkreislauf nachweisbar. Verschlüsse der V. cava inferior kommen bei aufsteigenden Thrombosen der Beinvenen vor. Charakteristisch ist dabei die Erweiterung der Venen der seitlichen Bauchwand, während bei Stauungen im Pfortaderkreislauf mehr die Venen der Nabelgegend vorspringen. Als Ursache einer Pfortaderstauung kommt vor allem die Leberzirrhose infrage. Auch die zuweilen nicht leicht zu diagnostizierende Thrombose der V. lienalis und das Cruveilhier-Baumgarten-Syndrom (s. S. 202) führen zur Erweiterung der Venen der Nabelumgebung. Wegen der Ähnlichkeit der geschlängelten Venen mit verknäuelten Schlangen wird dieses Bild Caput Medusae genannt.

10.3 Palpation

Für die Bauchdiagnostik ist die Palpation besonders wichtig. Günstig dazu ist ein freier Zugang von beiden Seiten des liegenden Patienten. Zu achten ist auf seine bestmögliche Entspannung. Der Patient soll ruhig und bequem liegen und ruhig und entspannt atmen. Das Kopfende der Untersuchungsliege oder des Bettes darf nicht zu flach gestellt sein. Zur bequemen Entspannung der Bauchdecken ist manchmal ein leichtes Anwinkeln der Beine (Kissen unter die Knie) hilfreich. Die Palpation soll mit zarten, warmen Händen erfolgen, am besten von der rechten Seite des Kranken. Man vermeide zu heftiges Drücken und alle schmerzhaften Manipulationen. Im **Blickkontakt mit dem Patienten** ist auf dessen Reaktionen (Schmerzen? Selbstlokalisation von Beschwerden?) zu achten.

> **!** Die Tastuntersuchung sollte nicht dort beginnen, wo Spontanschmerzen angegeben werden.

Mit der Palpation des Bauches werden verschiedene Fragen beantwortet, die im Einzelnen mit der jeweiligen Organuntersuchung erläutert werden. Generell sollen folgende Fragen geklärt werden:
- Bauchdecken- (Abwehr-)Spannung?
- Klopf- oder Druckschmerzhaftigkeit der Bauchdecken?
- Lage, Größe und Konsistenz der Bauchorgane?
- Druckschmerzhaftigkeit einzelner Organe?
- abnorme Resistenzen?
- abnorme Gefäßpulsationen?

Zur Unterscheidung, ob ein getasteter Tumor im Bauchraum liegt oder von der Bauchwand ausgeht, empfiehlt sich die Palpation bei angespannter Bauchmuskulatur, z.B. indem der Patient den Kopf und die Schultern anhebt. Im ersten Fall (Tumor im Bauchraum) „verschwindet" der Tumor, im zweiten Fall (Tumor von der Bauchwand ausgehend) wird er oft noch besser tastbar.

Vom Peritoneum ausgehende Schmerzen sind oft mit einer besonderen **Klopfschmerzhaftigkeit** der Bauchdecken verbunden (leichtes Beklopfen des Bauches!). Bei der **Stoßpalpation** (z.B. zur Abgrenzung des Leberrandes, s.S.214) stößt der Untersucher ruckartig, aber behutsam, mit den aufgelegten Fingern über dem rechten oberen Quadranten der Bauchdecke in der Richtung des vermuteten Leberrandes nach kranial. Bei vorhandenem Aszites ist so die Leber oft besser zu ertasten als mit der üblichen Palpationstechnik mit der flachen Hand.

10.4 Perkussion

Die **Perkussion** der Abdominalorgane und ihrer Grenzen erfolgt in gleicher Weise wie bei der Thoraxperkussion. Im Abdomen gelingt jedoch nur eine grobe Abgrenzung der Klopfschalldämpfung (Schenkelschall) durch Leber und Milz gegenüber den unteren Lungengrenzen und gegenüber den gashaltigen Darmschlingen (Tympanie). Auch lässt sich die Dämpfung über der gefüllten Blase oder ggf. über dem hochgraviden Uterus gegen den sonoren Klopfschall des Darmes abgrenzen. Selten ist ein Tumor mit dieser Methode lokalisierbar. Die perkutorische Erkennung eines Aszites wurde schon auf Seite 207 beschrieben. Im Einzelnen werden Perkussionsbefunde bei der Darstellung der Untersuchung der Organe besprochen.

10.5 Auskultation

Die **Auskultation** der Bauchorgane spielt eine untergeordnete Rolle, da die Bewegungsvorgänge in der Bauchhöhle nicht wie die im Thorax mit sich rhythmisch wiederholenden Geräuschen verbunden sind. Die Peristaltik des Darmes geht normalerweise mit unterschiedlich lauten glucksenden, gurrenden Geräuschen einher. Die Frequenz der den Darminhalt fördernden Kontraktionen liegt zwischen fünf und 35 pro Minute. Bei Lähmung der Peristaltik verschwinden die Darmgeräusche: **Totenstille** im Bauch ist ein Zeichen des paralytischen Ileus.

Verstärkte, vor allem pausenlose Peristaltikgeräusche finden wir bei organischen Darmstenosen. Oft sind dann auch Pressstrahlgeräusche hörbar. Ist der prästenotische Darm stärker gebläht und steht er daher unter verstärkter Spannung, so bekommen die Darmgeräusche einen hochfrequenten metallischen Beiklang (**klingende Darmgeräusche**).

Plätschergeräusche über dem Magen nach Erschütterung, z.B. durch Lagewechsel, sind nach flüssigkeitsreicher Nahrungsaufnahme physiologisch. Später als 3–4 Stunden nach der Mahlzeit lassen sie an eine verzögerte Magenentleerung denken.

Da die Auskultation über dem Abdomen ganz überwiegend der Diagnostik von Gefäßgeräuschen gilt, werden die entsprechenden Befunde im Kapitel Untersuchung der Gefäße dargestellt (s. S. 181).

10.6 Spezielle Untersuchung der Abdominalorgane

10.6.1 Leber

Zur Beurteilung der Lebergröße ist die räumliche Vorstellung der Form und der Lage des Organs unter der Zwerchfellkuppel wichtig. Die Leber hat die Form eines gebogenen Keils, dessen konvexe Ober- und Vorderfläche sich in die Zwerchfellkuppel einlagert. Die Schneide des Keils bildet die vordere Begrenzung, die abgerundete breite Seite liegt nach hinten oben. Es ist also die Schneide des Keils, die wir als vordere untere Lebergrenze palpatorisch suchen müssen. Die perkutierte Lungen-Leber-Grenze entspricht nicht der oberen Leberbegrenzung. Normalerweise ist der größte Anteil der Lebervorderfläche hinter der Thoraxwand verborgen, nur ein schmaler Streifen ist von der Bauchwand bedeckt und damit der Palpation zugänglich. Auf der rechten Seite tritt die Leber nur medial vom Schnittpunkt der Medioklavikularlinie (MCL) mit dem Rippenbogen unter diesem hervor. Zur Mittellinie hin steigt der Rippenbogen dann steiler aufwärts als der Leberrand, sodass das der Palpation zugängliche Stück der Leberoberfläche an Breite zunimmt (**Abb. 10.5**). Der Leberrand verschwindet dann etwas außerhalb der Parasternallinie unter dem linken Rippenbogen. In der rechten MCL hat die normale Leber perkutorisch eine kraniokaudale Ausdehnung von ca. 7–12 cm.

10

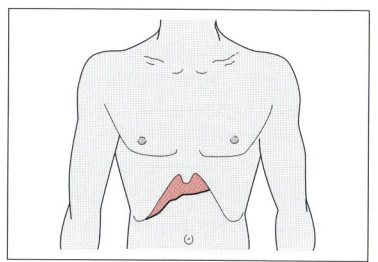

Abb. 10.5 Verlauf des Leberrandes beim Gesunden.

Beurteilungskriterien bei der Leber-Palpation:

- Größe der Leber: normal inspiratorisch 1 QF (Querfinger = 1,5 cm) unter dem Rippenbogen in der rechten MCL
- Konsistenz des Organs: mäßig weich (1°), fest (2°), hart (3°)
- Rand: scharf (z.B. bei chronischer Hepatitis, Zirrhose), abgerundet (z.B. Fettleber-Hepatitis, Leberstauung)
- Oberfläche: glatt (normal), wellig, höckrig (z.B. bei grobknotiger Zirrhose, Lebertumoren oder -metastasen);
- Schmerzhaftigkeit: vorhanden z.B. bei Hepatitis, Cholangitis, akuter Leberstauung.

Da die gesunde Leber ein weiches Organ ist und ihr Rand zu einer dünnen Schneide ausläuft, ist er zuweilen nur schwer mithilfe der Palpation festzustellen.

Nach orientierender Perkussion des Leberrandes werden die Fingerbeeren der gestreckten Untersuchungshand aufgelegt. Mit den Fingern der anderen Hand können die tastenden Finger leicht gestreckt werden. Dann lässt man den Patienten ruhig tief ein- und ausatmen und beurteilt bei ruhig liegender Hand die respiratorische Bewegung der Leber (keine kreisenden Finger- oder Handbewegungen!). Eine andere Technik ist die Palpation mit der rechten Handfläche entlang dem rechten Rippenbogen.

Bei der **Gleitpalpation** bewegt sich die untersuchende Hand senkrecht zur perkutorisch vermuteten Begrenzungslinie wie über eine Stufe hinweg. Dazu sollte der Patient tief ein- und ausatmen. Im Inspirium tritt dann der Leberrand der behutsam nach kranial gerichteten Handbewegung entgegen.

Die Sonografie bietet heutzutage eine gute Möglichkeit der Kontrolle des Palpationsbefundes (Größenbestimmung: altersabhängig in der MCL 9–19 cm).

Die normale **Verschieblichkeit des Leberrandes mit der Atmung** (ca. 3 cm) findet sich auch bei Tumoren, die mit der Leber zusammenhängen. Auch bei der Unterscheidung des Leberrandes von den Inscriptiones der Bauchmuskeln ist die Beachtung der Atemverschieblichkeit wichtig: die Inscriptiones verschieben sich *nicht* mit der Atmung gegenüber der Haut.

Der Leberrand kann auch mit Hilfe der **Kratzauskultation** (Abb. 10.6) bestimmt werden. Dazu wird das Stethoskop im epigastrischen Winkel über der Leber aufgesetzt; dann streicht der Untersucher mit der Fingerspitze parallel zum vermuteten Leberrand in Abständen von ca. 1 cm vom Thorax absteigend zum Abdomen (**Abb. 10.6**). Überschreitet er dabei den Leberrand, wird das Geräusch sehr leise oder gar unhörbar. Bei einiger Übung kann der Leberrand selbst bei Adipösen auf diese Weise recht genau bestimmt werden.

Eine **Hepatomegalie**, d.h. eine vergrößerte Leber ist anzunehmen, wenn ihr Rand in der rechten MCL den Rippenbogen im Exspirium und in der Medianlinie die Hälfte der Distanz zwischen Schwertfortsatz und Nabel überragt. Dies kann aber nur als grobe Faustregel gelten, da nicht jede Leber, die nach kaudal weiter

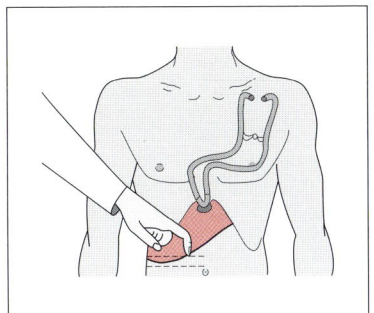

Abb. 10.6 Kratzauskultation zur Bestimmung der Lebergröße.

hervorragt, vergrößert sein muss. Auch eine Senkung (Ptose) der Bauchorgane kann dazu führen, dass der vordere Leberrand tiefer tritt, z. B. wenn das Zwerchfell durch ein Lungenemphysem oder einen größeren Pleuraerguss tief steht. Für eine echte Vergrößerung der Leber sprechen eine gleichzeitige Vermehrung der Konsistenz und die Abstumpfung des Leberrandes. Umgekehrt muss eine nach dorsal oder nur mit ihrem linken Lappen vergrößerte Leber ventral nicht unbedingt tastbar sein. Ursachen und Palpationsbefunde bei Hepatomegalie sind in **Tab. 10.1** aufgeführt.

Scheinbare Verkleinerungen der Leber kommen auch durch Schwartenzug mit Zwerchfellhochstand, bei verdrängenden intraabdominalen Tumoren, vor allem aber bei Meteorismus vor. Die sog. Kantenstellung entsteht dadurch, dass der Leberkeil nach dorso-kranial kippt und die Vorderfläche der Leber mehr angehoben wird als ihre hinteren Anteile; infolgedessen ist ventral allenfalls noch die vordere Schneide oder Kante des Leberkeiles zu tasten (**Abb. 10.7**).

Spontan- und Druckschmerzhaftigkeit der Leber finden wir bei einer raschen Volumenzunahme und dadurch vermehrter Kapselspannung. Bei plötzlich eintretender Rechtsherzinsuffizienz können so starke Schmerzen auftreten, dass eine Verwechslung mit einer Gallenkolik möglich ist. Auch die akute entzündliche Schwellung der Leber kann mit sehr heftigen Spontanschmerzen einhergehen. Eine langsame Vergrößerung verursacht dagegen keine Schmerzen oder höchstens einen geringen Druckschmerz.

Geben Tastbefund (höckrige, derbe oder harte Leber), erweiterte Venen und weiblicher Behaarungstyp am Abdomen sowie vielleicht ein leichter Ikterus Anlass zur Vermutung einer Leberzirrhose, so ist auch nach anderen Zeichen dieser Erkrankung zu suchen:

- Palmarerythem (Rötung der Handflächen, v. a. am Daumen- und Kleinfingerballen)
- Xanthelasmen
- Gynäkomastie, Hodenatrophie

10

Tab. 10.1 Palpationsbefunde bei verschiedenen Ursachen der Hepatomegalie

Befunde	denken an
Größe	
vergrößerte Leber	• Leberverfettung (Steatosis hepatis) • Speicherkrankheiten (z. B. für Eisen; Hämochromatose) • Rechtsherzinsuffizienz • Tumoren, Metastasen • Hepatitis (nur gering vergrößert)
kleine Leber	• nicht tastbare Leber mit perkutorisch hoch stehendem unteren Leberrand bei Leberfibrose, Leberzirrhose oder Atrophie der Leber
Rand	
tief stehender Leber-unterrand	• Lebervergrößerung • Zwerchfelltiefstand (z. B. bei erhöhter Luftansammlung in der Lunge wie beim Lungenemphysem)
stumpfer oder abge-rundeter Leberrand	• Herzinsuffizienz • Hepatitis • Fettleber, Leberumbau, Leberzirrhose
Oberfläche	
verhärtet	• Leberfibrose, Leberzirrhose
knotig	• Leberzirrhose • Leberzelltumor (hepatozelluläres Karzinom) • Leberabszess • Zysten (kongenital oder bei Echinokokkenerkrankung) • Lebermetastasen (z. B. von Pankreas- oder Kolontumoren)
Konsistenz	
weich (schwammartig)	• akute Hepatitis • Fettleber
fest	• chronische Hepatitis
hart	• Zirrhose • Tumoren
weitere Befunde	
Pulsationen im Bereich der Leber	• Trikuspidalinsuffizienz
Druckschmerz	• Kapselspannung bei Hepatitis oder akuter Leberstauung

10

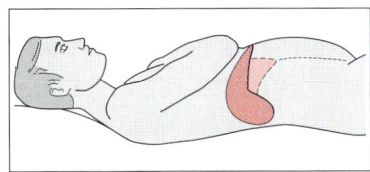

Abb. 10.7 Scheinbare Verkleinerung der Leber durch Kantenstellung.

- Ödeme infolge von Hypalbuminämie
- Teleangiektasien, verstärkte Hautvenenzeichnung und Caput Medusae am Abdomen
- Weiß- und Uhrglasnägel
- Spider naevi (s. S. 17)
- Dupuytren-Kontrakturen
- Nabel- oder Leistenhernien

Zur Pulsation der Leber bei der Trikuspidalinsuffizienz s. S. 151.

10.6.2 Gallenblase

Die normale Gallenblase ist weder sichtbar noch fühlbar und auch nicht zu perkutieren. Allenfalls das vergrößerte Organ ist der direkten Untersuchung zugänglich. Die pathologisch gefüllte Gallenblase (mit Gallenflüssigkeit = Hydrops) oder durch Eiter = Empyem) kann als prall-elastische Geschwulst mit glatter Oberfläche unterhalb des Leberrandes ungefähr in der MCL getastet werden. Bei der Atmung bewegt sie sich mit dem unteren Leberrand. Bei einer Resistenz dort muss vor allem an einen Gallenblasentumor gedacht werden.

Für die Differenzialdiagnose ist die **Art der Druck- oder Spontanschmerzhaftigkeit** von großer Bedeutung. Schmerzen, die von der Gallenblase ausgehen, strahlen vom rechten Oberbauch häufig in den Rücken aus, besonders nach rechts, nicht selten hinauf zur Schulter. Sie werden als bohrend oder stechend empfunden. Auch der Schmerzrhythmus ist charakteristisch, d. h. die Abhängigkeit von fettreichen Mahlzeiten. Der Druckschmerz ist oft auf einen ziemlich eng begrenzten Raum unter dem rechten Rippenbogen begrenzt. Wenn bei tiefer Inspiration Leber und Gallenblase der von kaudal-medial her zum rechten Oberbauch leicht drückenden Hand „entgegengeatmet" werden und der Patient dabei Schmerzen in der Gallenblasenregion – verbunden mit reflektorischem Atemanhalten – angibt, spricht man vom **Murphy-Zeichen.** Dieses Zeichen lässt eine akute Cholezystitis vermuten.

Besteht ein Ikterus, ist das Vorhandensein oder Fehlen einer Gallenblasenvergrößerung differenzialdiagnostisch bedeutsam. Als **Courvoisier-Zeichen** wird die Kombination einer schmerzlos vergrößerten, prall-elastisch tastbaren Gallenblase mit einem Ikterus bezeichnet. Sie kann durch eine tumorbedingte Stauung in den peripheren Gallenwegen bis zur Papille im Duodenum entstehen (z. B. bei Pankreaskopf-Tumor).

10

Die korrespondierende Stelle, an der es zu einer Überempfindlichkeit der Haut kommt, ist die der Gallenblase entsprechende **Head-Zone.** Sie reicht als Halbgürtel von der Mittellinie vorn bis zur Wirbelsäule (**Abb. 10.8**).

10.6.3 Milz

Wir bestimmen perkutorisch nur die Stelle, an der die Milz beginnt, der Thoraxwand anzuliegen. Normalerweise geschieht dies in der vorderen linken Axillarlinie, 10–15 cm oberhalb des Rippenbogens. Die Breite der Milzdämpfung beträgt gewöhnlich ca. 7 cm. Wer eine Vorstellung von der topografischen Lage der Milz hat, den wird es nicht wundern, dass mit diesen Zahlen in der Praxis nicht viel anzufangen ist, da die Thoraxform, der Zwerchfellstand, Blähungen der Darmschlingen usw. einen großen Einfluss auf die perkutorischen Grenzen haben. Starkes Lungenemphysem und Meteorismus können die Milzdämpfung völlig zum Verschwinden bringen, ohne dass sie in ihrer Größe irgendwie von der Norm abweicht. Andererseits führt Zwerchfelltiefstand, z. B. bei großem linksseitigen Pleuraerguss, zu einem Tiefertreten auch der Milz, sodass eine Vergrößerung namentlich auch bei der Palpation vorgetäuscht werden kann. Die Milzgrenze kann nach hinten nicht perkutorisch bestimmt werden, da hier ebenfalls Gewebe mit Schenkelschall die Nachbarschaft bilden. Nach vorne und unten muss die Milz gegen die Tympanie des Bauchraumes abgegrenzt werden. Ist der Darm, vor allem das Kolon, hochgradig meteoristisch gebläht, erschwert das starke Mitklingen die Abgrenzung. Deshalb sind in jedem Falle die Schwierigkeiten groß, und die Milzperkussion ist eine recht ungenaue Methode. Nicht einmal das völlige Fehlen einer Milzdämpfung sagt sicher aus, dass keine Milz vorhanden ist.

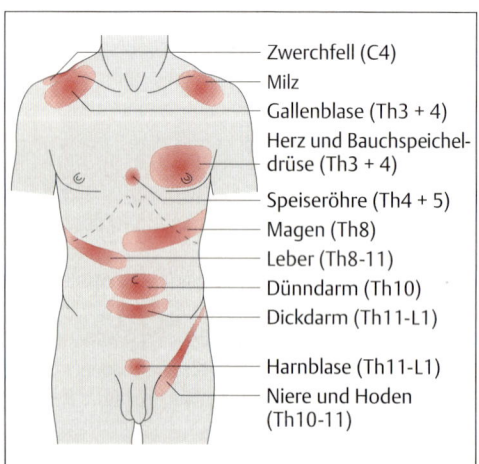

Abb. 10.8 Head-Zonen.

Zwerchfell (C4)
Milz
Gallenblase (Th3 + 4)
Herz und Bauchspeicheldrüse (Th3 + 4)
Speiseröhre (Th4 + 5)
Magen (Th8)
Leber (Th8-11)
Dünndarm (Th10)
Dickdarm (Th11-L1)
Harnblase (Th11-L1)
Niere und Hoden (Th10-11)

Da die Milz ziemlich seitlich liegt – die Projektion auf die Thoraxwand reicht in der mittleren Axillarlinie von der 9. bis 11. Rippe –, kann die Perkussion auch in Halbseitenlage, genau wie die Palpation, ausgeführt werden (**Abb. 10.9**). Leichter ist sie jedoch in Rückenlage. Ihre Atemverschieblichkeit ist ebenso wie die der Leber sehr groß.

Die **Milzpalpation** gelingt am besten bei entspannten Bauchdecken in Rechtsseitenlage (**Abb. 10.10**) bei nicht forcierter Ein- und Ausatmung. Palpatorisch ist die Milz nur zu erreichen, wenn sie vergrößert ist (> 14 cm im Längsdurchmesser). Sie kommt dann im Inspirium der palpierenden rechten Hand des Untersuchers entgegen, während die linke Hand behutsam den linken lateralen Rippenbogen nach ventro-medial drückt. Eine vorsichtige, zunächst oberflächliche und dann erst tiefe Palpation ist wichtig. Bei palpatorischem Verdacht auf eine Splenomegalie (**Tab. 10.2**) ist eine perkutorische Abgrenzung zu versuchen.

> ❗ Eine tastbare Milz ist immer vergrößert. Ausnahmen von dieser Regel gibt es nur bei ausgeprägtem Zwerchfelltiefstand.

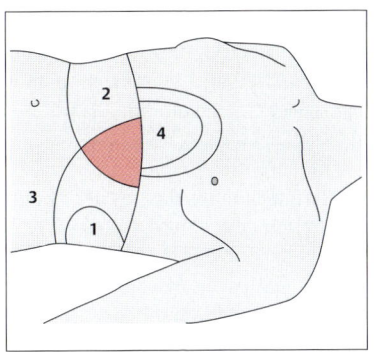

Abb. 10.9 Perkussion der Milz.
1. Milzdämpfung, 2. Leberdämpfung,
3. Traube-Raum (halbmondförmiger Raum im Brustkorb, begrenzt durch den linken Rippenbogen, den linken Leberrand, Herz und Milz), 4. Herzdämpfung.

Tab. 10.2 Milzvergrößerung (Splenomegalie)

Ausprägung	mögliche Ursachen
leicht	Virusinfektionen (z. B. Mononukleose), bakterielle Infektionen (z. B. Endokarditis, Sepsis), hämolytische Anämie, perniziöse Anämie, akute Leukämie, Leberzirrhose, kardiale Stauung, rheumatische Erkrankungen
mäßig	Pfortaderhochdruck, Thalassämie, maligne Lymphome, Malaria
stark	chronische Leukämie, maligne Lymphome, Speicherkrankheiten, Milzzysten

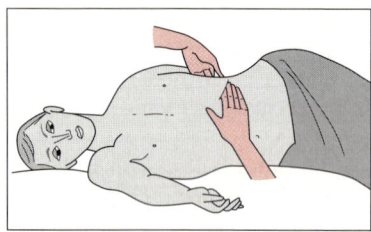

Abb. 10.10 Milzpalpation in Rechtsseitenlage.

Zur Sicherung, ob eine Resistenz im linken Oberbauch der vergrößerten Milz entspricht, ist die meist **zungenförmige Gestalt der vergrößerten Milz** mit dem mehr oder weniger stumpfen Rand, der sich bei der Inspiration von links oben nach medial-unten bewegt, zu beachten und durch die Perkussion zu bestätigen. Eine oder mehrere Einkerbungen des medialen Randes, die bei größeren Milzen palpiert werden können, zeigen, dass es sich um den typischen Margo crenatus der Milz handelt (der vordere, nach oben gerichtete Rand der Milz [Margo superior] ist oft mehrfach gekerbt [Margo crenatus], während der untere Rand [Margo inferior] glatt ist).

Bei entzündlichen Veränderungen des Bauchfells über der Milz kann es zur Perisplenitis kommen, die zur Veränderung des serösen Überzugs der Milz führt. Sie geht oft mit atemabhängigen linksseitigen Oberbauchschmerzen einher, gelegentlich ist ein **perisplenitisches Reibegeräusch** zu auskultieren.

10.6.4 Bauchspeicheldrüse (Pankreas)

Das Pankreas liegt so versteckt in der Tiefe der Bauchhöhle, dass es der unmittelbaren Untersuchung kaum zugänglich ist. Selten sind Pankreas-Zysten oder -Pseudozysten so groß, dass sie die Bauchwand oberhalb des Nabels vorwölben. Man fühlt dann eine prall-elastische Resistenz mit glatter Oberfläche, über der der Klopfschall gedämpft ist. Gut- oder bösartige Tumoren werden selten so groß. Sie sind im Gegenteil zuweilen so klein, dass der Chirurg sie selbst am freigelegten Organ nicht fühlen kann. Wie alle retroperitoneal liegenden Geschwülste sind auch Pankreastumoren nicht atemverschieblich.

Der Spontanschmerz bei Pankreaserkrankungen strahlt vom Epigastrium oft zum Rücken und zur linken Schulter hin aus. Oft zieht er **gürtelförmig** um das obere Abdomen herum. Er ist meist dumpf, bohrend und wird bei Tumoren oft in Bauchlage gemildert. Bei akuter Pankreatitis besteht außerdem oft ein typischer Druckschmerz unterhalb der 12. Rippe ca. 5 cm links der Wirbelsäule. Nicht selten kommt es bei sehr heftiger Entzündung zu regionalen oder weit ausgedehnten Darmparalysen. Typisch ist das geblähte Abdomen mit tympanitischem Klopfschall über dem Oberbauch. Die schwere hämorrhagische Pankreatitis kann selten zu flächigen Hautblutungen (Ekchymosen) am Abdomen führen, die jedoch nicht pathognomonisch sind. Sehr selten kann sich der hämorrhagisch-nekrotisierende Prozess bis weit in die linke Flanke ausbreiten.

Zur Head-Zone des Pankreas s. **Abb. 10.8**.

10.6.5 Magen

Für die direkte Untersuchung des Magens sind Inspektion, Perkussion und Auskultation praktisch bedeutungslos. Selten sind bei sehr dünnen Bauchdecken größere Tumoren oder bei lange bestehender Pylorusstenose (Kinder) sogar einmal die verstärkte Peristaltik oder Antiperistaltik durch die Bauchdecken zu sehen. Eine starke Tympanie der Magengegend („Trommelbauch") erlaubt den Rückschluss auf vermehrte Gasfüllung von Magen und/oder Darm.

Die **Palpation des Magens** erfolgt am besten in Rückenlage, selten ist sie am stehenden Patienten aufschlussreicher. Palpatorisch sind nur die **Antrumregion** und die **unteren Teile der großen Kurvatur** zu erreichen, das Korpus mit dem größten Teil der kleinen Kurvatur verbirgt sich hinter dem Rippenbogen. Trotzdem muss bei jeder internistischen Untersuchung eine sorgfältige Tastuntersuchung der Magenregion vorgenommen werden. Selten ist ein Magentumor palpabel, hinter einem tastbaren Magentumor verbirgt sich jedoch sehr häufig ein Malignom. Der Nachweis der selten zu findenden Virchow-Drüse, eines vergrößerten, derben, gegen die Unterlage schlecht verschieblichen Lymphknoten in der linken, noch seltener in der rechten Fossa supraclavicularis, beweist die Bösartigkeit eines Magentumors.

Die Head-Zonen des Magens verteilen sich entsprechend **Abb. 10.8** auf die linke Körperhälfte.

Die Auskultation hat für die Magendiagnostik fast keine Bedeutung. Manchmal machen die Patienten selber auf Plätschergeräusche im Oberbauch aufmerksam. Nach Aufnahme größerer Flüssigkeitsmengen sind sie physiologisch, selbst mehrere Stunden nach dem Trinken haben sie keine sicher pathologische Bedeutung. Da auch im Dickdarm Plätschern entstehen kann, ist es kein sicherer Hinweis auf eine Entleerungsverzögerung des Magens. Ohne andere Zeichen einer Passagebehinderung sind solche Geräusche diagnostisch nicht aufschlussreich.

10.6.6 Dünn- und Dickdarm

Die Veränderung der Form des Abdomens bei pathologisch gesteigerter Gasfüllung des Darmes wurde schon besprochen. Die Inspektion lässt nur bei dünnen Bauchdecken die Darmperistaltik erkennen. Sichtbare Darmsteifungen erlauben manchmal die Arbeitsdiagnose und die ungefähre Lokalisation einer Stenosierung. Die Perkussion ist für die Diagnostik von Darmerkrankungen fast nutzlos.

Entzündlich aufgetriebene Darmabschnitte sind gelegentlich direkt der **Palpation** zugänglich. Dies gilt vor allem für die Ileozökalgegend im rechten unteren Abdominalquadranten, wo die selten gewordene Darmtuberkulose mehr oder weniger große Abschnitte des Ileums und des Kolons zu höckerigen, druck-schmerzhaften Tumoren zusammenbackt. Auch andere unspezifische Prozesse können dort solche Tumoren hervorrufen. Der Konglomerattumor nach ver-schleppter Appendizitis ist selten geworden. Bei Morbus Crohn sind die starren Darmabschnitte oft als walzenförmige, schmerzhafte Resistenzen zu tasten; im beschwerdefreien Intervall gelegentlich auch als eiförmiger, prall-elastischer Tumor, der sich ausdrücken lässt, wenn es sich um eine vor einer Darmstenose liegende Ileumschlinge handelt. Das Sigma ist dabei häufig als walzenförmige Resistenz im linken Unterbauch zu tasten.

Auch maligne Neoplasien kommen in der Ileozökalregion vor, wenn auch nicht so häufig wie im Sigma- und Rektumabschnitt oder an den Flexuren des Kolons, wo sie sich jedoch meist der Palpation entziehen. Die seltenen Invagina-tionen des Dickdarmes können manchmal als walzenförmige Tumoren getastet werden, während sich die häufigeren Invaginationen des Dünndarmes palpato-risch sehr selten nachweisen lassen. Die große Schmerzhaftigkeit und reflektori-sche Bauchdeckenspannung in diesem Fall erschweren die Untersuchung. Nicht selten täuschen Kotballen (Skybala) in den Darmschlingen Tumoren vor. Eine reflektorische Bauchdeckenspannung erlaubt gelegentlich die lebensentschei-dende Frühdiagnose einer Peritonitis.

Bei der **Blinddarmentzündung (Appendizitis)** verspüren die Patienten fast immer einen deutlichen Druckschmerz über dem rechten Unterbauch, beson-ders am Übergang des lateralen zum mittleren Drittel einer Linie zwischen Nabel und rechter Spina iliaca anterior superior (McBurney-Punkt) oder am Übergang des lateralen zum mittleren Drittel einer Verbindungslinie der beiden Spinae iliacae anteriores superiores (von-Lanz-Punkt). Da die **Lage der Appen-dix variabel** ist, sind Abweichungen von diesen punktuellen Schmerzlokalisa-tionen häufig.

Wichtig ist beim Verdacht auf eine Appendizitis der **Loslass-Schmerz:** drückt man mit der flachen Hand die Appendixregion langsam ein, so wird dies meist mit geringen Beschwerden ertragen, das plötzliche Loslassen verursacht dage-gen einen scharfen Schmerz. Besonders verdächtig auf eine Appendizitis ist der Loslass-Schmerz rechts, wenn links gedrückt und plötzlich losgelassen wird. Oft geben die Patienten einen Schmerz im rechten Unterbauch an, wenn der Unter-sucher entgegen der Peristaltik den Dickdarm vom linken Oberbauch her zum rechten Ober- und Unterbauch ausstreicht (Rovsing-Zeichen). Häufig ist auch ein Unterbauchschmerz auszulösen, wenn der Patient während der Palpation der Zökalregion den rechten Oberschenkel gegen Widerstand beugt (Anspannen des M. ileopsoas).

Palpatorisch ist nur der entzündlich oder tumorös infiltrierte Blinddarm zu erkennen. Bei retrozökaler Lage der Appendix können Druckempfindlichkeit und reflektorische Bauchdeckenspannung auch ganz fehlen. Dann ist das Beckenperitoneum besonders empfindlich, wenn bei der rektalen Untersuchung der tastende Finger gegen das Peritoneum drückt.

Bei **Links-Appendizitis** (Schmerzen im linken Unterbauch), wie sie für eine Appendizitis typisch sind, muss in erster Linie an eine **akute Divertikulitis** mit oder ohne Komplikationen (Abszess oder Perforation) gedacht werden. Typisch ist der umschriebene Druckschmerz und die schmerzhafte Resistenz im linken Unterbauch mit Abwehrspannung der Bauchdecken. Viel seltener ist eine echte Links-Appendizitis bei Linkslage der Appendix oder bei Situs inversus.

Die **Auskultation** der Darmbewegungen gibt ein ungefähres Bild von der **Stärke der Peristaltik.** Diese ist normalerweise sehr wechselnd intensiv und mit unterschiedlichen Geräuschen verbunden, oft mit längeren Pausen bis zu 10 Sekunden. Vor allem schlackenarme Kost führt zur Abnahme der Darmperistaltik. Die Hungerperistaltik kann dagegen recht lebhaft sein.

> **!** Sind über längere Zeit keine Darmgeräusche zu hören, so können durch vorsichtiges Massieren des Bauches oft Darmbewegungen angeregt werden.

Ununterbrochene peristaltische Geräusche, vor allem an umschriebener Stelle, sind ein Anzeichen für eine **Stenose.** Vollständige, akut aufgetretene Darmverschlüsse führen zu verstärkter Peristaltik vor dem Hindernis.

Erlahmt der Darm, kommt es nach einiger Zeit zum vollständigen **Sistieren der Peristaltik** („Totenstille"). Diese aufgehobene Peristaltik finden wir z. B. beim paralytischen Ileus, bei Perforation eines Magen- oder Duodenalgeschwürs in die freie Bauchhöhle, einer eitrig-entzündlichen Gallenblasenperforation mit umschriebener oder weit ausgedehnter Peritonitis. Auch eine Tubenruptur bei Extrauteringravidität kann zum paralytischen Ileus führen. Bei schweren Fällen einer akuten Pankreatitis sistiert die Darmperistaltik ca. 8–10 Stunden nach Krankheitsbeginn.

Sind die Darmschlingen vor dem Passagehindernis stark gebläht, so bekommen die Geräusche einen metallischen Beiklang (hochgestellte Darmgeräusche). Auch Plätschergeräusche sind über den geblähten und flüssigkeitsgefüllten Darmabschnitten zu hören.

10.6.7 Rektum und Analregion

Zu jeder gründlichen internistischen Untersuchung gehört auch die digitale Austastung des Rektums, vor allem bei Blutabgang aus dem After, beim Auftreten von spritzenden und unfreiwilligen Flüssigkeitsabgängen, länger bestehender Verstopfung, vor allem wenn sie mit Durchfällen abwechselt. Bei länger anhaltenden Ischias- oder Knochenschmerzen ist auch an ein Rektum- oder Prostata-Karzinom zu denken.

Inspektorisch ist bei der rektalen Untersuchung auf ein Analekzem, -fissuren oder -fisteln oder Analrhagaden (oberflächliche, meist radiär verlaufende, schmerzhafte Epitheldefekte) zu achten. Hämorrhoiden sind krampfaderartig erweiterte arterielle Gefäßkonvolute, die als bläuliche Wülste am äußeren Analrand sichtbar (äußere Hämorrhoiden) oder digital proximal der Linea pectinata (ca. 3–4 cm präanal) weich tastbar sind (innere Hämorrhoiden, **Tab. 10.3**). Sie sind nicht schmerzhaft, solange sie nicht akut thrombosiert sind (Analthrombose). Beim Pressen prolabieren innere Hämorrhoiden, lassen sich aber oft reponieren. Selten einmal tritt auch ein Analprolaps hervor. Zum Nachweis sollte der Patient bei der Inspektion pressen.

Mariksen sind nicht reponierbare, schlaffe Hautfalten am Anus. Sie stellen oft einen Restzustand nach Perianalthrombosen dar und können ein Analekzem unterhalten.

Vor der **rektalen Palpation** sollte der Fingerling mit Vaseline bestrichen werden. Sie kann in Seitenlage des Patienten durchgeführt werden, aber auch die Knie-Ellenbogen- oder die Steinschnitt-Rückenlage ist geeignet, oder man lässt den Patienten, auf einen Tisch oder die Untersuchungsliege gestützt, vornüber gebeugt stehen. Zur Erschlaffung des Sphinkters beim Einführen des Fingers und um möglichst hoch gelegene Darmabschnitte (optimal bis zu 12 cm) erreichen zu können, soll der Patient die Bauchpresse anwenden. Die Ampulla recti wird in ihrem ganzen Umfang ausgetastet. Nicht zu vergessen ist vor allem die Beurteilung der Konkavität des Kreuzbeins, die bei der Enddarmspiegelung schlecht zugänglich ist. Resistenzen sind bezüglich ihrer Verbindung mit der Rektalschleimhaut, ihrer Konsistenz und Oberfläche zu beurteilen und von den verschieblichen Kotballen (Skybala) zu unterscheiden.

Rektum-Karzinome imponieren dem tastenden Finger meist als derbe, höckerig der Schleimhaut aufsitzende Tumoren, die oft auf Berührung leicht bluten. Zu beachten ist, dass das Rektum nur über einen kurzen Abschnitt durch Palpation zu erreichen ist. Deswegen muss das Sigma bis zum Sphincter ani, wo Karzinome häufig auftreten, palpatorisch *und* endoskopisch untersucht werden, wenn es um

Tab. 10.3 Einteilung der Hämorrhoiden

Ausprägung	Befund
Grad 1	Hämorrhoidalknoten nur bei der Proktoskopie sichtbar
Grad 2	Knoten prolabieren beim Pressen, reponieren spontan
Grad 3	Knoten prolabieren, sind nur digital reponibel
Grad 4	ständig prolabierte, nicht digital reponible Knoten

Tab. 10.4 Pathologische Befunde und mögliche Ursachen bei der rektalen Untersuchung

Befund	*denken an*
reduzierter Sphinktertonus	altersbedingt, Analprolaps, Proktitis, neurogene Störung
Druckschmerz	peritoneale Reizung (z. B. Peritonitis, Adnexitis, Appendizitis)
derber, höckriger Tumor mit wallartigem unscharfem Rand	Rektumkarzinom
weiche Vorwölbungen	Hämorrhoiden
weiche Vorwölbungen, teilweise gestielt, verschieblich	Polypen
harte Kotballen (Skybala)	Obstipation
Knoten im Bereich des Uterus	Myome des Uterus
Portioschiebeschmerz	Entzündung im Bereich der Parametrien
Befunde der Prostata	→ s. u.

den Nachweis oder Ausschluss eines Tumors geht. Bei Verdacht auf einen Dickdarmtumor ist die Koloskopie obligat.

Beim Mann ist vor allem die **Beurteilung der Prostata** wichtig. Sie liegt an der Vorderwand der Ampulla recti und kann beim Erwachsenen etwa 7 cm oberhalb des Sphinkters als (in Querrichtung) ca. 2–3 cm großes, glattes, kugeliges Gebilde gefühlt werden. Mit Abschluss der Pubertät hat sie ihr „Erwachsenengewicht" von ca. 20 g erreicht und diese Größe behält sie bis etwa zum 50. Lebensjahr bei. Danach nimmt sie kontinuierlich an Größe zu.

Die Prostata ist meist durch eine flache Rinne in zwei gleichgroße Lappen geteilt. Ihre Konsistenz ist **prall-elastisch**, etwa wie die der leicht angespannten Daumenballenmuskulatur bei Überstreckung. Die Oberfläche ist glatt. Die normale Prostata lässt sich leicht von der Umgebung abgrenzen. Die Schleimhaut über ihr ist leicht verschieblich. Oberhalb der Prostata liegen die beiden Samenblasen, die nur deutlich fühlbar werden, wenn sie entzündlich geschwollen sind.

Bei der gutartigen **Prostata-Hyperplasie**, die sich mit dem 50. Lebensjahr zunehmend entwickelt und bei ca. ⅔ der über 65-jährigen Männer zu Blasenentleerungsstörungen führt, wird das Organ insgesamt größer (bis >5 cm), behält aber seine normale Konsistenz und glatte Oberfläche. Dagegen ist die durch ein **Karzinom** vergrößerte Prostata sehr derb bis „knochenhart", höckrig und lässt die normale Verschieblichkeit der Schleimhaut vermissen. Sie lässt sich dann oft nicht mehr mit dem tastenden Finger umfahren. Eine weiche, schlecht abgrenzbare und druckdolente Prostata weist auf eine akute oder chronische Entzündung (Prostatitis) hin. Einzelne Höcker ohne Veränderung der Gesamtkonsistenz der Drüse können auch durch Prostata-Steine verursacht werden.

Nach der Austastung der Ampulla recti ist auf Stuhlreste oder Blut, Schleim oder Eiter am Fingerling zu achten. Frisches Blut spricht für blutende Hämorrhoiden oder – besonders im Zusammenhang mit einer auffälligen Resistenz im Rektum – für ein Malignom, schwarzer, weicher Stuhl (Teerstuhl) für eine Blutung aus dem Magen oder dem oberen Duodenum.

In der gynäkologischen Untersuchung Erfahrene können bei der rektalen Untersuchung über die Lage und Beschaffenheit des weiblichen Genitale Aufschluss erhalten. Bei entzündlichen Prozessen in den Adnexen lässt sich der Portioschiebeschmerz auslösen.

10.6.8 Untersuchung der Leistenregion und des männlichen Genitale

Die Untersuchung der Inguinal- und Genitalregion, des Intimbereiches des Kranken, verlangt Behutsamkeit und Taktgefühl. Zu beachten ist die besondere Schmerzhaftigkeit in dieser Region. Anatomische Leitstruktur ist das **Leistenband** (Lig. inguinale), das von der vorderen oberen Spina iliaca zum Tuberculum pubis verläuft. Unmittelbar oberhalb verläuft im Leistenkanal der Samenstrang zum Scrotum bzw. das Ligamentum uteri zu den großen Schamlippen.

> **!** Unterhalb des Leistenbandes liegen oberflächennah in der Fossa inguinalis Nervus, Arteria und Vena femoralis (von lateral nach medial).

Im Bereich des Leistenbandes ist inspektorisch und palpatorisch auf **vergrößerte Lymphknoten** zu achten. Sie sind normalerweise bis zu erbsengroß und nicht druckschmerzhaft. Auch auf Hernien ist zu achten. Auskultatorisch können **Strömungsgeräusche in der Leistenbeuge** auf arteriosklerotische Veränderungen der A. femoralis hinweisen (s. S. 189). Gelegentlich finden sich hier Varixknoten der V. saphena magna (s. S. 194).

▬ Hernien

An „schwachen" Stellen angeborener oder erworbener Lücken in den Kulissen der Bauchwand kann mit dem parietalen Peritoneum Bauchinhalt durch die inneren Wandschichten hindurchtreten (Hernien). Sie treten bei Drucksteigerung im Bauchraum, z. B. durch Husten, Niesen, Anspannen der Bauchmuskulatur oder beim Aszites hervor und ziehen sich – sofern nicht eingeklemmt – im Liegen wieder zurück. Deswegen muss ihre **Untersuchung im Liegen und im Stehen** erfolgen, auch unter Anspannung der Bauchpresse oder beim Husten. Zu unterscheiden sind:

- epigastrische Hernien: in der Medianlinie zwischen Proc. xiphoideus und Nabel
- Nabelhernien: umbilikal oder peri-umbilikal
- Narbenhernien: nach Bauchwandschnitt (Laparotomie)
- Inguinalhernien:
  - Leistenhernien: direkt oder indirekt oberhalb des Leistenbandes
  - Schenkelhernien: unterhalb des Leistenbandes

Während epigastrische Hernien meist nur gering schmerzen, sind Nabelbrüche oder auch Narbenbrüche häufig schmerzhaft, da hierbei Peritoneum in den Bruchsack austreten kann mit der Gefahr der Einklemmung im Hals des Bruchkanals.

Der Verdacht auf eine Hernie bedarf stets der palpatorischen Bestätigung. Manche Hernien, wie z. B. die **Inguinalhernien**, sind meist überhaupt erst bei der Palpation zu erkennen. Dazu wird die Skrotalhaut vom unteren Skrotumpol mit einem Finger entlang dem Samenstrang gegen den äußeren und ggf. auch gegen den inneren Leistenring vorgestülpt. Durch Husten „stößt" Bauchinhalt gegen den tastenden Finger an. Sofern ein zuvor im Hodensack getasteter weicher „Tumor" dabei mitwandert zu der Bruchpforte am äußeren oder gar am inneren Ende des Leistenkanals und sich in den Bauchraum reponieren lässt, ist die Diagnose einer Hernie so gut wie sicher. Darmgeräusche über dem „Tumor" bestätigen sie. Die palpatorische Unterscheidung zwischen direkten und indirekten Hernien durch den äußeren bzw. den inneren Leistenring gelingt gelegentlich durch die Bestimmung ihrer Lage zur pulsierenden A. epigastrica inferior:

- direkte Hernien liegen medial der Arterie
- indirekte Hernien sind lateral der unteren epigastrischen Gefäße zu tasten.

Auch nach einem in der präpubertären Entwicklung im Leistenkanal verbliebenen Hoden kann bei dieser Gelegenheit gesucht werden (Hodenhochstand, Kryptorchismus).

Analog der Lage der indirekten und direkten Leistenhernie zum Samenstrang und Skrotum können bei Mädchen oder Frauen Leistenbrüche in die großen Schamlippen austreten.

Femoral- oder Schenkelhernien treten unterhalb des Leistenbandes aus. Sie sind bei Frauen häufiger als bei Männern. Der Leistenkanal ist dann „leer". Schenkelhernien klemmen leichter ein als Leistenbrüche und lassen sich wegen des langen, engen Bruchkanals nur schwer reponieren. Der glucksende Darminhalt lässt sich aus den Hernien oft zurückdrängen.

Selten sind **Hernien des Foramen obturatum**. Sie sind schwer zu diagnostizieren, weil der Bruchsack von der Adduktorenmuskulatur bedeckt ist. Sie verursachen Schmerzen an der Innenseite des Oberschenkels, besonders bei dessen Abduktion oder Innenrotation. Eine Geschwulst kann meist nicht gefühlt werden.

10

▬ Männliches Genitale

Wie das äußere weibliche Genitale, so sollte auch das männliche Genitale nicht routinemäßig sondern nur gezielt bei Beschwerden oder zu erwartenden oder auszuschließenden pathologischen Befunden untersucht werden. Die eingehende Diagnostik ist den zuständigen Fachkollegen zu überlassen.

Inspektorisch sind Penisschaft, Vorhaut und (nach deren Zurückstreifen) die Eichel auf Entzündungen, evtl. mit Eiter- oder Geschwürbildung, zu prüfen. Palpatorisch sind Verhärtungen und Druckschmerzhaftigkeit zu beachten. Das Skrotum ist in vollem Umfang zu inspizieren auf Entzündungszeichen oder Schwellungen. Die Palpation gilt der Bestimmung der Größe des Hodens (ca. 3–5 cm). Befindet sich nur ein Hoden im Hodensack, so ist zu prüfen, ob der zweite im Leistenkanal als Resistenz zu tasten ist. Wenn ja, führt der Druck des palpierenden Fingers zu dumpfen Schmerzen. Manchmal führen Störungen des Descensus testis, der mit dem ersten Lebensjahr abgeschlossen sein sollte, zu ektoper Lage eines oder beider Hoden im Abdomen, im Leistenkanal oder im Femoralkanal (Kryptorchismus). Selten ist nur ein Hoden angelegt. Die Untersuchung weiterer Anomalien bleibt dem Facharzt überlassen.

Entzündungen im Hodensack sind meist sehr schmerzhaft. Eine Nebenhodenentzündung (Epididymitis) führt häufig zu starker Vergrößerung, Schmerzhaftigkeit und Rötung des Skrotums. Hydrozelen, d. h. Flüssigkeitsansammlungen in der Tunica vaginalis testis im Skrotum, zeichnen sich durch ihre prall-elastische Konsistenz und glatte Oberfläche aus. Mit einer Taschenlampe lässt sich eine Hydrozele durchleuchten (Diaphanie), nicht so Hernien oder Hodentumoren. Die Varikozele, d. h. Varizenbildungen der Skrotalvenen und des Samenstranges, lässt sich als geschlängelte, perlschnurartige Resistenz im Hodensack tasten. Sie füllt sich im Stehen und entleert sich im Liegen. Spermatozelen sind schmerzlose, leicht fluktuierende, bis zu 5 cm große Retentionszysten im Nebenhoden. Gutartige und vor allem bösartige Tumoren zeichnen sich in der Regel durch ihre Härte und Unebenheit aus.

Auch die Hodentorsion imponiert mit einer extremen Schmerzhaftigkeit des Skrotums, die eine palpatorische Abgrenzung von Hoden und Nebenhoden nicht erlaubt. Beim Anheben des Hodensackes wird der Spontanschmerz noch verstärkt (Prehn-Zeichen), bei der Epididymitis wird er hingegen gelindert.

10.6.9 Niere und ableitende Harnwege

Die Nieren liegen beiderseits von der Rückenmuskulatur geschützt retroperitoneal tief im Bauchraum. Ihnen benachbart sind große dichte Gewebe mit absolut gedämpftem Klopfschall. Deswegen hat die perkutorische Abgrenzung der Nieren keine Bedeutung.

Die **Inspektion der Nierengegend** lässt allenfalls beim paranephritischen Abszess eine geringe Rötung dorsal auf der erkrankten Seite erkennen. Bei fortgeschrittenen Fällen kann eine flache Vorwölbung hinzukommen, die einem Ödem der Haut und des Subkutangewebes entspricht.

Wichtig ist die behutsame Prüfung der **Klopfschmerzhaftigkeit der Nierenregion**. Ein sanfter Schlag mit der ulnaren Handkante verursacht heftige Schmerzen in der Tiefe auch dann, wenn keine oder nur eine geringe oberflächliche Druckempfindlichkeit der Nierengegend angegeben wird. Ein klopfschmerzhaftes Nierenlager ist oft das am frühesten wahrnehmbare Zeichen der Pyelo- oder der Paranephritis und des paranephritischen Abszesses. Auch bei einem Harnaufstau im Nierenbecken ist die Nierenregion klopfschmerzhaft.

Spontan-, Druck- oder Klopfschmerz in der Lumbalregion kann auch durch pathologische Befunde an der Wirbelsäule oder in der Rückenmuskulatur verursacht werden. Deswegen sollte bei derartigen Beschwerden nicht nur der Klopfschmerz über der Nierengegend, sondern immer auch die Wirbelsäule im Hinblick auf Schmerzhaftigkeit oder Bewegungseinschränkung geprüft werden.

Die **Nierenpalpation** erfolgt am besten **in Rückenlage**, manche Ärzte bevorzugen auch die Halbseitenlage. In beiden Fällen wird eine Hand am Rücken des Patienten angelegt und ihr mit der anderen Hand entgegengetastet. So lassen sich bei schlanken Personen die Nieren mit beiden Händen wechselseitig entgegendrücken und zwischen den Händen „ballotieren" (**Abb. 10.11**).

Die normale Niere ist nur bei dünnen Personen zu fühlen, links gelingt es im Allgemeinen leichter als rechts. Die Bauchdecken müssen dazu völlig entspannt sein. Zuweilen kann man die rechte Niere sogar am stehenden Patienten in der Konkavität der Beckenschaufel tasten. Um eine bekannte **Senk- oder Wander-**

10

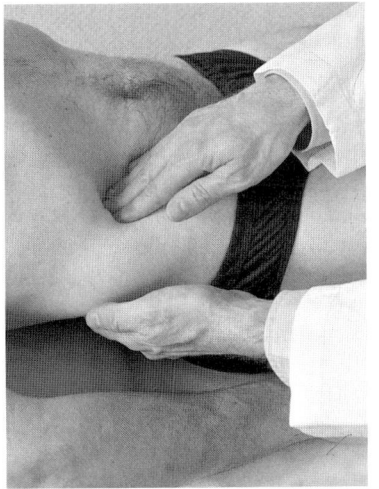

Abb. 10.11 Palpation der rechten Niere.

niere (Ren mobilis, Nephroptose) an ihren tiefsten Punkt zu verlagern, kann man den Patienten einige Male kräftig hüpfen lassen. Dann kann ggf. die tief stehende Niere im unteren Abdominalquadranten tastbar werden. Bei rechtsseitiger Lage gibt sie manchmal Anlass zur Verwechslung mit einem Gallenblasenhydrops.

> ❗ Die normal große Niere ist nur bei schlanken Personen zu palpieren.

Hinter derben, höckrigen Tumoren der Nieren verbergen sich bei Kindern am häufigsten Sarkome, bei Erwachsenen Hypernephrome oder Zystennieren. Zystennieren kommen meist doppelseitig vor und führen im Erwachsenenalter zu großen Tumoren. Sie sind oft mit zystischen Veränderungen von Pankreas und Leber vergesellschaftet und können über Jahrzehnte symptomlos bleiben. Sie verursachen oft erst ab dem 5. oder 6. Lebensjahrzehnt drückende Schmerzen.

Charakteristisch für die Hydronephrose ist manchmal die ausgeprägte Größenveränderung zu verschiedenen Untersuchungszeiten.

Das führende Symptom des Nierensteinleidens (Nephrolithiasis) sind die Nieren- oder Harnleiter-Koliken. Solange der Stein im Nierenbecken sitzt, haben sie ihr Punctum maximum in der Nierengegend mit einem Druckschmerz neben dem 2.–3. Lendenwirbelkörper. Hängt der Stein an der Kreuzung des Ureters mit den Iliakalgefäßen, geben die Patienten oft einen Druckschmerz 2–3 cm medial der Spina iliaca anterior superior an, klemmt er am Blaseneingang, ist der maximale Druckschmerz lateral der Blase oberhalb der Symphyse lokalisiert. Die Ausstrahlung folgt dem Ureterverlauf und reicht manchmal bis in die Harnröhre oder ins Skrotum, bei Frauen bis in die großen Schamlippen. Sitzt der Stein im Harnleiter, kann die Nierengegend schmerzfrei sein. Oft geben Männer auch im beschwerdefreien Intervall eine gesteigerte Druckempfindlichkeit des gleichseitigen Hodens an.

10.6.10 Harnblase

Erst die um mehr als ca. 150 ml gefüllte Harnblase ist der Palpation und der Perkussion zugänglich. Sie erscheint als halbmondförmige Dämpfung über der Symphyse. Sie kann bei sehr starker Blasenfüllung bis zum Nabel reichen (ca. 500 ml). Perkutorisch zeichnet sie sich durch den gedämpften Schenkelschall aus. Bei Frauen liegt die Verwechslung mit einem schwangeren Uterus nahe. Der obere Pol der stark gefüllten Blase liegt oft nicht in der Mittellinie, er weicht häufiger nach rechts als nach links ab. Durch Harnabflussstörungen infolge einer Prostatavergrößerung ist eine stark gefüllte Harnblase bei Männern deutlich häufiger nachweisbar als bei Frauen.

Bei der Palpation der gefüllten Harnblase verspüren die Patienten oft Harndrang. Zur Bestimmung des Harnblasen-Volumens bzw. des Restharns nach willentlicher Miktion ist heute die Sonografie die Methode der Wahl.

Während die akute Harnverhaltung fast unerträgliche Schmerzen verursacht, wird die chronische Harnverhaltung zuweilen kaum vom Patienten empfunden. Selbst bei vollständiger Entleerungsstörung, d. h. wenn der Detrusor gelähmt ist und der Urin dauernd abtröpfelt, ohne dass hierzu die Blasenwand aktiv kontrahiert, wird von den Patienten hierüber oft wenig geklagt. Die letzten Zweifel über die Natur eines solchen Blasentumors können beseitigt werden, wenn die Blase durch den Katheter entleert wird.

10

Auskultationsbeispiele auf der beiliegenden CD:

Lunge	MP3-Track
Perkussion:	
• Lungenschall, Schenkel-schall und tympanitischer Klopfschall	01 02
• abgrenzende Perkussion	03
• Atemverschieblichkeit der Lungen-Leber-Grenze	04 05
• vergleichende Perkussion der Lunge	06 07
Auskultation:	
• Vesikuläratmen, Bronchialatmen und amphorisches Atmen	08 09 10 11
• Mischformen	12
• pueriles Atmen	13
• Trachealatmen	14
• trockene Nebengeräusche der Atmung (Giemen, Brummen)	15 16 17 18
• feuchte Rasselgeräusche (grob-, mittel- und fein-blasig)	19 20 21 22 23 24
• Bronchophonie	25
• Knisterrasseln (bei Beginn einer Pneumonie) und Kavernenjuchzen	26
• Pleurareiben	27 28 29
• extrathorakale Stör-geräusche	30 31
• Succussio Hippocratis	32 33

Herz	MP3-Track
Mitralfehler	
Mitralstenose:	
• normale Herztöne	34
• zusätzlich Mitral-öffnungston	35 36
• zusätzlich diastolisches Geräusch	37 38
• zusätzlich systolisches Geräusch	39 40
Mitralinsuffizienz:	
• normale Herztöne	41
• 1. Ton abgeschwächt	42
• zusätzlich systolisches Geräusch	43 44
• zusätzlich 3. Ton	45 46
• zusätzlich Mitralstenose-geräusch	47 48
Aortenfehler	
Aortenstenose:	
• normale Herztöne	49
• 1. und 2. Ton abgeschwächt	50
• zusätzlich systolisches Geräusch	51
• zusätzlich Aortendeh-nungston	52
• zusätzlich Vorhofton	53 54
• zusätzlich diastolisches Geräusch	55 56
Aorteninsuffizienz:	
• normale Herztöne	57
• zusätzlich diastolisches Geräusch	58
• 2. Ton abgeschwächt	59 60
• diastolisches Geräusch verlängert	61
• zusätzlich systolisches Geräusch	62 63
• zusätzlich Austin-Flint-Geräusch	64 65

Quellenverzeichnis

Abb. 2.1 Wülker, N.: Taschenlehrbuch Orthopädie und Unfallchirurgie. 1. Aufl., Thieme, Stuttgart, 2005

Abb. 2.2 Moll, I.: Duale Reihe Dermatologie, 6. Aufl., Thieme, Stuttgart, 2005

Abb. 4.1 Baenkler et al.: Kurzlehrbuch Innere Medizin, 1. Aufl., Thieme, Stuttgart, 2007

Abb. 5.1 Breckwoldt, M., Kaufmann, M., Pfleiderer, A.: Gynäkologie und Geburtshilfe, 5. Aufl., Thieme, Stuttgart, 2007

Abb. 6.1 Block, B.: POL Respiratorisches System, 1. Aufl., Thieme, Stuttgart, 2006

Abb. 7.2 Wülker, N.: Taschenlehrbuch Orthopädie und Unfallchirurgie. 1. Aufl., Thieme, Stuttgart, 2005

Abb. 7.3 nach Siegenthaler, W., Blum, H.: Klinische Pathophysiologie. 9. Aufl., Thieme, Stuttgart, 2006

Abb. 7.4 Block, B.: POL Respiratorisches System, 1. Aufl., Thieme, Stuttgart, 2006

Abb. 7.7 nach Schünke, M., Schulte, E., Schumacher, U.: Prometheus – Hals und Innere Organe. 1. Aufl., Thieme, Stuttgart, 2005

Abb. 7.15 Block, B.: POL Respiratorisches System, 1. Aufl., Thieme, Stuttgart, 2006

Abb. 8.3 nach Schünke, M., Schulte, E., Schumacher, U.: Prometheus – Hals und Innere Organe. 1. Aufl., Thieme, Stuttgart, 2005

Abb. 8.4 Silbernagl, S., Despopoulos, A.: Taschenatlas Physiologie. 7. Aufl., Thieme, Stuttgart, 2007

Abb. 8.38 Kerbl, R.: Checkliste Pädiatrie. 3. Aufl., Thieme, Stuttgart, 2007

Abb. 8.39 Greten, H.: Innere Medizin. 12. Aufl., Thieme, Stuttgart, 2005

Abb. 8.41 Kerbl, R.: Checkliste Pädiatrie. 3. Aufl., Thieme, Stuttgart, 2007

Abb. 9.1, 9.2, 9.4 Block, B.: POL Herz-Kreislaufsystem. 1. Aufl., Thieme, Stuttgart, 2006

Abb. 9.6 Greten, H.: Innere Medizin. 12. Aufl., Thieme, Stuttgart, 2005

Abb. 10.1, 10.7 Bommas, U., Teubner, P., Voß, R.: Kurzlehrbuch Anatomie und Embryologie. 2. Aufl., Thieme, Stuttgart, 2006

Abb. 10.10 Neurath, M., Lohse, A.: Checkliste Anamnese und klinische Untersuchung. 2. Aufl., Thieme, Stuttgart, 2006

Sachverzeichnis